DEEPAK CHOPRA

Kama Sutra

Die spirituellen Gesetze der Liebe

Aus dem Amerikanischen von

Elisabeth Liebl

ARISTON

Die Originalausgabe dieses Buchs erschien 2006 unter dem Titel *Kama Sutra. Including the Seven Spiritual Laws of Love* bei Virgin Books Ltd., London.

Bibliografische Information der Deutschen Bibliothek

Die Deutsche Bibliothek verzeichnet diese Publikation
in der Deutschen Nationalbibliografie; detaillierte bibliografische Daten
sind im Internet unter http://dnb.ddb.de abrufbar.

Umschlaggestaltung: Weiss / Zembsch / Partner: Werkstatt München
Lektorat: Usha Swamy
Redaktion: Mareike Fallwickl
Produktion: Inga Tomalla
Satz: Fotosatz Reinhard Amann, Aichstetten
Druck und Bindung: Firmengruppe APPL, aprinta druck, Wemding
Printed in Germany

ISBN 978-3-7205-4003-2

Inhalt

Vorbemerkung
5

Kapitel 1
Die Lust und die Seele
7

Kapitel 2
Das *Kama Sutra* lesen
23

Kapitel 3
Die Bilder der Liebe
91

Kapitel 4
Die Vereinigung von Sex und Liebe
119

Über den Autor
160

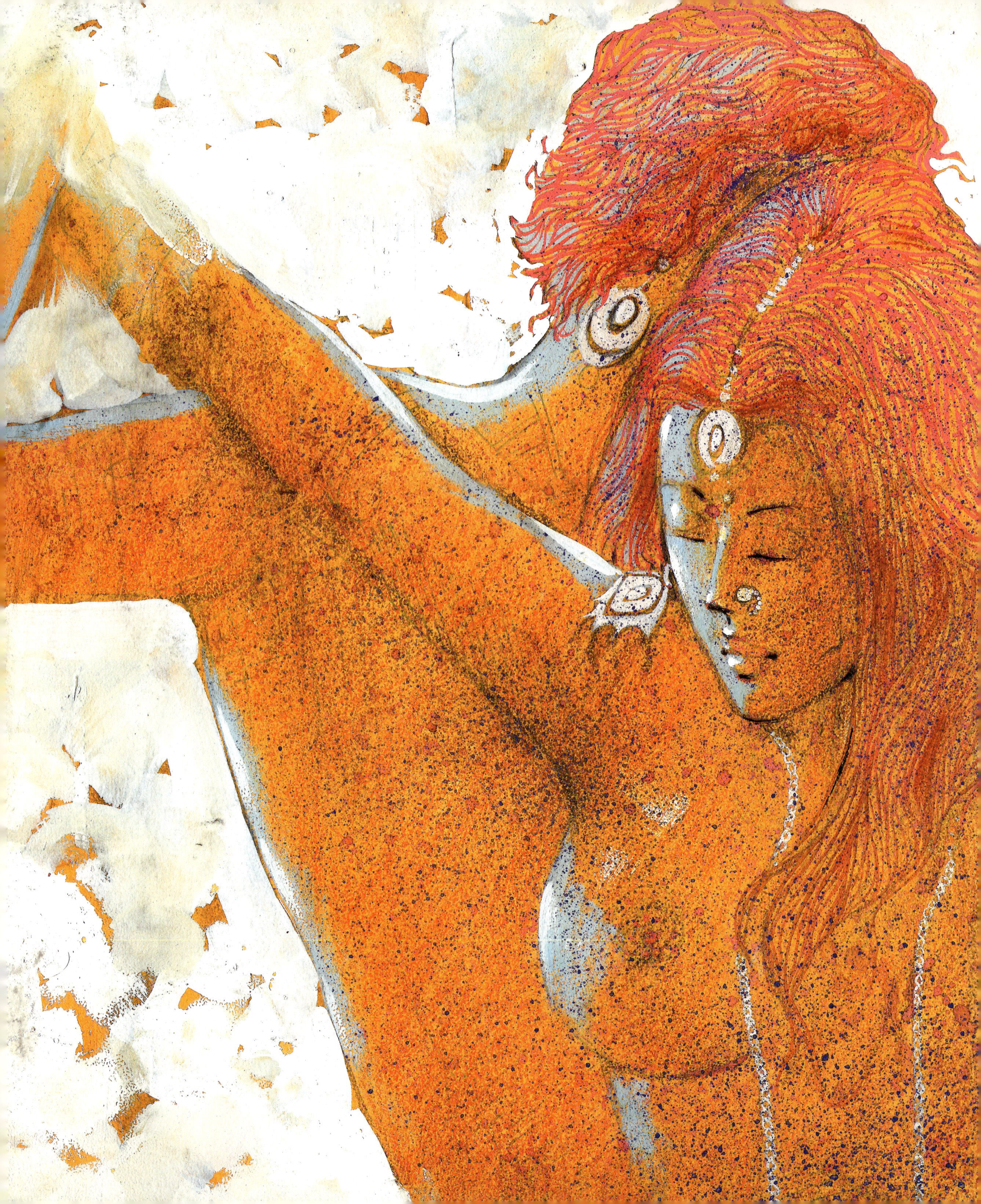

Vorbemerkung

Damit dieses Buch authentisch wird, habe ich beschlossen, auch die Stellen des Kama Sutra zu übernehmen, die die Vorlieben und Vorurteile einer alten Kultur widerspiegeln. (Dazu zählt beispielsweise das Verbot, mit Leprakranken, Frauen einer niedrigen Kaste oder zu dunkler beziehungsweise zu heller Hautfarbe zu schlafen.) Diese teils recht derben Äußerungen beweisen nämlich zum einen, dass wir in unserer Bewusstseinsentwicklung bereits ein Stück weitergekommen sind und zum anderen, dass wir sehr lange gebraucht haben, um diese Entwicklung zu vollziehen. Und natürlich zeigt sich darin auch, dass der Weg, den wir zu gehen haben, noch lang ist. Das Kama Sutra ist in seinem tiefen Verständnis von Erotik zeitlos. Doch die Zeit schreitet fort und mit ihr unsere Auffassung vom Menschen und seinem Selbst. Dadurch verlieren manche Aspekte des Kama Sutra ihre Bedeutung und wirken wie Fossilien aus einer anderen Welt. Der zeitgenössische Leser sollte sich der Essenz des Kama Sutra zuwenden und dabei im Hinterkopf behalten, dass dies ein Text mit einem ganz bestimmten historischen Hintergrund ist.

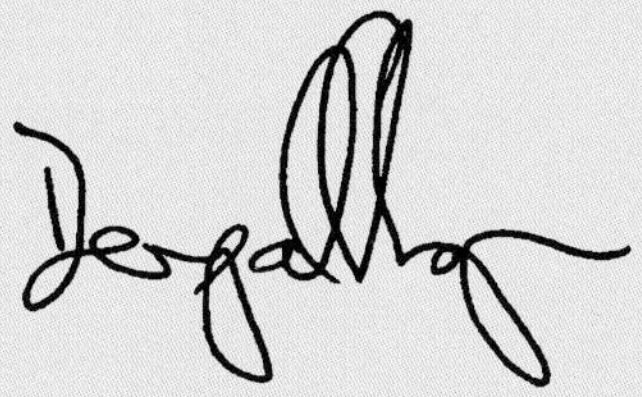

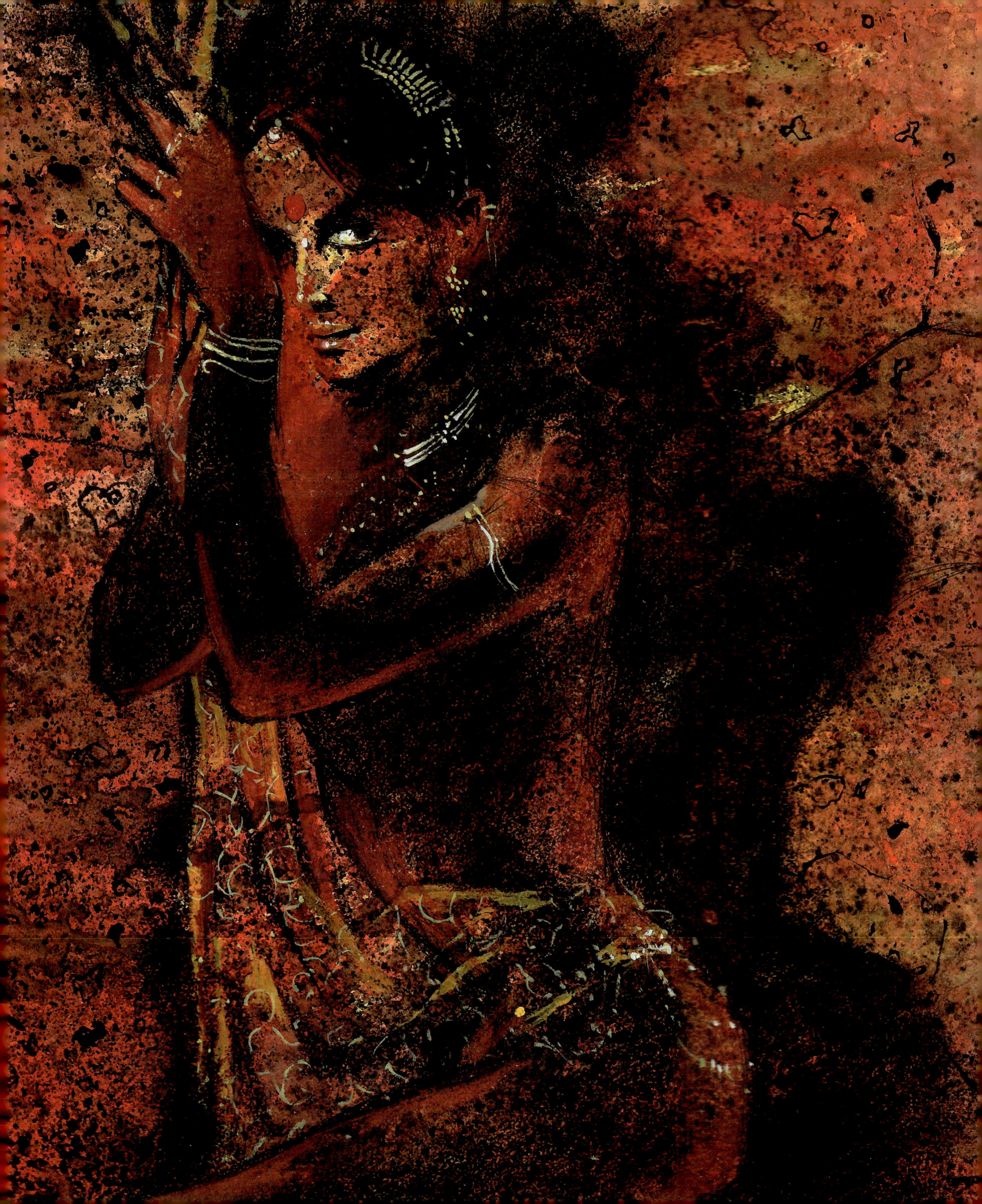

Kapitel 1

Die Lust und die Seele

Das Kama Sutra *ist nicht nur ein heiliger Text des alten Indiens, sondern auch ein Handbuch der Liebeskunst und ein Leitfaden für Eheleute, der es in so manches Schlafzimmer geschafft hat. Für die prüden Menschen der vergangenen Jahrhunderte aber war es vor allem eins: ein immerwährender Skandal.*

Kann das *Kama Sutra* auch als spiritueller Text gelesen werden?

Ich bin sicher, dass eine Interpretation des *Kama Sutra* als spiritueller Text möglich ist. Im Westen wurden Sexualität und Spiritualität auf tragische Weise voneinander getrennt. Im Alten Testament finden sich durchaus noch Verweise auf Ehe-Gebräuche, die sich auch die Menschen heute erregend vorstellen, die aber sozial keineswegs akzeptabel sind (zum Beispiel die Polygamie). Das Neue Testament dagegen hüllt alles, was mit Sexualität zu tun hat, in einen Schleier der Scham, der heute noch schwer auf den meisten Menschen im Westen lastet.

Wir stimmen nicht mehr mit dem heiligen Paulus überein, der zum Thema Sexualität gesagt hat: »Es ist günstiger, zu heiraten, als zu brennen« (1 Kor 7, 9), denn dies drückt aus, dass das sexuelle Begehren grundsätzlich sündig ist, dass man aber in irgendeiner Form damit fertig werden muss (möglichst schnell und im Dunkeln). Vielleicht fühlen wir uns über die Prüderie des Viktorianischen Zeitalters erhaben, als man sogar die Beine eines Flügels in Strümpfe steckte, damit niemand auf dumme Gedanken kam. Und doch ist die Scham allgegenwärtig. Sie lastet auf uns allen.

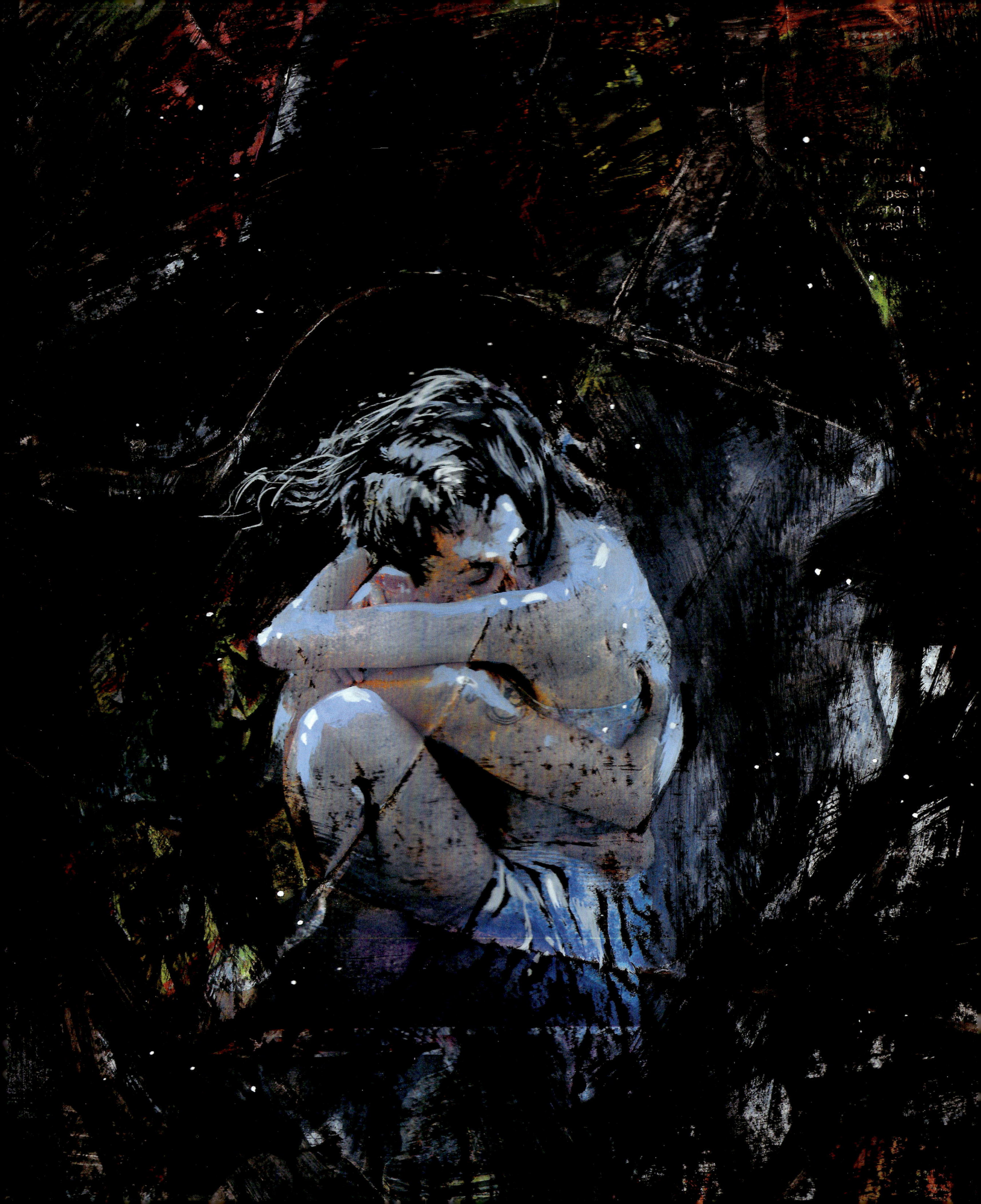

Lust und Scham

Das *Kama Sutra* ist in erster Linie ein ausgezeichnetes Gegenmittel gegen jede Art von Schamgefühl. Es feiert den Körper und macht die Fleischlichkeit zu einem Teil des Lebens, den wir durchaus bei hellem Tageslicht besehen sollten. Das Buch ist ja in erster Linie wegen seiner Illustrationen bekannt geworden, die die verschiedenen Stellungen beim Liebesspiel zeigen. Einige davon verlangen der Fantasie mindestens ebenso viel Geschmeidigkeit ab wie den Körpern der Liebenden. Der Titel des Werks wird meist mit »Anmerkungen zur Liebeskunst« wiedergegeben. Besser wäre allerdings: »Einführung in die Kunst der Lüste«. In der Welt des *Kama Sutra* ist Sex reine Lust. Die Geschlechtsorgane werden dort als »Organe der Lust« bezeichnet. Daher sind sie auch nicht mit Scham behaftet, genauso wenig wie wir uns unserer Zunge schämen müssen, weil sie uns die Lust des Essens beschert, oder unserer Haut, weil sie uns die Freuden des Tastsinns schenkt.

Vor etwa dreißig Jahren, als die sexuelle Befreiung zum Thema der Medien wurde, griff man Scham und sexuelle Unterdrückung ganz richtig als Feinde des Glücks an. Niemand sah jedoch darin auch Feinde des Geistes. Bedauerlicherweise haben die meisten religiös veranlagten Menschen starke Vorurteile gegenüber Sex. Es ist weiter kein Geheimnis, dass in der Sprache der Religion »Reinheit« fast immer »sexuelle Abstinenz« bedeutet. Diejenigen, die ihr ganzes Leben der Spiritualität widmen, wie die Mönche und Nonnen es tun, leben in den meisten Fällen ohne Sex. Platt ausgedrückt scheint Gott etwas gegen Sex zu haben. Möglicherweise rückte er für kurze Zeit von dieser Haltung ab, als er nämlich den Garten Eden schuf. Doch sobald die Sexualität auch die Aufmerksamkeit des Teufels geweckt hatte, der sie zu einer seiner wichtigsten Waffen machte, schien er von einem gottesfürchtigen Menschen zu erwarten, dass er der Sexualität nicht nur mit Scham, sondern mit »gerechter Scham« begegnete.

Scham flößt uns das Gefühl ein, dass wir nicht gut genug sind und es niemals sein werden. Daher ist die Scham Gift für unser Glück, da sie Millionen Menschen dazu bringt, angesichts ihrer körperlichen Reaktionen zu verzweifeln – und das ein Leben lang. Denn wenn der Körper selbst zur Quelle der Scham wird, dann vergeht kein Tag, an dem wir nicht an unsere sündhafte Natur erinnert werden, an unsere groben und schamlosen Impulse und an unsere Hässlichkeit, die wir unter Kleidern und Make-up verbergen müssen. (Auch Kinder, die wir so gerne für unschuldig halten, machen schon früh Bekanntschaft mit dem Schamgefühl. Als Erwachsene erinnern wir uns dann mit schmerzlicher Lebhaftigkeit an die Zeit, in der wir lernten, dass manche Bereiche und Funktionen des Körpers »schmutzig« sind.)

Das *Kama Sutra* ist weit von solchen Vorstellungen entfernt, die ohnehin auf einem augenfälligen Paradox beruhen: Warum sollte Gott als allwissender Schöpfer die Sexualität in die Welt bringen, wenn er doch wusste, wie viele Probleme sie in Zukunft schaffen würde? Der Gelehrte Vatsyayana, der das *Kama Sutra* verfasst hat, empfand zum Glück keine Abscheu gegenüber dem Körperlichen. Naiv aber war er nicht. Er hatte ein tiefes Verständnis sexueller Lust und beschrieb die Stadien erotischer Leidenschaft bis ins Detail. So benennt er beispielsweise die verschiedenen Phasen des Sich-Verliebens: Am Anfang steht der Augenkontakt, sehnsuchtsvolle Blicke werden getauscht. In der Fantasie entstehen erotische Vorstellungen, die nicht mehr weichen wollen. In der Folge denkt man ständig an den Geliebten bzw. die Geliebte, der Schlaf will sich nicht mehr einstellen. Man erfindet Vorwände, um den anderen möglichst häufig zu sehen. Wenn sich keine sexuelle Begegnung ergibt, so schließt Vatsya, wird man krank und kann sogar sterben.

Diese wenigen Beobachtungen skizzieren das ganze Drama der romantischen Liebe. Wenn Sie über die Vorstellung, dass unbefriedigte Liebe zu Krankheit bzw. Tod führt, lächeln, dann haben Sie vielleicht im medizinischen Sinne Recht. Doch wie viele Menschen haben geweint über den Tod von Catherine Earnshaw, die sich in Emily Brontës Roman *Sturmhöhe* nach ihrem Heathcliff verzehrte. Von den Hunderten von Rittern in mittelalterlichen Epen, die sich nach einem Gunstbeweis ihrer Dame verzehrten, gar nicht zu sprechen. Shakespeare selbst klagt in seinen Sonetten, die Liebe habe ihn krank gemacht. All diese literarischen Zeugnisse illustrieren, was das *Kama Sutra* in knappen Worten beschreibt.

Vatsya weiß, was es heißt, seines Nächsten Weib zu begehren. Er gibt sogar genaue Anweisungen, was in einem solchen Fall zu tun ist. (Trotzdem heißt er ein solches Verhalten nicht gut. Er verbietet es, sich der Frau zu nähern, bis man nicht das letzte Stadium der Krankheit erreicht hat und vom Tode bedroht ist.) Auch nennt er 24 Gründe, weshalb eine verheiratete Frau die Annäherungsversuche eines anderen Mannes abweisen könnte. Zum Beispiel:

- Sie liebt ihren Mann noch immer.
- Sie möchte, dass ihre Kinder in wohl geordneten Verhältnissen aufwachsen.
- Es fehlt ihr an Gelegenheit.
- Sie fühlt sich von der Vertraulichkeit des Mannes beleidigt.
- Sie glaubt, auf der sozialen Stufenleiter über oder unter dem Mann zu stehen.
- Sie hat Angst, dass er nicht bei ihr bleiben wird.
- Sie denkt, dass er zu sehr an seinen Freunden hängt.
- Sie verdächtigt ihn unlauterer Absichten.
- Sie fürchtet die Entdeckung des Verhältnisses.
- Sie möchte die Freundschaft mit ihm bewahren.

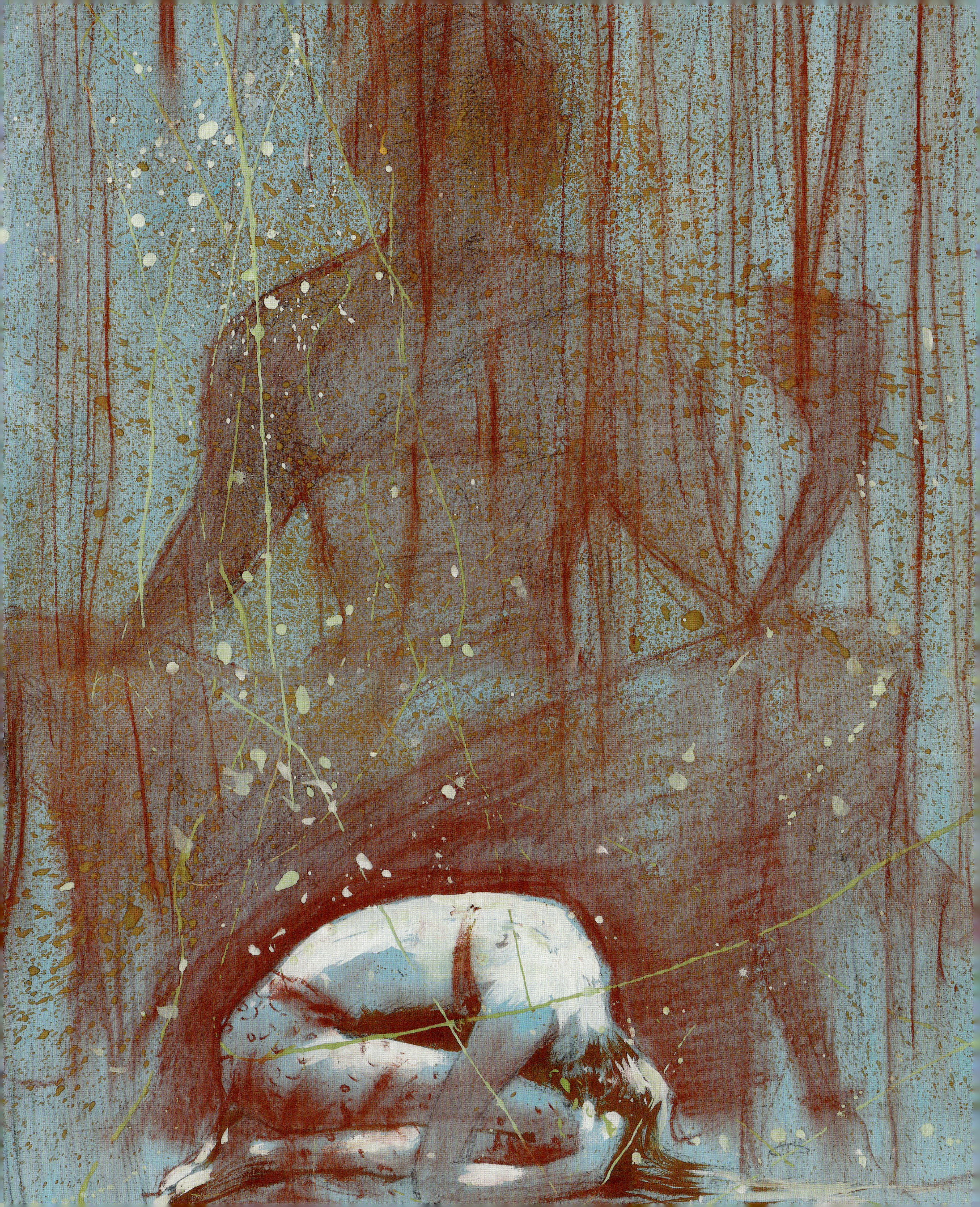

Vatsya gibt noch 14 weitere Gründe an, doch schon an den genannten erkennt der Leser klar, dass er es hier keineswegs mit einem alten, verstaubten Text zu tun hat. Oft liest sich das *Kama Sutra* erstaunlich zeitgemäß. Und es hat keinerlei Ähnlichkeit mit schlüpfrigen Kolumnen im *Penthouse*, die uns beibringen wollen, wie wir am besten unseren Partner betrügen. Das *Kama Sutra* ist eher übervorsichtig. So heißt es weiter, dass eine verheiratete Frau Annäherungsversuche einfach nur deshalb zurückweist, weil sie schüchtern ist und Angst hat, nicht gut genug zu sein oder von ihrer Liebe beherrscht zu werden. Witzigerweise erwähnt Vatsya auch andere mögliche Gründe: Die Frau könnte sich von den grauen Haaren des Verehrers abgestoßen fühlen, von seiner ungepflegten Erscheinung oder seiner mangelnden Bildung.

Trotz seines klaren Blicks sagt Vatsya eines aber nicht: Dass Fremdgehen eine Sünde ist, die Gott verbietet. Er denkt einfach nicht so, obwohl er als Mönch gelebt hat. Er lässt uns wissen, dass er dieses Buch in einem Zustand der »tiefen Kontemplation Gottes« geschrieben hat, und obwohl er immer wieder die Heiligen Schriften erwähnt (womit er die vielfältigen, über tausend Jahre alten spirituellen Schriften in Indien meint, von denen heutzutage vieles verloren ist), ist er für seine Zeit erfrischend, ja erstaunlich liberal. Er hegt beispielsweise keinerlei Bedenken, was Sex vor der Ehe angeht, und ermahnt die Männer ständig, darauf zu achten, dass auch die Frau befriedigt wird. Obwohl die soziale Realität seiner Zeit Frauen wirkliche Gleichberechtigung vorenthielt, bestand Vatsya darauf, dass Mann und Frau einander im Schlafzimmer auf einer Ebene begegnen sollen. Außerdem widerstand er dem frauenfeindlichen Impuls, Frauen zur *femme fatale* zu stilisieren. Für ihn ist jedes Begehren legitim, von welchem Geschlecht es auch ausgehen mag. Männer und Frauen haben gleichermaßen ein Recht auf Befriedigung. Das soll nun nicht bedeuten, dass wir es in sozialer Hinsicht mit einem frühen Feministen zu tun hätten, denn natürlich sieht auch er den Mann als das überlegene Geschlecht. Was jedoch die Sexualität betrifft, kann Vatsyayana tatsächlich als Urvater feministischer Strömungen gelten.

Zudem ist das *Kama Sutra* ein hocherotischer Text, der trotz seiner zahlreichen praktischen Hinweise auch literarische Qualitäten aufweist. Vatsyayana lädt uns in die Fantasiewelten von *Tausendundeiner Nacht* ein, wie folgende Stelle mit der ironischen Schlussbemerkung belegt:

> *Nichts ist so schlecht bewacht wie ein Harem, und nirgendwo gibt es willigere Frauen als im Haus des Königs. Ein unternehmungslustiger junger Mann findet zahllose Wege, dort einzudringen. In einem Fass verborgen oder als Magd verkleidet, gelingt es ihm mühelos, die faulen Wachen und überforderten Diener hinters Licht zu führen. Eine andere Möglichkeit ist ein Trank, der unsichtbar macht – doch ob dieser wirkt, steht in den Sternen.*

Das *Kama Sutra* ist eine menschliche Alternative zu der im Westen verbreiteten Sicht, nach der Gott bei der Erschaffung der Sexualität einfach gepatzt hat.

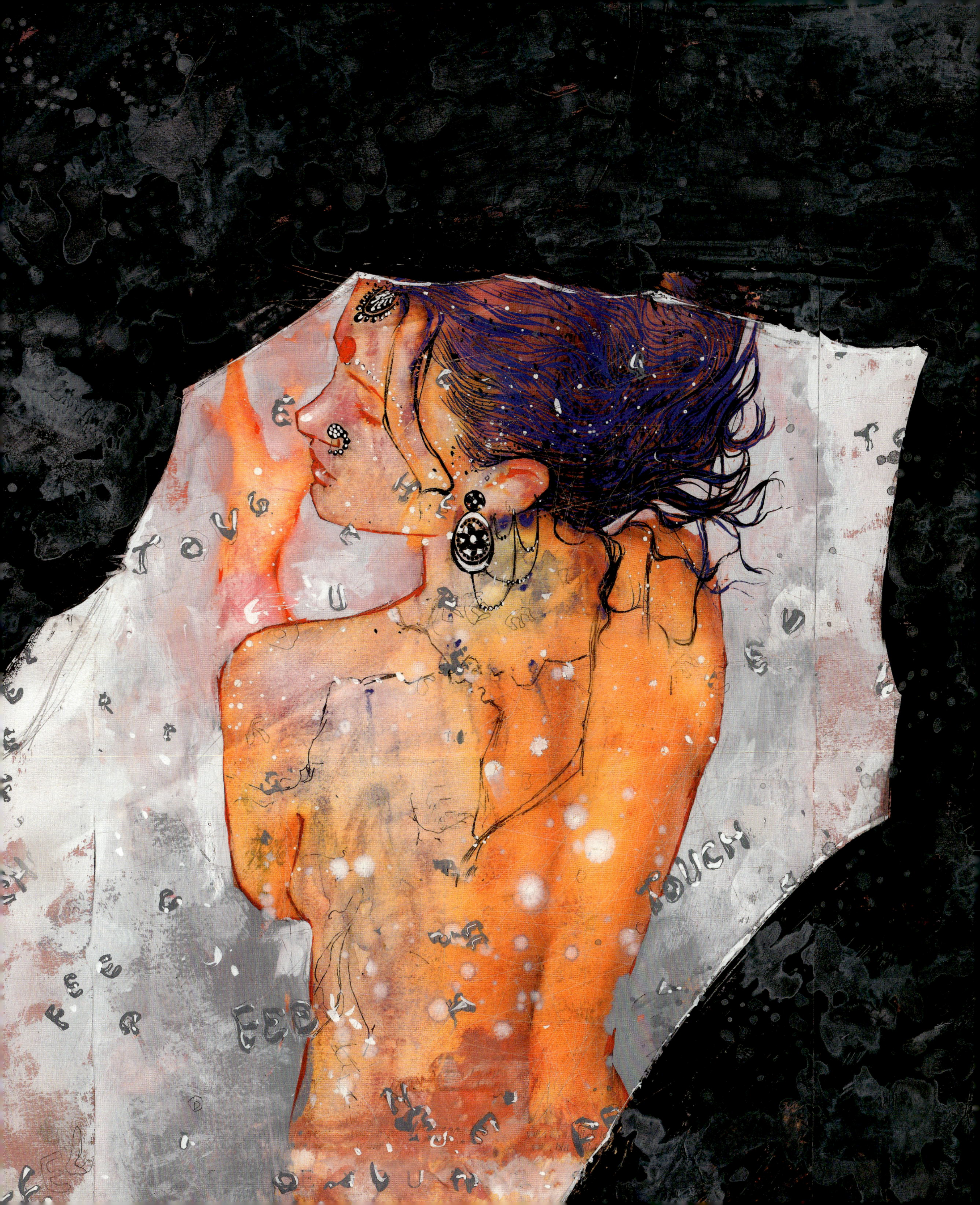
TOUCH

Die innere Wandlung

Ich habe mich entschlossen, eine eigene Auswahl an Textstellen des *Kama Sutra* zusammenzustellen, denn wenn man beginnt, den Text zu lesen, statt nur die Bilder anzusehen, kann man eine innere Veränderung feststellen. Scham und sexuelle Unterdrückung kommen aus ihrem Versteck, was je nach Charakter ganz unterschiedliche Reaktionen auslöst. Der ideale Leser wird Erleichterung empfinden, weil er ein Buch in Händen hält, das Sex als einen der wichtigsten Wege zur Tugend bezeichnet. Denn letztlich will das *Kama Sutra* genau das zeigen: wie man Lust und Tugend verknüpft. Es geht nicht darum, sich zum Sklaven seiner erotischen Gelüste zu machen, selbst wenn prüde Menschen dies meinen. Manche Leser nähern sich dem Werk auch mit der Erwartung, einen gewissen Kitzel darin zu finden, nur um es am Ende widerwillig wegzulegen. Sollen wir unseren »animalischen Instinkten« so viel Aufmerksamkeit widmen? Schließlich zeugt dies nicht gerade von gutem Geschmack. Auf diese Leser wirkt das Buch ein bisschen, nun ja, schmutzig, die Lektüre bringt sie in Verlegenheit. Und die dritte Gruppe von Lesern reagiert wohl geschockt: »Was? So etwas soll ich tun? Um so etwas soll ich meinen Mann beziehungsweise meine Frau bitten?« Denn ineinander verwobene Körper auf dem Papier sind eine Sache, sich selbst in der Situation zu sehen eine ganz andere.

Und doch ist das Aufsteigen sexueller Gelüste, verbunden mit anderen, meist negativen Gefühlen, in jedem Fall gesund. Selbsterkenntnis ist nur dann echt, wenn sie auch unsere negativen Reaktionen umfasst, damit wir diese am Ende reinigen und klären können. Das *Kama Sutra* ist ein spiritueller Text, weil es zur Selbsterkenntnis beiträgt. Erst wenn wir die Sexualität wie auch die Spiritualität als integrale Bestandteile unseres Selbst betrachten, werden wir vollständig begreifen, wer wir sind.

Über das Internet haben mich in den letzten Jahren Zehntausende von Fragen zum spirituellen Leben erreicht. Zahllose Menschen wollten von mir eine Antwort auf Fragen, über die wir alle nachdenken: Was geschieht nach dem Tod? Besitze ich eine Seele? Wer ist Gott? Die Menschheit fürchtet das Böse, Krankheiten und das Älterwerden. Der Großteil der Fragen betraf jedoch Themen wie »Beziehung« und »Spiritualität in der Familie«. Es war keine einzige Frage über Sex dabei. In gewisser Weise erstaunt mich das, denn in Wahrheit sind Sex und Liebe die machtvollsten spirituellen Erfahrungen, die gewöhnliche Menschen wie wir in ihrem Leben machen können. Welche Erfahrung kommt schon dem Verliebtsein gleich?

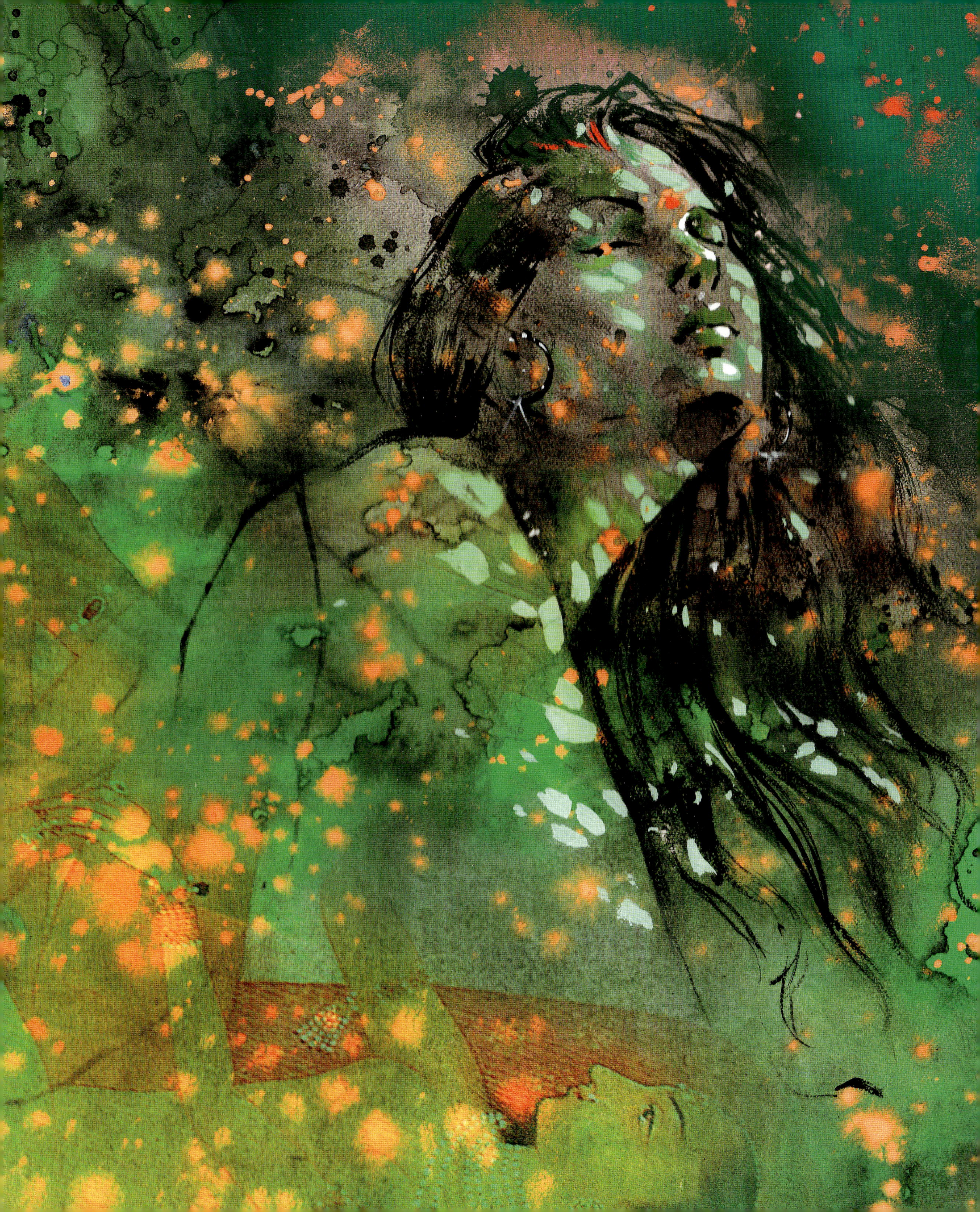

- Sie fühlen sich akzeptiert und verstanden.
- Sie fühlen sich vollständiger, als würde eine unsichtbare Gegenwart Sie auf geheimnisvolle Weise ergänzen.
- Sie haben das Gefühl, alles zuwege zu bringen – plötzlich ist das Leben für alle Möglichkeiten offen.
- Sie erfahren die Ekstase in kleinen, alltäglichen Dingen: ein Blick, ein Händedruck oder ein Lichtstrahl, der das Gesicht Ihres Geliebten streift.
- Ihr Selbst hat sich weit über die engen Begrenzungen hinaus ausgedehnt, unter denen Sie litten, bevor Sie sich verliebt haben.

Das sind keineswegs alle Bewusstseinsveränderungen, die Liebende erfahren, sie haben jedoch eines gemeinsam: Sie spiegeln die ekstatischen Erfahrungen wider, welche alle großen Heiligen und Weisen gemacht haben. In spiritueller Hinsicht macht Liebe keineswegs blind, sondern sehend. Endlich sehen Sie sich selbst, wie Sie wirklich sind. Bedauerlicherweise ist die spirituelle Ekstase der Liebe nur vorübergehend. Sobald die Verliebtheit verflogen ist, landen wir mit einem harten Plumps wieder auf der Erde. Dann ist die Liebe kein verblüffender Akt der Wandlung mehr, sondern verwandelt sich in etwas viel Gewöhnlicheres. Genauer gesagt verwandeln wir uns und werden wieder zu jenen Persönlichkeiten, die wir vorher waren.

Dieses kurze Zwischenspiel lässt sich ganz verschieden deuten. Entweder war das Verliebt sein ein Kurzurlaub im Land maßvoller Verrücktheit, eine begrenzte Atempause, die man (unter dem milde geduldigen Lächeln der anderen) genießen sollte, solange sie dauert, bevor uns das wirkliche Leben in seiner ganzen Banalität wieder auf den Boden der Tatsachen zurückholt. Oder die Verliebtheit ist das wahre Leben, so wie es sein sollte. Die Urlaubshypothese folgt Freuds »Realitätsprinzip«. Dieses besagt, dass eine psychisch gesunde Person keine idealistischen Illusionen hegen, nicht an eine jenseitige Welt glauben und den trügerischen Impulsen der Subjektivität nicht nachgeben soll. Das klingt so vernünftig, dass nur wenige Menschen sich trauen, der zweiten Deutung zu folgen. Diese geht von einer höheren Wirklichkeit aus, vor deren Hintergrund die materielle Welt als Illusion erscheint, als vielfarbiges Spiel von Maya, dem Prinzip der Täuschung, das die Sinne immer und immer wieder narrt.

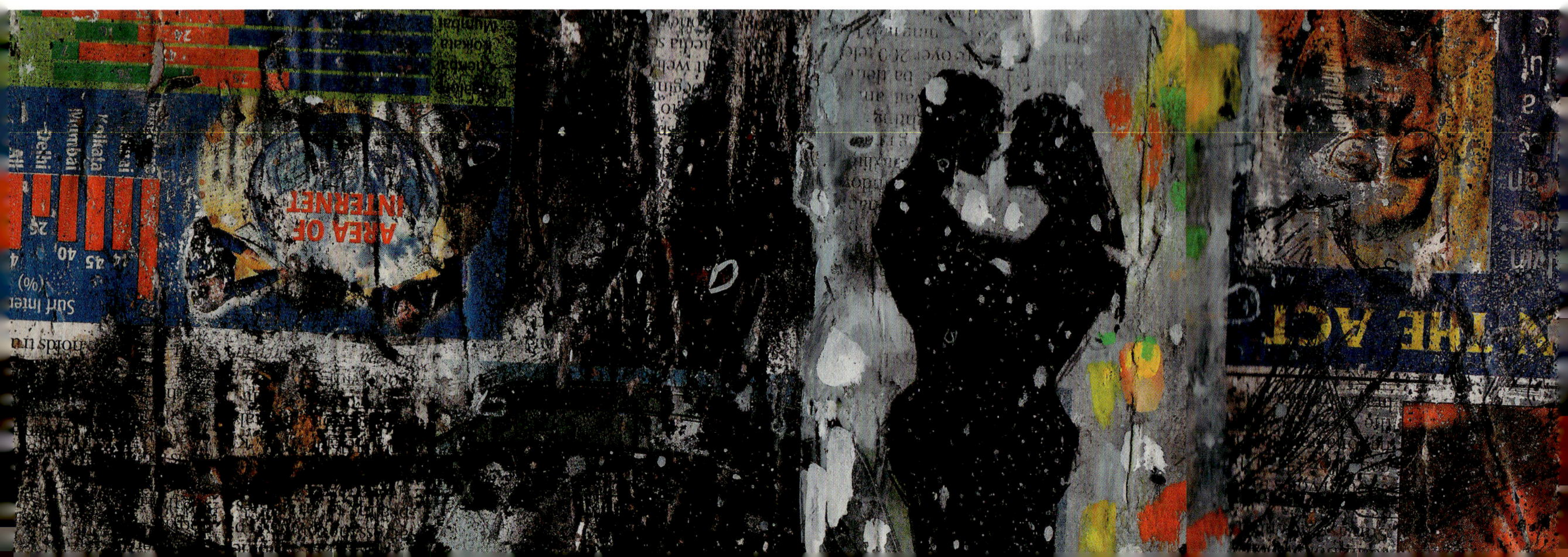

Das *Kama Sutra* hilft Ihnen herauszufinden, welcher Ansicht Sie mehr abgewinnen können. Gehören Sie zu den Realisten, dann ist dieses Buch für Sie nicht mehr als ein Sexhandbuch, das Sie zur Hand nehmen wie der Gourmet das Kochbuch, zur Anregung, wenn es um feinere und exotischere Genüsse geht. Gehören Sie jedoch zu den spirituellen Menschen, dann kann dieses Buch Ihnen die Pforten zu wahren Gipfelerlebnissen eröffnen, dann werden Sie seine Anweisungen ausführen wie der Priester das religiöse Ritual. Die meisten Menschen sind nüchterne Realisten. Und Sex gehört nicht zu unseren Gipfelerlebnissen, mit denen ich keineswegs nur jene auf dem Gebiet der Lust meine. Denn ein erfülltes Sexualleben schenkt weitere Freuden: Sie werden intim mit einem Menschen, den Sie lieben und dessen Körper Sie zutiefst begehren. Echte Gipfelerlebnisse aber gehen noch darüber hinaus: Sie schenken Einblick in die innere Wirklichkeit der Seele. Werfen Sie nochmals einen Blick auf die Liste der Veränderungen, die sich bei Verliebten einstellen. Das Gefühl von Stärke und Ganzheitlichkeit, der Glaube an die Möglichkeiten, die vor uns liegen, der Anblick einer Welt, in der der Alltag zu leuchten beginnt – all das sind in Wirklichkeit Eigenschaften unserer Seele.

Landauf, landab preist man das moderne Indien, weil es endlich beginnt, im Hinblick auf westliche Technologien aufzuholen. Und obwohl die Errungenschaften des alten Indiens sehr viel wertvoller waren, werden sie heute gerade in den Bereichen missachtet, wo die größten Schätze liegen. (Man sollte nicht vergessen, dass im heutigen Indien Kuss-Szenen in Filmen zensiert werden und dass es zum Skandal kommt, wenn eine indische Schauspielerin in einem ausländischen Film einen Mann küsst.) Das alte Indien hatte eine Auffassung vom Leben entwickelt, die wirklich alle Aspekte einschloss – auch die Sexualität.

Eine Eigenheit des *Kama Sutra*, die der moderne Leser meist ermüdend findet, ist die Tatsache, dass es so über die Maßen gründlich und ausführlich ist. Wozu all diese zahllosen sexuellen Stellungen? Warum die endlosen Details über einen körperlichen Akt, dem die meisten Menschen etwa drei Mal pro Monat höchstens eine halbe Stunde widmen, wie Statistiker in den USA feststellten? Nun, die spirituellen Traditionen im alten Indien sind so gründlich, weil es den Menschen ein Anliegen war, das Leben in seiner Gänze zu begreifen und zu meistern.

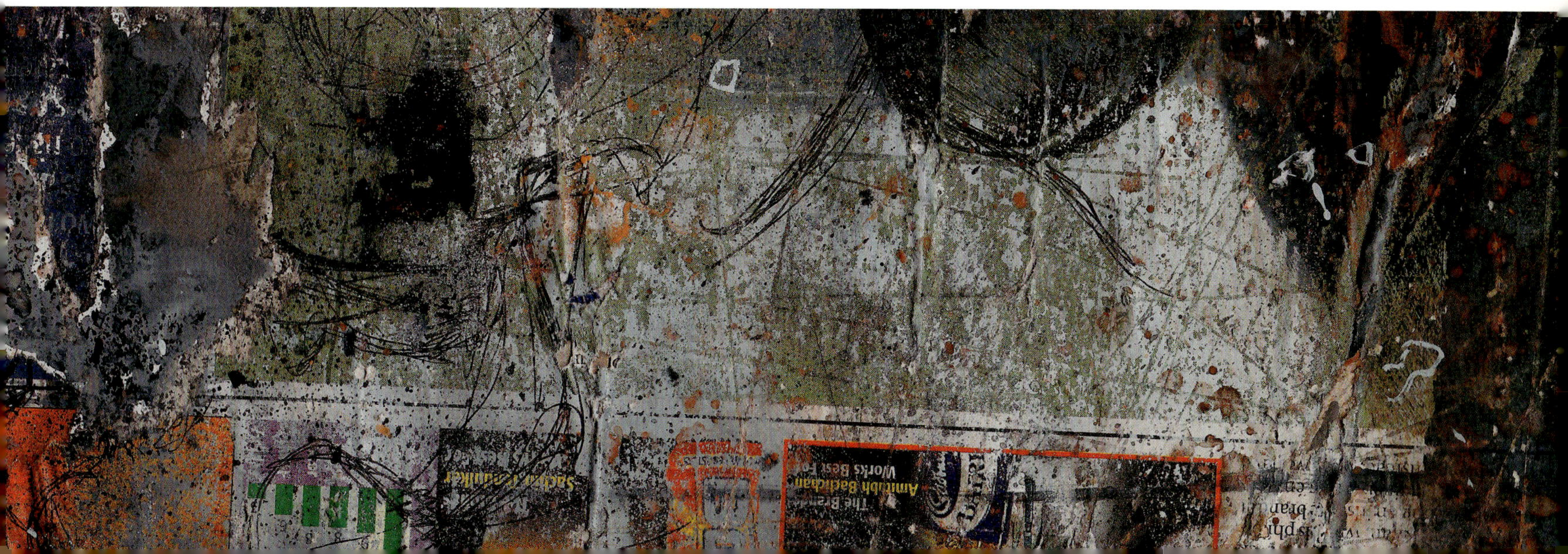

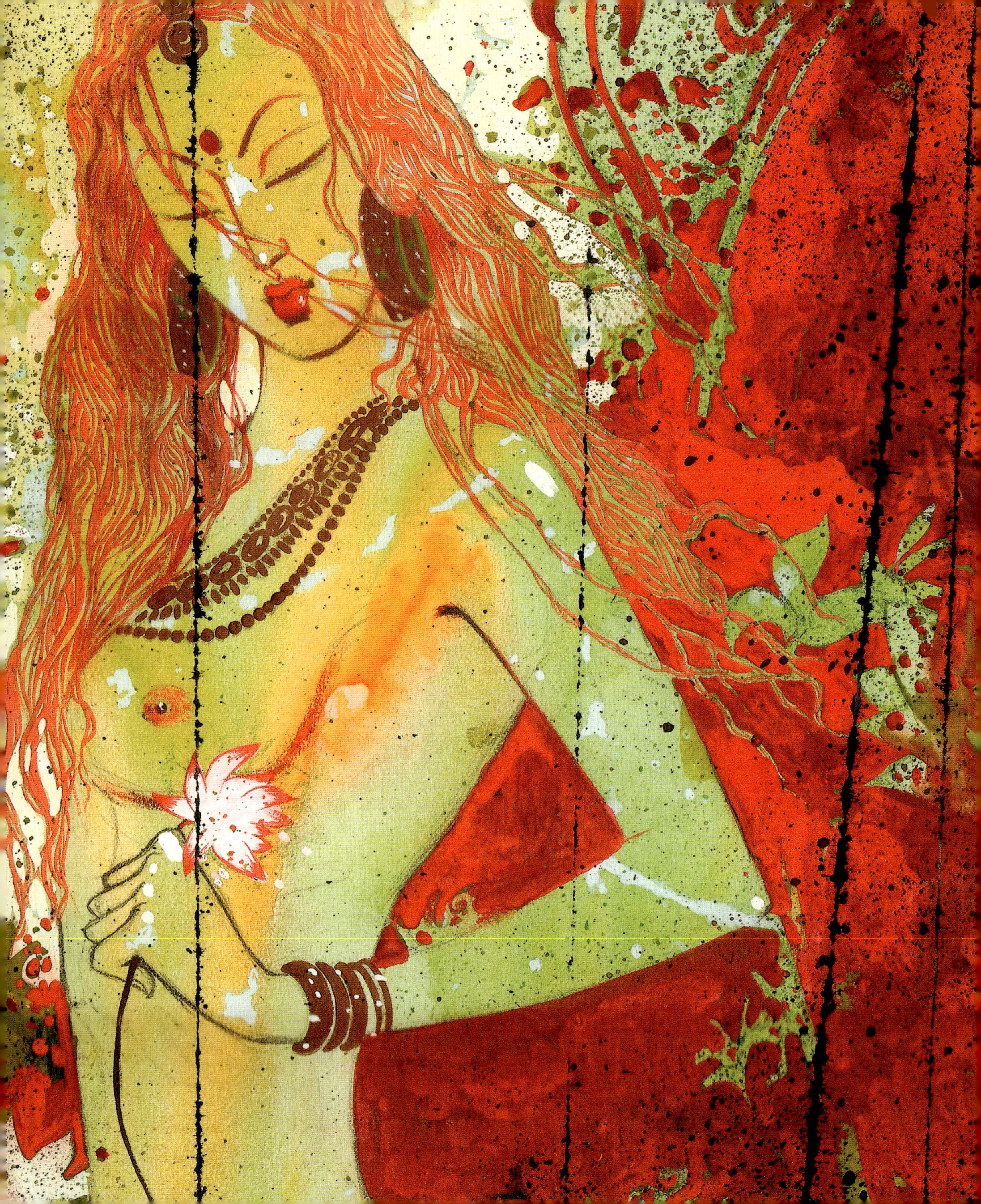

Die vier Ziele des Lebens

Jedes Kind in Indien wurde während der vergangenen dreitausend Jahre so erzogen, dass es im Leben vier Ziele zu erreichen suchte:

- Vergnügen durch die fünf Sinne (Kama),
- Erfolg, dazu zählen auch Freunde, Reichtum und Besitz (Artha),
- Tugend, das Befolgen des universellen Gesetzes (Dharma),
- Befreiung des Selbst (Moksha).

Diese vier Begriffe waren ursprünglich Namen indischer Gottheiten. Noch heute gelten sie als göttliche Attribute. Das bedeutet, dass sie nicht nur der Tradition einer bestimmten Kultur entstammen, sondern das Erbe der ganzen Menschheit sind, in dem sich zeigt, welche Werte im Leben wirklich zählen. Auf den ersten Seiten behandelt das *Kama Sutra* mögliche Einwände, die sich gegen Wissen in Sachen Sex etwa vorbringen ließen. Einer davon ist, dass Lust, die ja ständig körperlich präsent ist, keinen Expertenrat braucht, sondern möglichst natürlich erfahren werden sollte. (Zeigt sich hier nicht ein Schatten aus der Zeit vor der sexuellen Revolution, als Eltern hofften, ihre Kinder würden »von selbst« alles über Sex lernen, ohne dass man sie extra aufklären müsste?) Natürlich gibt es auf diesen Einwand eine Antwort. Sie lautet, dass die »Natur schlechthin« nun einmal nicht mit der »menschlichen Natur« gleichzusetzen ist. Tiere in der Wildnis paaren sich nur gelegentlich, da die Weibchen ausschließlich während bestimmter Phasen zur Empfängnis bereit sind. Der Akt selbst ist im Tierreich recht roh und erfolgt schnell. Nur der Mensch kann Sex zum exquisiten Vergnügen erheben, sodass die Sexualität als Lebensbereich genauso wichtig genommen werden sollte wie das Streben nach Reichtum oder Tugend. Die körperliche Liebe, einer der Grundpfeiler des Kama, ist sowohl Kunst als auch Wissenschaft.

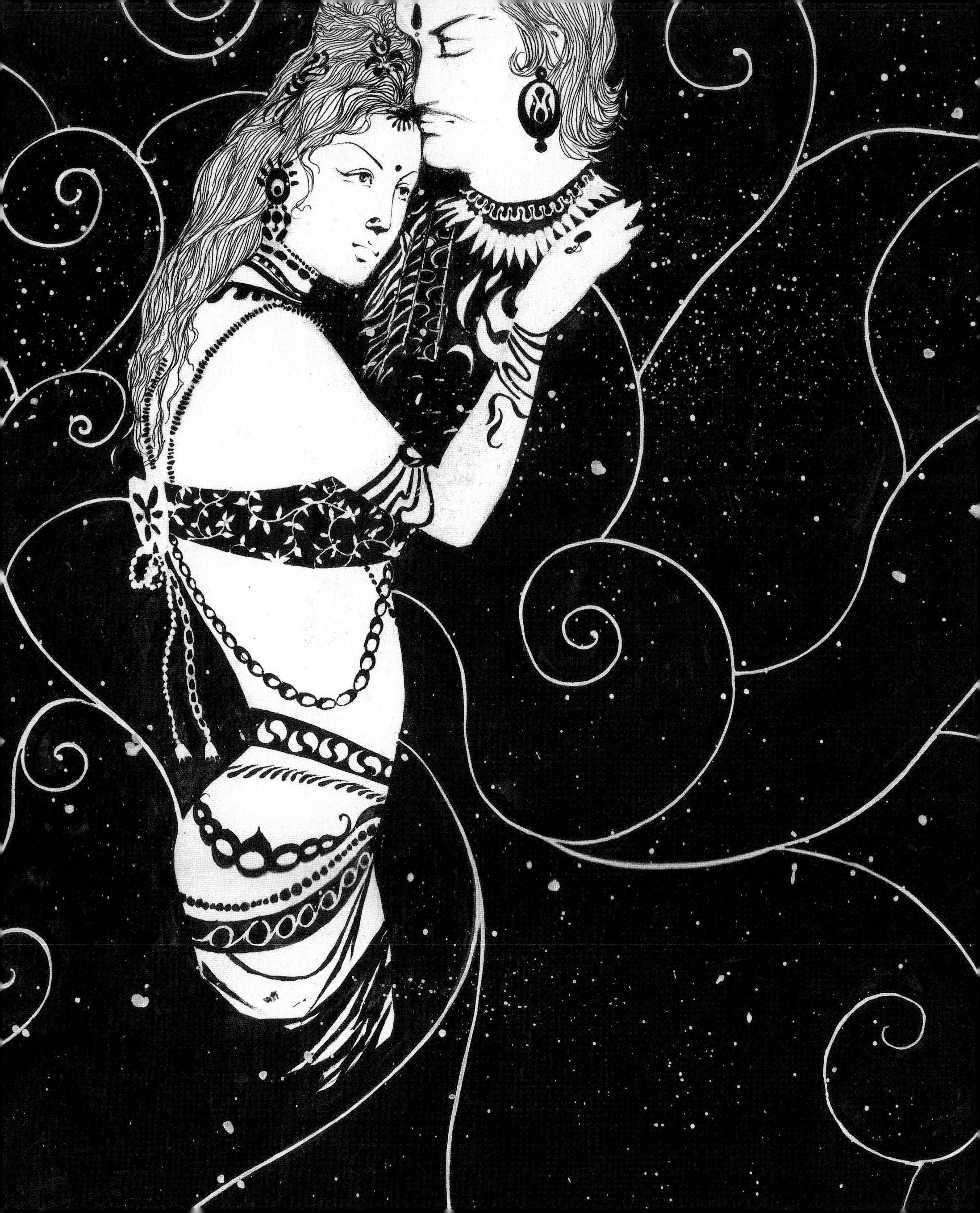

Betrachtet man das Gesamtbild, so sind die vier Lebensziele natürlich eng miteinander verknüpft und beschreiben gleichsam einen Stufenweg:

- Moksha oder Befreiung ist das erste Ziel, auf das alles andere ausgerichtet ist.
- Dharma oder tugendhaftes Leben ist nötig, damit man selbst den Weg der Befreiung gehen kann.
- Artha oder materieller Erfolg ist für sich genommen positiv, doch nur, wenn er den Zielen der Seele dient. Andernfalls nämlich werden Reichtum und Besitz zur Fessel.
- Auch Kama oder Sinnesfreude ist ein Wert an sich, doch wenn sie nicht dem spirituellen Fortschritt dient, wird sie vergehen, ohne Spuren zu hinterlassen.

Wenn wir uns diese Hierarchie vergegenwärtigen, müssen wir feststellen, dass die moderne Gesellschaft die Werteskala umgekehrt hat. Denn leben die Menschen heute nicht vor allem deshalb, um all ihre Wünsche zu erfüllen, um materiellen Erfolg zu haben und soziale Anerkennung zu erfahren? Die Spiritualität kommt erst ganz zuletzt und beschränkt sich meist auf einen gelegentlichen Besuch in der Kirche oder im Tempel. Die Freiheit der Seele, Moksha, wird auf die Zeit nach dem Tod in den Himmel verlagert. Denn obwohl die Sinnesfreude das niedrigste der vier Lebensziele ist, heißt es im *Kama Sutra*, dass alle vier Ziele »in Harmonie praktiziert werden müssen, sodass sie einander nicht entgegenstehen«. Die Sinnlichkeit wird also keineswegs um ihrer selbst willen verherrlicht. Sie erhält ihren Wert einzig als Stufe auf dem Weg zur spirituellen Verwirklichung.

Das *Kama Sutra* als Sex-Handbuch zu lesen passt zum modernen Ansatz, bei dem alles auf dem Kopf steht. Doch solch eine Lektüre hinterlässt keine Spuren. Man findet sie zuerst aufregend, nur um sie dann wieder zu vergessen. Eine Versuchung mehr in der langen Reihe unserer Versuchungen. Wollen wir das Buch jedoch so studieren, wie es ursprünglich gedacht war, dann müssen wir die Skala unserer persönlichen Werte umkrempeln, damit die Befreiung an erster und nicht an letzter Stelle steht. Zu diesem Zweck aber müssen Sie das Buch lesen, das ich Ihnen im nächsten Kapitel in gekürzter Form präsentiere.

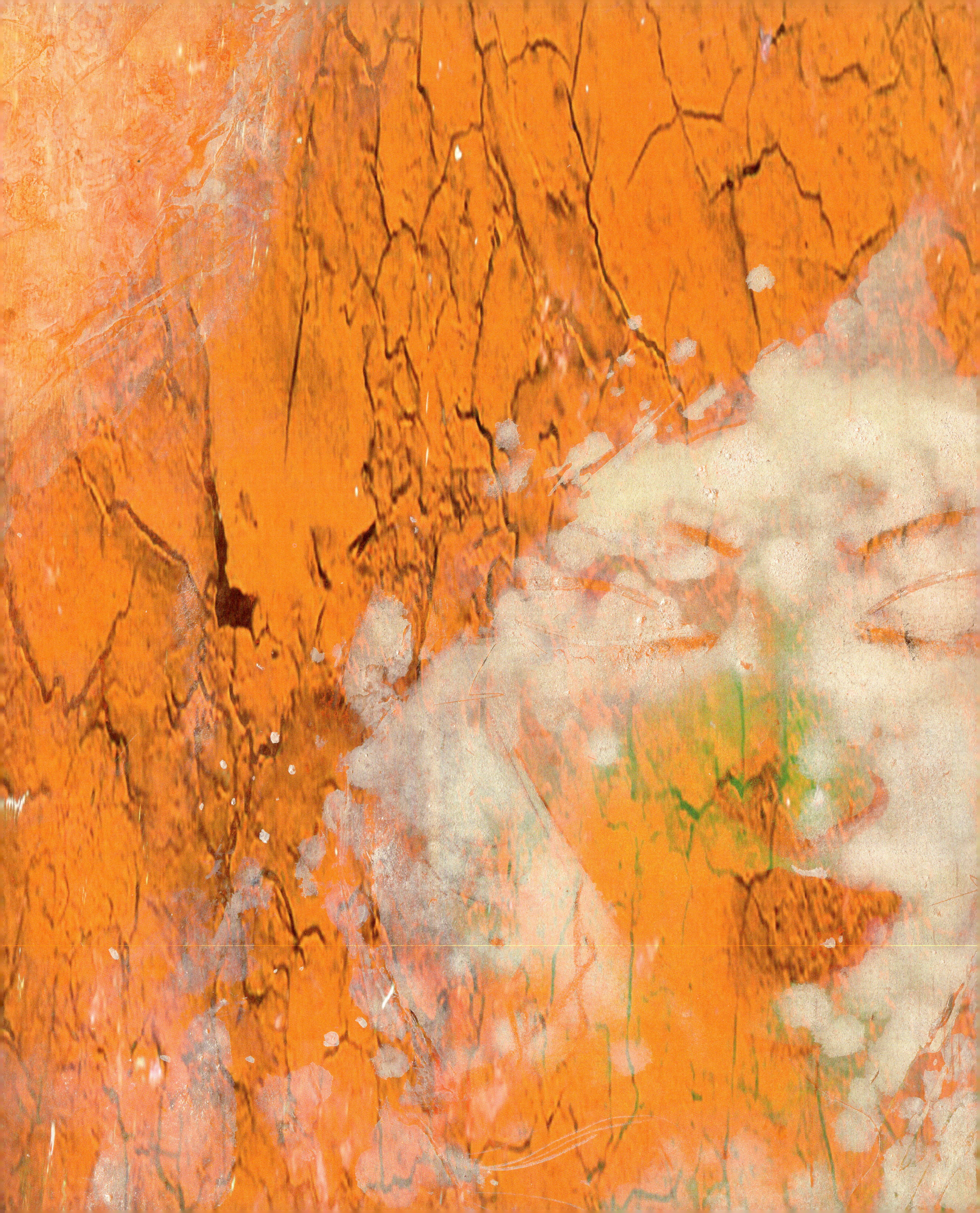

Kapitel 2

Das *Kama Sutra* lesen

In der Folge finden Sie Schlüsselstellen aus dem Kama Sutra, *die Ihnen einen Eindruck vom Gesamtwerk vermitteln. Das* Kama Sutra *zeigt sehr viele wechselnde Stilebenen. Manchmal klingt es weise, dann wieder zynisch, spöttisch oder technisch. Es kann fantastisch, respektlos, manipulativ und witzig sein.*

Was Sie im *Kama Sutra* nicht finden werden, sind schlüpfrige Anzüglichkeiten, obwohl selbst machiavellistische Strategien ihren Platz haben. (Zum Beispiel erklärt Vatsyayana, ein Mann könne eine verheiratete Frau verführen, ohne Schuldgefühle haben zu müssen, wenn er in Wirklichkeit andere Ziele verfolge, zum Beispiel den Mord an ihrem Ehemann.) Ein Aspekt der Spiritualität ist, dass sie unsere gewohnten Denkmuster durchbricht und uns neue Perspektiven eröffnet. In dieser Hinsicht ist das *Kama Sutra* in jedem Fall als spiritueller Text zu betrachten, selbst wenn es darin mehr um körperliche als um geistige Themen geht. Doch gleichgültig, wie überraschend und bizarr der Inhalt manchmal anmutet, ein Element zieht sich wie ein roter Faden durch das Buch: die strikte Weigerung, sich wegen seiner sexuellen Lust zu schämen.

In erotischen Fragen versucht Vatsyayana, sich immer so realistisch wie möglich auszudrücken, eine Schwäche, die fast allen Ratgebern zum Thema Sexualität eigen ist. So ist er in seinem Realismus mitunter unbewusst grausam, zum Beispiel, wenn er Frauen auflistet, die leicht zu verführen sind, und darunter auch Bucklige, Zwerginnen, Witwen und Mütter, die um ein totes Kind trauern, aufführt. Doch finden sich bei ihm auch zahlreiche sinnvolle erotische Ratschläge, von denen die Liebenden aller Länder noch heute profitieren.

Viele Leser werden erstaunt sein, dass die berühmt gewordenen Passagen über sexuelle Stellungen nur ein kleiner Teil des *Kama Sutra* sind. Ich habe mich auf bestimmte Kapitel beschränkt, denn viele Teile des Buches muten mittlerweile an wie kuriose Überbleibsel einer längst vergangenen Zeit. Vatsya geht davon aus, dass seine Leser zu einer der vier Kasten im alten Indien gehören. Er ist der festen Überzeugung, dass Sexualpartner sich auf einer Ebene begegnen sollten, was für ihn heißt, dass sie derselben Kaste entstammen und einen passenden körperlichen Typus repräsentieren sollten. (Hierher gehören die allseits bekannten »Elefanten- bzw. Hasenmänner« sowie die »Gazellenfrauen«. Diesen Abschnitt habe ich jedoch weggelassen.) Dass ein Mann mehrere Frauen hat, ist für ihn eine Selbstverständlichkeit, weil der Mann seiner Ansicht nach den stärkeren sexuellen Appetit besitzt. Aus diesem Grund hat er ihm auch die Rolle des Jägers und Verführers zugedacht. Wenn wir von diesen historischen Eigenheiten einmal absehen und uns auf das Wesentliche unter dem Staub der Jahrtausende konzentrieren, finden wir jedoch in Hinblick auf die menschliche Natur immer noch genügend faszinierende Erkenntnisse im *Kama Sutra*.

Das Buch steckt voller Bräuche aus dem nördlichen Indien des ersten bis sechsten Jahrhunderts, doch Vatsya versichert uns, dass er für sein Kompendium der Liebeskunst zahlreiche alte Texte studiert hat, sodass die Tradition, die in das *Kama Sutra* einfließt, mehrere Hundert Texte umfasst. Manchmal zitiert er diese älteren Autoritäten auch. Niemand weiß heute genau, wer Vatsya eigentlich war und wann er lebte. Er selbst schreibt, dass er uralte Sanskrittexte zum Thema Liebe und Sexualität studiert habe. Sicher ist nur, dass das *Kama Sutra* der älteste indische Text zu diesem Themenkreis ist. Die erste Übersetzung ins Englische wurde 1883 von Sir Richard Burton angefertigt. Wie alle späteren Übersetzer habe auch ich mich immer wieder an dieser Übertragung orientiert. Burtons Haltung zum Sex kann man nur als ritterlich bezeichnen. An manchen Stellen habe ich seine blumige Ausdrucksweise beibehalten, an anderen habe ich mir erlaubt, sie auf poetische Weise dem neueren Sprachgebrauch anzupassen. Wo Vatsyayana aber zum Freimut neigt, habe ich seine Offenheit in meine Übersetzung einfließen lassen.

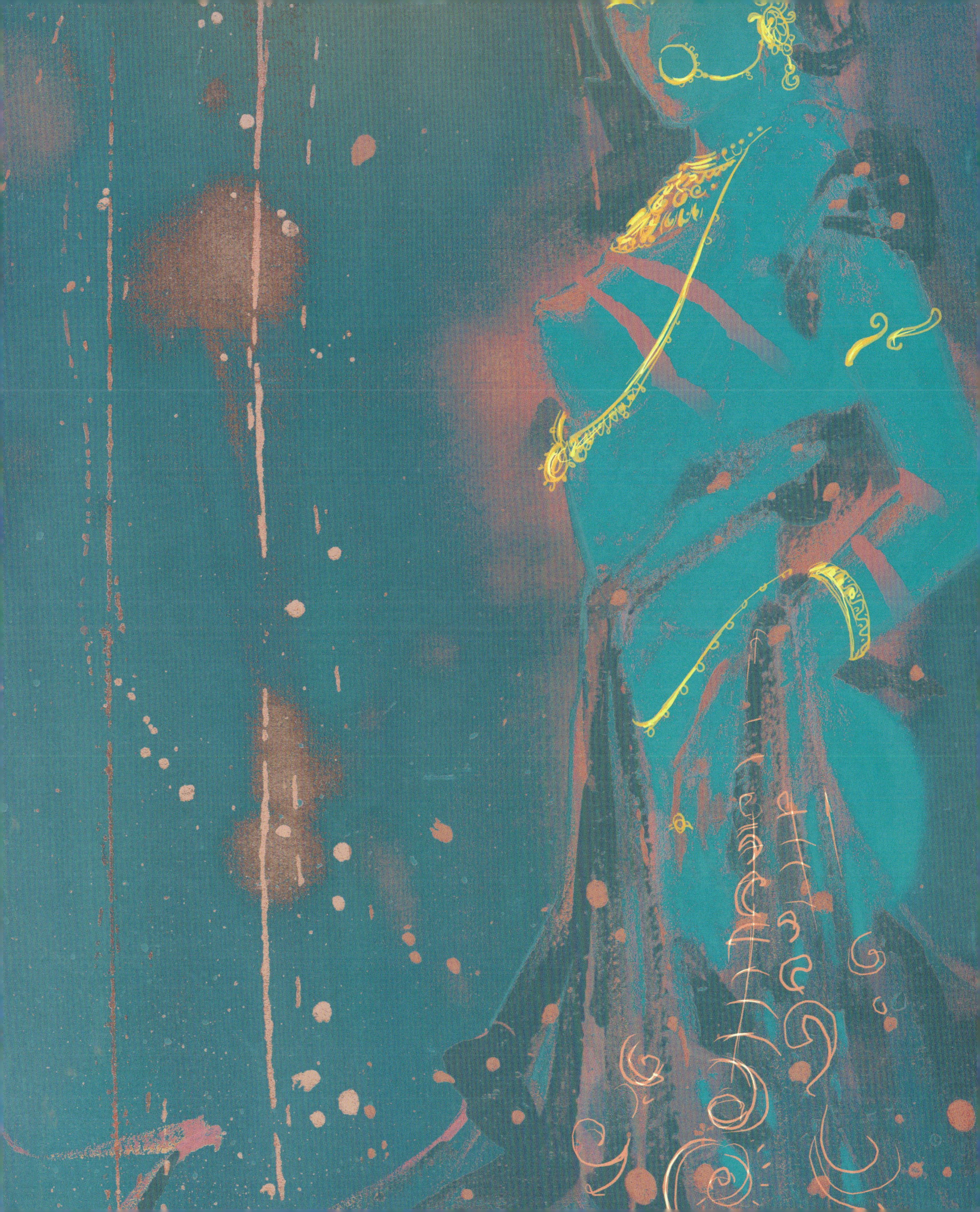

Das *Kama Sutra* von Vatsyayana

Lust und die vier Lebensziele

Der Mensch, der sich einer Lebenszeit von etwa einhundert Jahren erfreut, sollte in seinem Leben drei Ziele verfolgen: Tugend (Dharma), materiellen Erfolg (Artha) und Lust oder Vergnügen (Kama). Jedes dieser Ziele sollte er auf die richtige Weise und zur richtigen Zeit anstreben, immer jedoch so, dass sie miteinander nicht in Konflikt geraten. Die religiöse Erziehung sollte in der Kindheit stattfinden. Der Jugend und dem mittleren Alter bleiben Artha und Kama vorbehalten. Erst im Alter widmen wir uns ausschließlich dem Dharma, der sittlichen Vervollkommnung, um auf diese Weise die letztendliche Befreiung, nämlich Moksha, zu erlangen und damit den Zyklus der Wiedergeburten zu durchbrechen.

Kama umfasst jegliches Vergnügen, das uns die fünf Sinne bereiten können, welche natürlich nicht unabhängig von Geist und Seele arbeiten. Wenn ein Sinnesorgan mit dem Objekt des Begehrens in Berührung kommt, entsteht in der Folge die Bewusstheit dieses Vergnügens. Dies ist Kama.

Wie man sich Kama widmet, lernt man aus dem *Kama Sutra* – wörtlich dem »Leitfaden der Sinnesfreuden« – und natürlich aus persönlicher Erfahrung.

Wenn man alle drei Lebensziele zusammen betrachtet, dann hat Tugend Vorrang vor materiellem Erfolg, der wiederum einen höheren Stellenwert hat als die Sinnesfreuden. Für Kurtisanen und »öffentliche Frauen« (Prostituierte) gilt, dass das Vergnügen an erster Stelle steht, weil ihr Beruf dies erfordert, doch bleibt dies natürlich die Ausnahme.

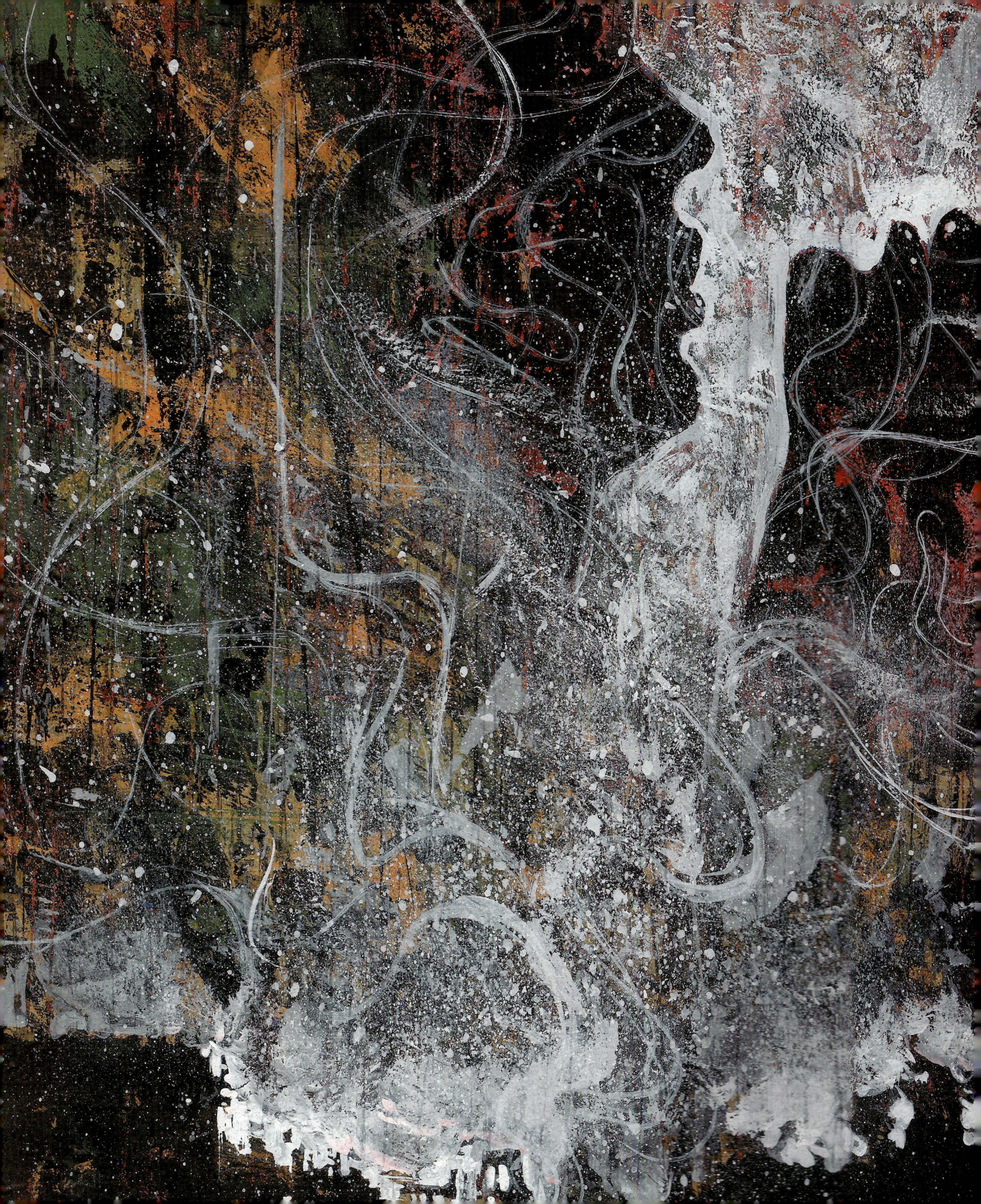

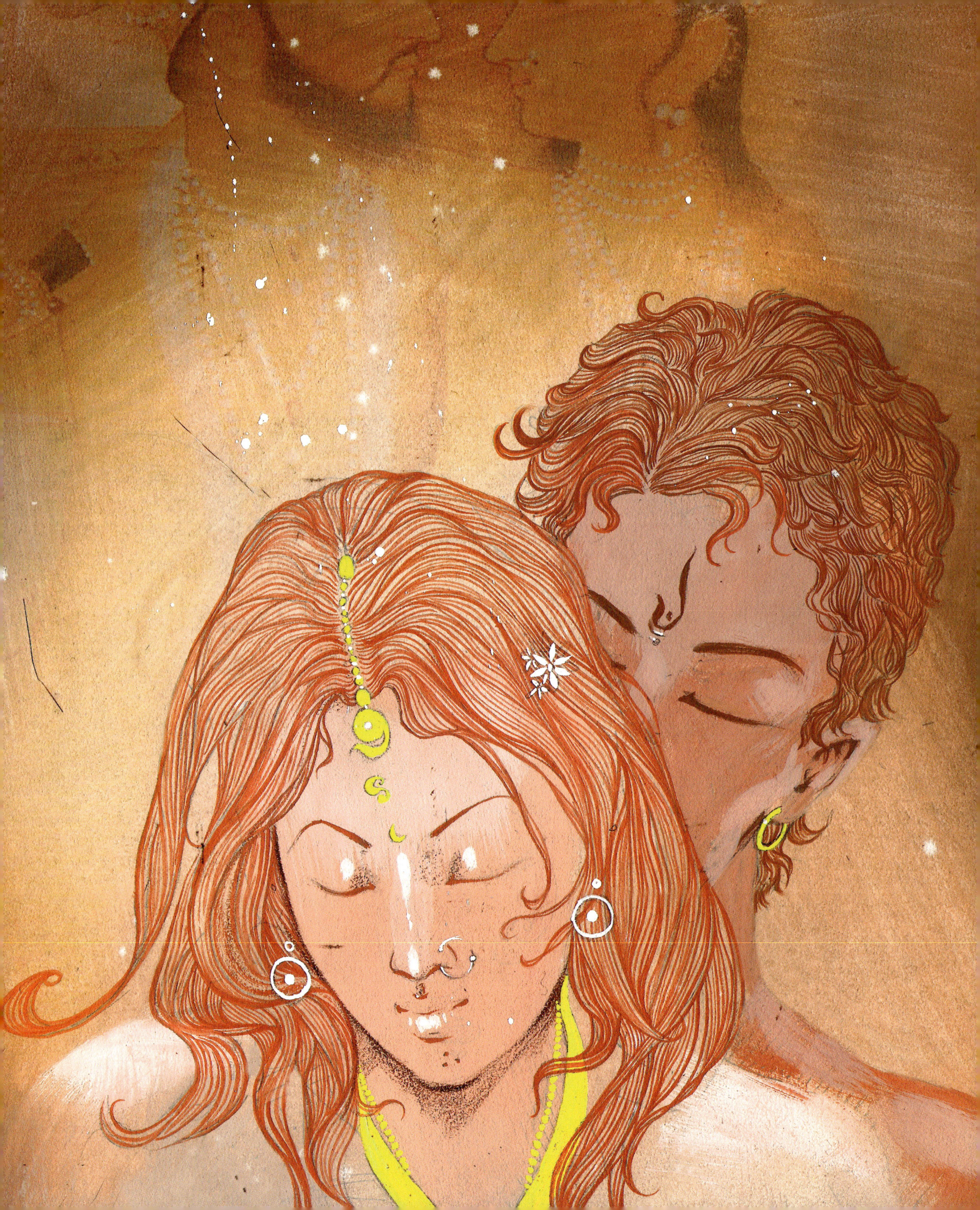

Einwand
Einige Gelehrte sind der Auffassung, dass Dharma und Artha aus Büchern erlernt werden können. Im ersten Fall, weil religiöse Themen abstrakt und nicht von dieser Welt sind, im zweiten Fall, weil materieller Erfolg immer vom Erwerb bestimmter Fähigkeiten abhängt. Sinnesfreude jedoch, so sagen sie, müsste nicht studiert werden. Wir sähen ja, wie die Tiere sich sexuell verhielten und dieses Verhalten sei der ganzen Schöpfung gleichermaßen eigen.

Antwort
Dieser Vergleich hinkt. Männer und Frauen brauchen das *Kama Sutra*, damit sie sich ihrer Lust auf die richtige Weise widmen können. Bei Tieren liegen die Dinge anders, da ihr Verhalten nicht zu beeinflussen ist. Ihrer Vereinigung gehen keinerlei Gedanken voraus. Außerdem sind die Weibchen nur eine bestimmte Zeit im Jahr zur Begattung bereit und dann nicht mehr.

Einwand
Andere Gelehrte merken an, dass man nicht aktiv nach Sinnesfreude streben sollte, weil dies den höheren Zielen der Verwirklichung von Tugend und Reichtum entgegenstehe. Verdienstvolle Menschen verachten die sexuelle Lust. Sex vergrößere nur das Leiden und den Stress des Mannes: Er gerate in Kontakt mit Menschen niedriger Stellung, die ihn zu untugendhaftem Verhalten verführten, sodass er alle Arten der Unreinheit begehe. Sie sorgten dafür, dass er nicht mehr an seine Zukunft denke und verführten ihn zu Faulheit und Chaos. Sie seien die Ursache dafür, dass er am Ende seinen guten Ruf verliere, in ehrbaren Häusern nicht mehr empfangen und von jedermann einschließlich seiner selbst verachtet werde. Es sei schließlich bekannt, dass Männer, die sich nur der Sinnesfreude widmeten, sich selbst und ihre Familie ruinierten.

Antwort
Dieser Einwand ist unhaltbar, da Sinnesfreude für den Körper und das eigene Wohlbefinden so nötig ist wie Nahrung. Es gibt sogar Vergnügen, das direkt aus tugendhaftem Streben und Erfolg erwächst. Sinnesfreuden sollten mit Maß und Ziel genossen werden. Niemand weigert sich schließlich zu kochen, nur weil ein Bettler an der Tür um Nahrung bitten könnte. Niemand unterlässt es, die Saat auszubringen, nur weil das Wild möglicherweise die jungen Pflänzchen frisst. Was die Angst vor der Zukunft betrifft, so sollten die drei Lebensziele ohne Furcht vor den künftigen Folgen angestrebt werden. Handlungen, die uns eines oder zwei oder gar alle drei der Lebensziele erlangen lassen, sollten ausgeführt werden. Stärkt jedoch eine Handlung nur eines der Lebensziele, widerspricht aber den beiden anderen, dann sollte man auf solches Tun verzichten.

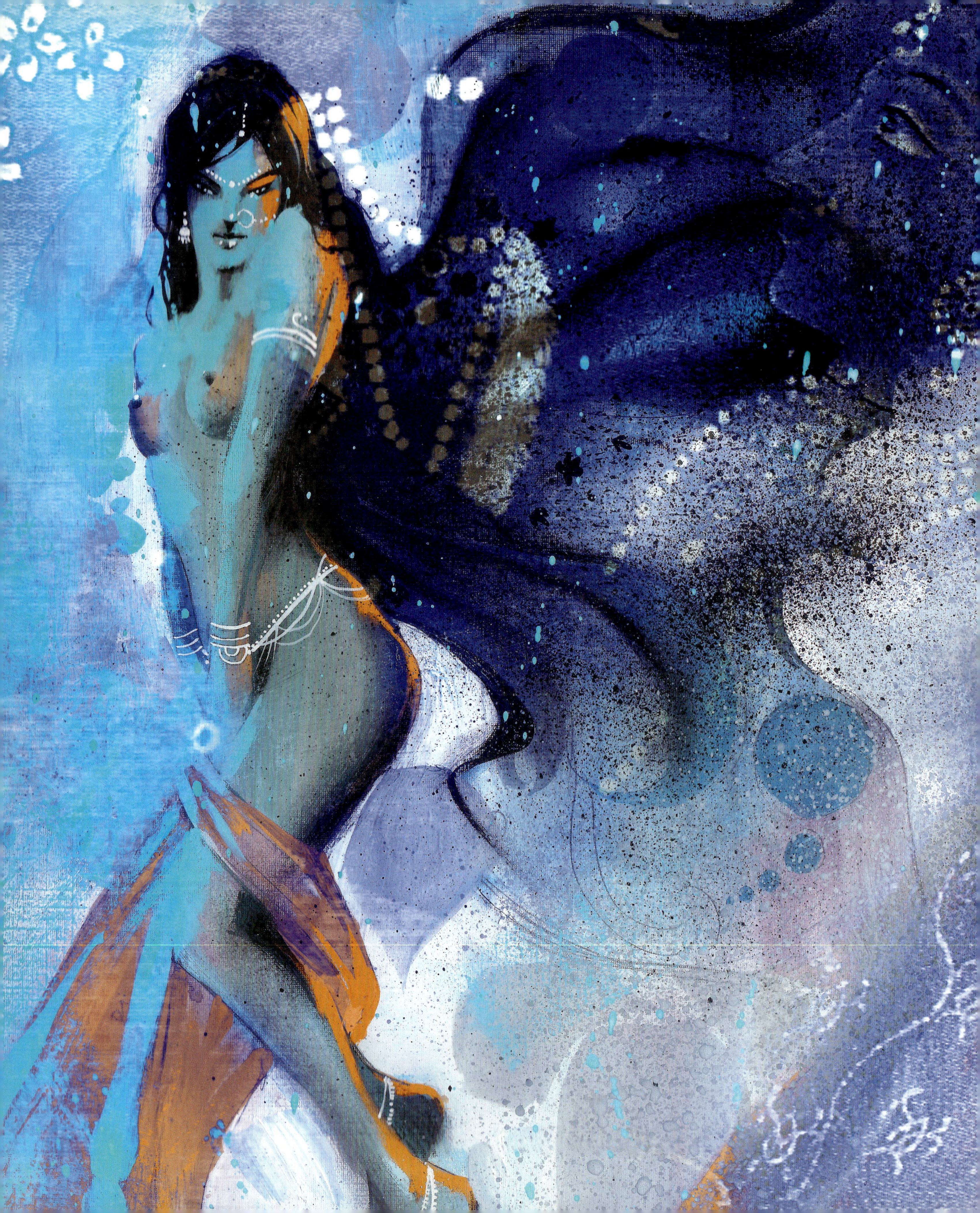

Welche Frauen man genießen darf

Die Kategorie der *Nayika*, der Frau, mit der ein Mann sexuelles Vergnügen genießen kann, ohne seinen tugendhaften Lebenswandel aufzugeben, umfasst drei Arten von Frauen: Jungfrauen, Frauen, die bereits zweimal verheiratet waren, und Kurtisanen oder Prostituierte. (Natürlich gehören nur die Ersteren auch zur Kategorie der heiratsfähigen Frauen, die einem Mann Kinder gebären können. Die anderen sind nur zum sexuellen Vergnügen bestimmt.) Die vierte Gruppe der *Nayika* umfasst verheiratete Frauen, denen man sich aus einem bestimmten Grund zuwendet, der weder die Nachkommenschaft noch das sexuelle Vergnügen betreffen darf. Denn ein Mann sollte sich einer verheirateten Frau nur aus Gründen wie beispielsweise den folgenden zuwenden:

- Die Frau ist unabhängig und selbstbestimmt. Andere Männer hatten ihr Vergnügen mit ihr, bevor ich kam. Wenn sie aus einer höheren Kaste als meiner eigenen stammt, dann kann ich mit ihr schlafen, ohne die Gesetze des Dharma zu verletzen.
- Die Frau hat das Herz eines einflussreichen Mannes gewonnen und ist nun seine Gemahlin. Sie hat ihn weitgehend in der Hand. Ihr Gemahl ist ein Freund meines Feindes. Wenn ich also die Frau für mich gewinne, kann sie ihren Gatten davon überzeugen, sich mir anzuschließen und meinem Feind die Unterstützung zu versagen.
- Die Frau kann ihren mächtigen Gemahl, der mir jetzt nur zu schaden versucht, dazu bringen, mich zu unterstützen.
- Die Stellung der Frau erlaubt ihr, einen meiner Freunde zu begünstigen, einem meiner Feinde zu schaden oder mir auf andere Weise von Nutzen zu sein.
- Wenn ich diese Frau für mich gewinne, kann ich ihren Gemahl töten und seine Schätze zu meinen machen.
- Ich bin arm und kann mich nicht selbst ernähren. Wenn ich diese Frau für mich gewinne, wird sie mir Geld geben und ich muss kein Risiko eingehen. Ich brauche wirklich Geld, und dies ist ein Weg, es mir ohne Schwierigkeiten zu beschaffen.
- Die Frau ist rettungslos in mich verliebt und kennt all meine Schwächen. Wenn ich nicht mit ihr schlafe, wird sie ihr Wissen an andere weitergeben und meinen Ruf ruinieren. Oder sie wird mir schaden, indem sie falsche Anklage gegen mich erhebt, ohne dass ich den Gegenbeweis antreten kann. Vielleicht nimmt sie auch ihren mächtigen Ehemann gegen mich ein, da sie starken Einfluss auf ihn hat, oder schließt sich möglicherweise sogar selbst meinen Feinden an.
- Der Gemahl dieser Frau hat meine Frauen vergewaltigt, also verführe ich die seinen.

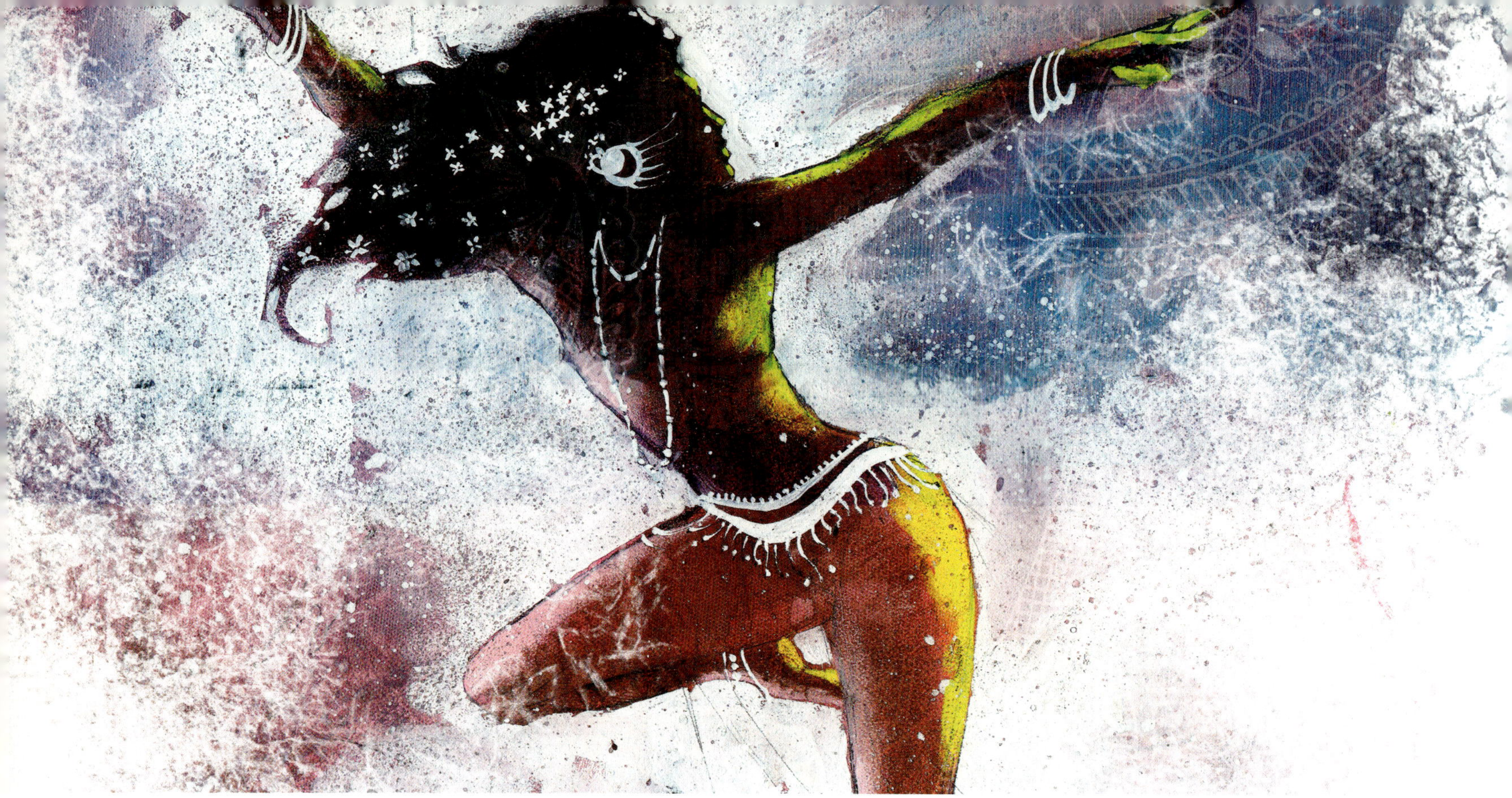

- Die Frau beherbergt einen Feind des Königs, den ich töten soll. Ich kann jedoch nur zu ihm gelangen, wenn ich mit ihr schlafe.
- Ich liebe eine andere Frau, welche die beste Freundin dieser Frau ist. Wenn ich mit der einen schlafe, komme ich auf diese Weise vielleicht an jene heran, die ich tatsächlich begehre.

Aus diesen und anderen Gründen kann ein Mann mit dem Weib eines anderen Mannes schlafen, ohne die Tugendgebote zu verletzen.

Mit folgenden Frauen jedoch sollte man sich keinesfalls einlassen:

- Leprakranken
- Verrückten
- Kastenlosen
- Frauen, die kein Geheimnis behalten können
- Frauen, die sich öffentlich feilbieten
- Frauen, die zu hellhäutig sind
- Frauen, die zu dunkelhäutig sind
- Frauen, die schlecht riechen
- nahen Verwandten
- einer weiblichen Freundin
- Nonnen oder anderen Frauen, die sich der Askese geweiht haben
- den Gattinnen von Freunden, Verwandten, gelehrten Brahmanen und Königen.

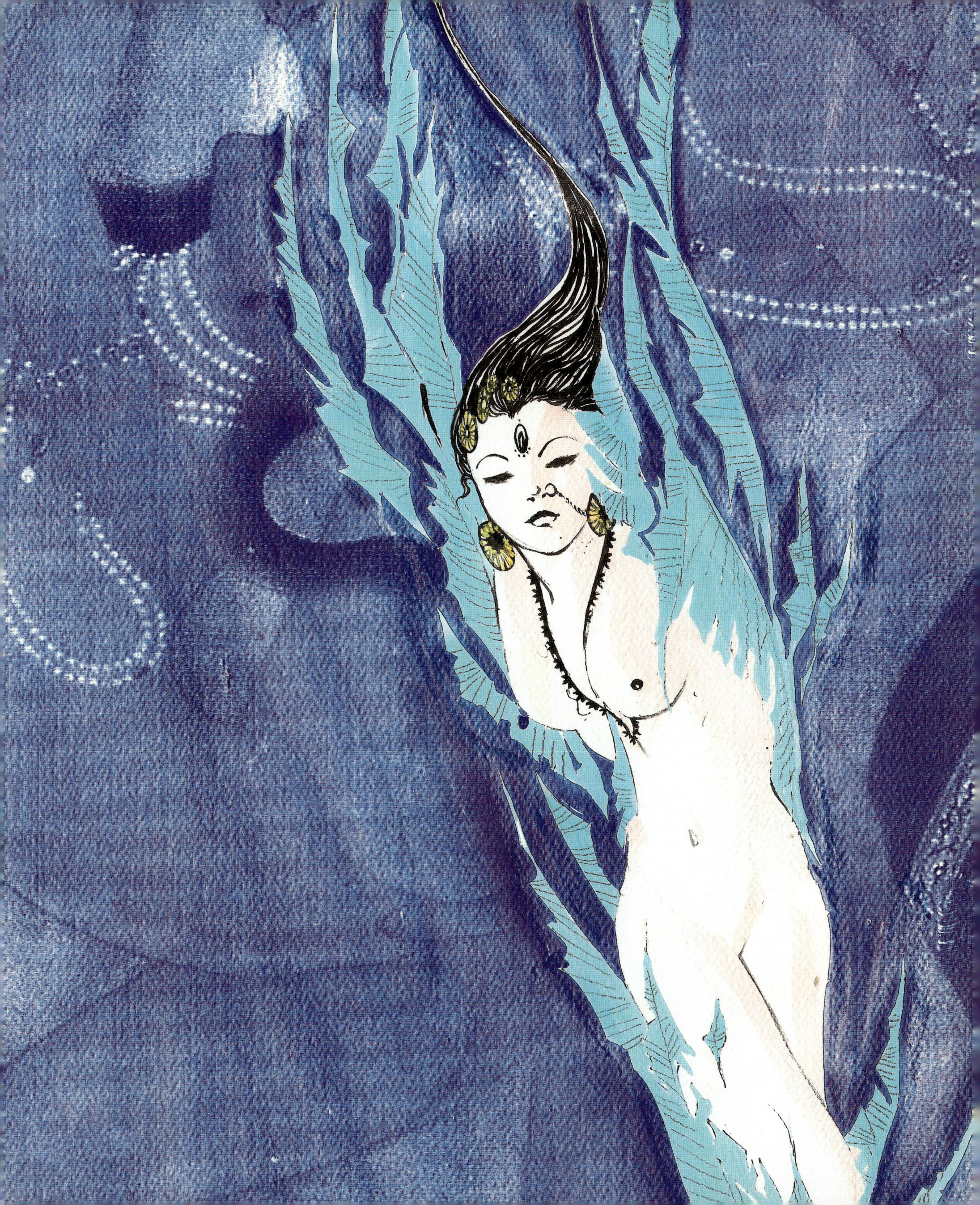

Männliche und weibliche Leidenschaft

Männer mit geringer Leidenschaft werden so genannt, weil sie nur wenig Begehren empfinden, weil ihr Samenerguss spärlich ist und sie die Umarmung einer leidenschaftlichen Frau nicht ertragen. Männer mit mittlerer Leidenschaft empfinden mehr Begehren, doch am stärksten ist dieses Gefühl bei den Männern mit großer Leidenschaft. Auch Frauen können geringe, mittlere oder starke Leidenschaft empfinden. Dementsprechend hält der sexuelle Genuss selbst kurz, mittel oder lange an. Manche Männer brauchen eine lange Zeitspanne, andere eine mittlere, wieder andere nur eine kurze. All das (zusammen mit der Penisgröße des Mannes beziehungsweise der Tiefe der weiblichen Vagina) beeinflusst, ob Mann und Frau gut zusammenpassen. Die verschiedenen Kombinationen dieser Faktoren ergeben die zahllosen verschiedenen Arten, wie man den sexuellen Akt ausführen kann. Jeder Mensch hat seine eigene Art, die Liebe zu genießen, ganz egal, welche Eigenschaften der Partner zeigt.

Hier aber gibt es, was Frauen anbelangt, gewisse Meinungsverschiedenheiten unter den Gelehrten. Der Weise Auddalika sagt: »Frauen haben keinen Samenerguss. Männer entladen ihr Begehren, während Frauen eine Art der Erregung empfinden, eine Befriedigung, die sie nicht zu beschreiben vermögen. Der Beweis dafür ist, dass der Mann Befriedigung erlangt, sobald er sich entladen hat, während dies bei der Frau anders ist.« Dem steht der Einwand entgegen, dass der Mann, der lange zum Liebesgenuss braucht, von den Frauen mehr geliebt wird, während ein Mann, der sich schnell entlädt, die Frau unbefriedigt zurücklässt. Dieser Umstand, so meinen einige Gelehrte, beweise doch, dass die Frau ebenfalls einen Erguss (also einen Orgasmus) habe.

Diese Ansicht kann nicht standhalten, denn es kann lange Zeit dauern, um eine Frau zu befriedigen (bis sie einen Orgasmus erlebt), doch während dieser Zeit empfindet die Frau große Wonne. Daher ist es nur natürlich, dass sie nach Fortdauer des Genusses verlangt. Hier gibt eine Verszeile weiteren Aufschluss: »Durch die Vereinigung mit dem Mann werden Lust und Begehren der Frau gestillt. Das Bewusstsein dieser Lust verschafft ihr Befriedigung.« Zu Beginn der Vereinigung ist die Leidenschaft der Frau jedoch höchstens von mittlerer Intensität, denn sie kann in diesem Zustand heftiges Stoßen ihres Liebhabers nicht ertragen. Ihre Leidenschaft wächst allmählich an, bis sie aufhört, über ihren Körper nachzudenken. Schließlich aber erreicht auch sie den Punkt, an dem sie möchte, dass der Akt ein Ende findet.

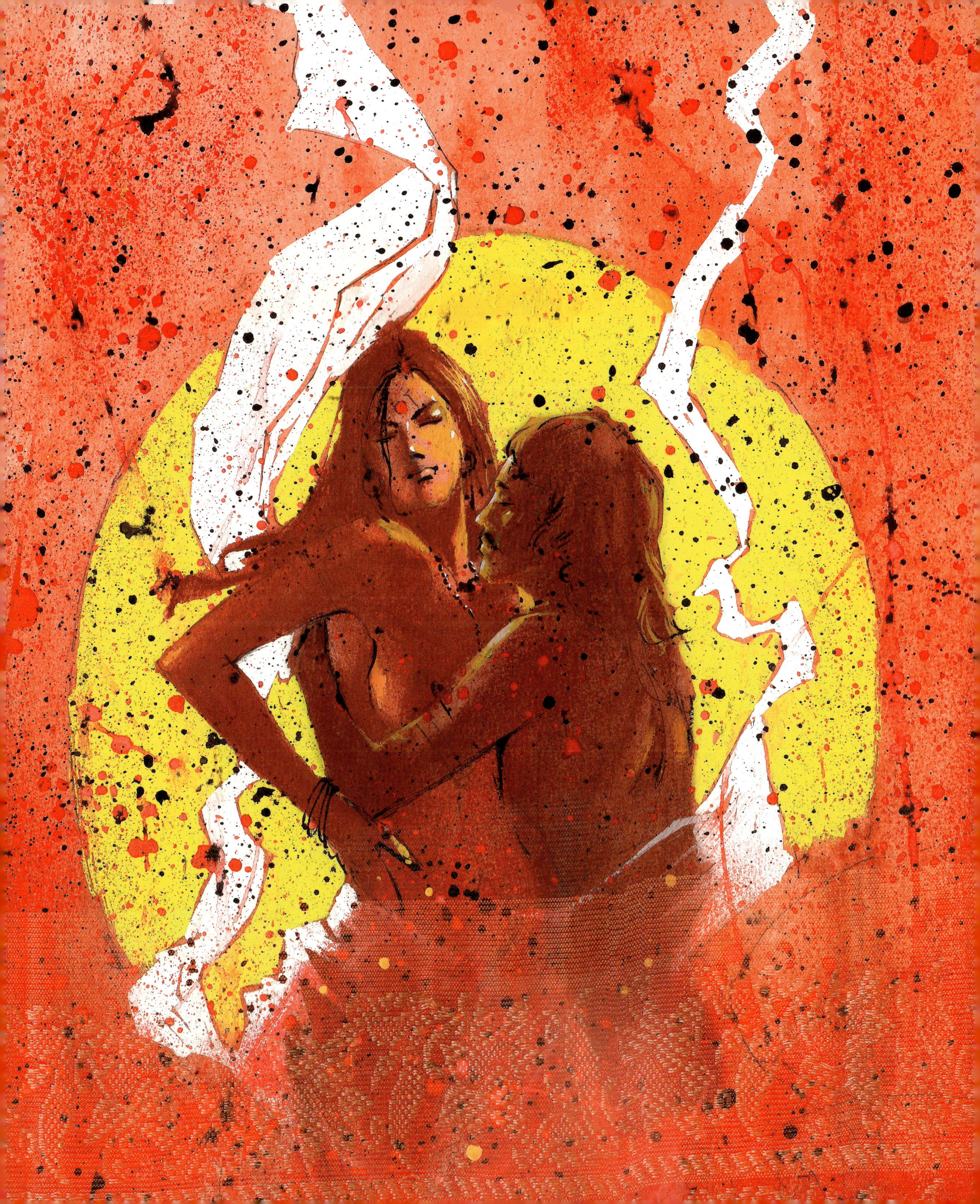

Einwand

Wenn Männer und Frauen von gleicher Art sind und letztlich doch auf den gleichen Ausgang (den Orgasmus) zusteuern, warum sollte der Akt dann auf sie verschieden wirken? Sollten sie nicht eher gleich funktionieren?

Antwort

Nicht nur ist der Weg verschieden, auch das Bewusstsein der Lust ist bei Männern und Frauen jeweils ein anderes. Männer sind in der Sexualität aktiv, Frauen passiv. Dies ist eine Tatsache, die stets gilt. Daher ist das Bewusstsein des Mannes, wenn er sich mit der Frau vereinigt, nicht dasselbe wie das einer Frau, die die Vereinigung mit dem Mann erlebt.

Hier ließe sich einwenden, dass Männer und Frauen, wenn sie ein unterschiedliches Bewusstsein der Lust entwickeln, vielleicht auch nicht die gleiche Lust empfinden. Doch dieser Schluss ist unzulässig. Mann und Frau mögen zwar im sexuellen Akt unterschiedliche Rollen einnehmen, doch beide suchen im Akt dieselbe Art von Vergnügen. Wenn zwei Widder kämpfend ihre Schädel aneinander stoßen, dann erhalten beide zur selben Zeit einen Stoß. Doch Männer und Frauen sind verschieden geartet. Daher können sie, selbst wenn sie dieselbe Handlung vollführen, auf unterschiedlichen Wegen zum selben Vergnügen gelangen.

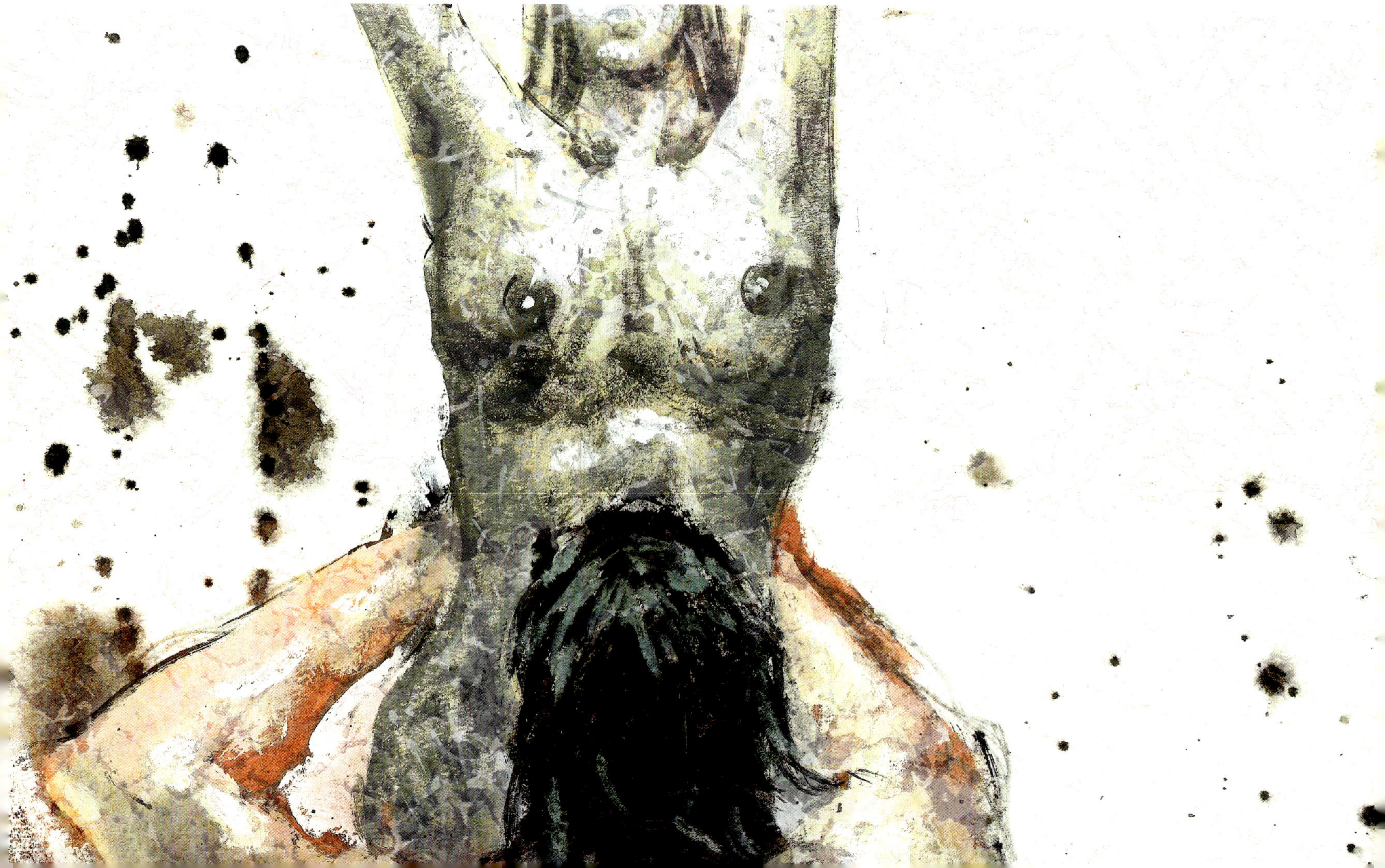

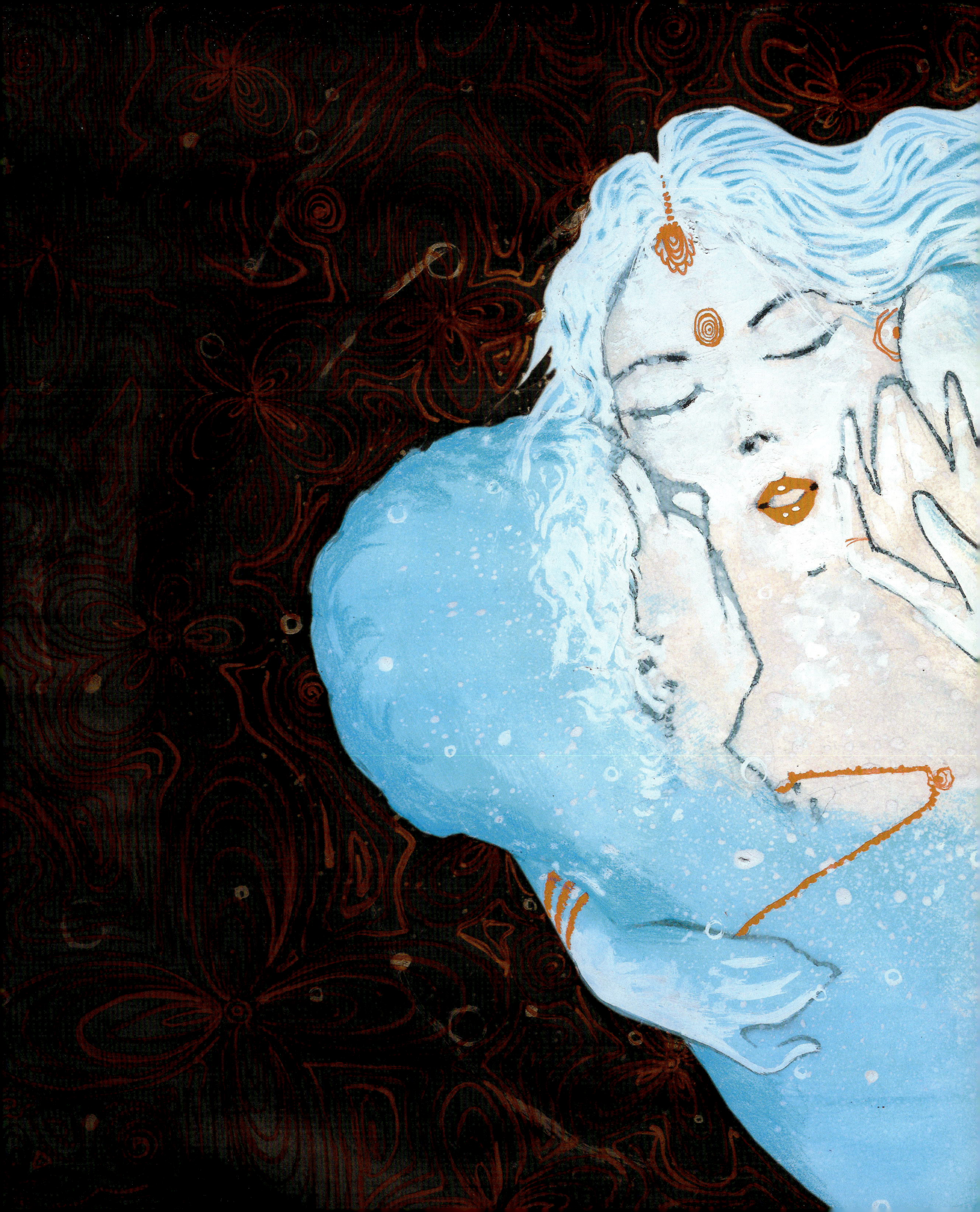

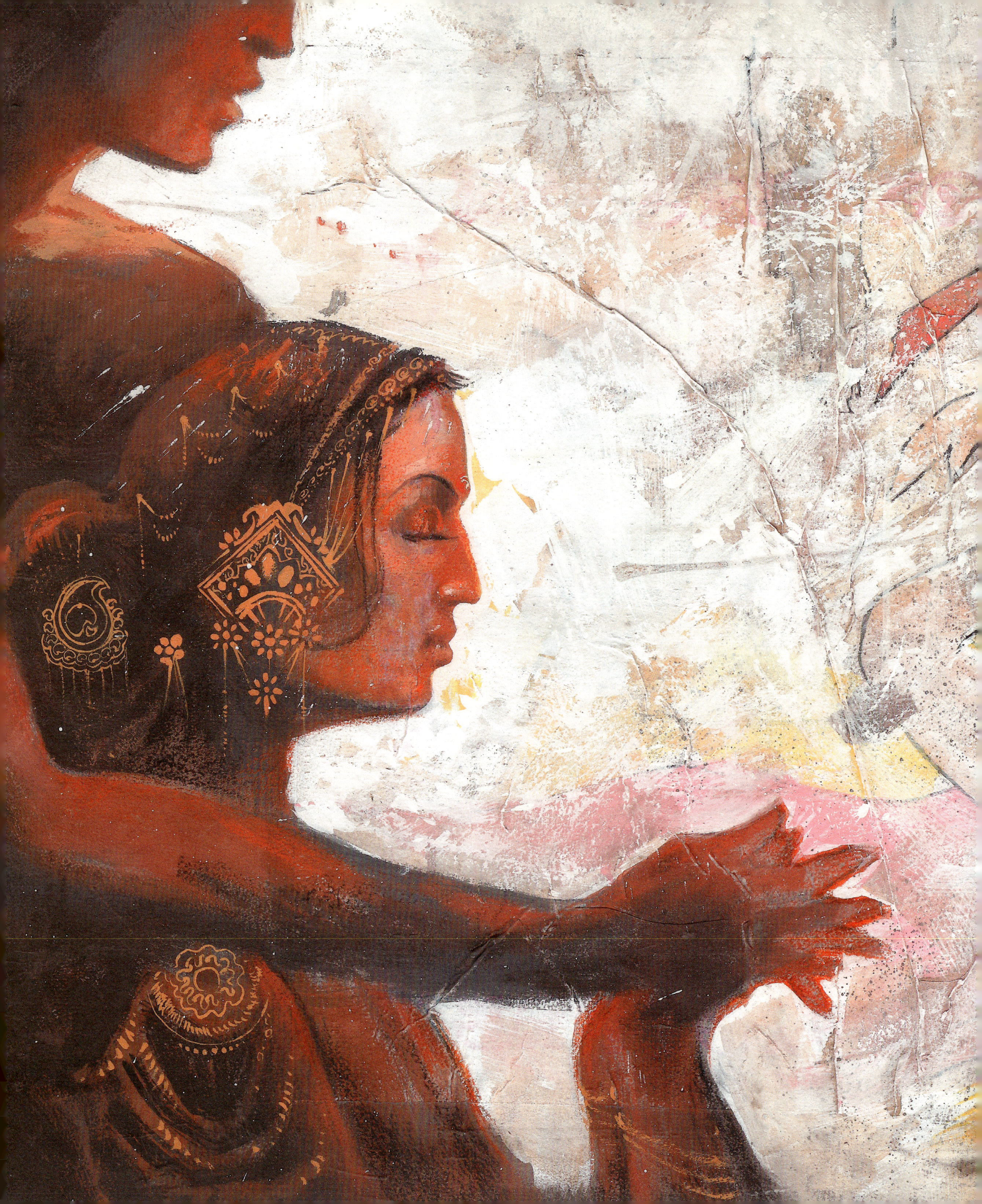

Die verschiedenen Arten der Umarmung und Vereinigung

Geht ein Mann unter einem Vorwand neben einer Frau und berührt sie dabei von vorne oder von der Seite, so nennt man dies die »berührende Umarmung«.

Ist eine Frau mit einem Mann allein und beugt sich über ihn, als wolle sie nach etwas greifen, wobei sie ihn mit den Brüsten berührt und er sie seinerseits fest hält, dann nennt man dies die »durchbohrende Umarmung«. Diese zwei Formen der Umarmung kommen vor allem zwischen Menschen vor, die zueinander noch nicht offen über Sex gesprochen haben.

Wenn zwei Liebende nachts allein oder in der Öffentlichkeit spazieren gehen und dabei ihre Körper aneinander reiben, so nennt man dies die »reibende Umarmung«. Wenn bei dieser Gelegenheit der eine den Körper des anderen gegen eine Wand oder Säule drückt, nennt man dies die »pressende Umarmung«. Diese zwei Formen der Umarmung finden nur unter Menschen statt, die sehr genau wissen, was sie voneinander wollen. Geht das Spiel weiter, dann kommt es zu den vier engeren Formen der Umarmung während der Vereinigung, sie werden die Liane, das Baumerklettern, Sesam und Reis oder Milch und Wasser genannt.

Wenn eine Frau sich um den Mann windet wie eine Liane, seinen Kopf zu sich herabzieht und ihm liebevoll in die Augen sieht, um ihn dazu zu bewegen, sie zu küssen, ist dies die »Liane«. Setzt sie einen Fuß auf seinen Fuß, den anderen auf seinen Oberschenkel, schlingt dabei einen Arm um seinen Rücken, den anderen um seinen Nacken, während sie gurrt und seufzt, dann nennt man dies »Baumerklettern«, denn es ist so, als würde sie ihn ersteigen, um sich einen Kuss zu holen. Beide Umarmungen sind nur im Stehen möglich.

Legen die Liebenden sich nieder und umarmen sich eng, sodass Arme und Beine kaum noch voneinander zu unterscheiden sind, während sie sich aneinander reiben, dann spricht man von »Sesam und Reis«. Ist ein Paar einander so in Liebe verbunden, dass es für sie weder Schmerz noch Unbequemlichkeit gibt, dann drängen ihre Körper sich so eng aneinander, als wollten sie miteinander verschmelzen. Diese Umarmung, zu der es auch kommt, wenn die Frau auf dem Schoß des Mannes sitzt oder wenn beide Partner stehen, nennt sich »Wasser und Milch«. Beide Umarmungen geschehen während der Vereinigung.

Neben diesen acht Formen der Umarmung kommt es auch zu »Umarmungen« einzelner Körperteile wie der Oberschenkel, der Brust, der Stirn oder des Unterleibs (der weibliche Körper vom Nabel abwärts, den man auch *jaghana* nennt). Manche Weise behaupten, dass auch das Massieren als Umarmung gelten kann, da dabei zwei Körper miteinander in Berührung kommen, doch Vatsya wendet hier ein, dass Massagen nicht unbedingt zum Liebesspiel gehören, da sie zu anderen Zeiten und mit anderer Zielsetzung als das Liebesspiel erfolgen. Daher können sie nicht zu den verschiedenen Arten der Umarmung gezählt werden.

In einem Vers zu den Umarmungen heißt es noch, dass ein Mann, der von diesen Formen der Umarmung erfährt, dazu Fragen stellt oder sie auch nur zufällig mit anhört, sofort wünscht, sie zu genießen. Alle Formen der Umarmung, die hier nicht erwähnt werden, sollten bei der Vereinigung trotzdem praktiziert werden, wenn sie Lust und Leidenschaft steigern. Die hier vorgestellten Arten, wie eine Frau zu umarmen ist, helfen einem Mann von mittlerer Leidenschaft, sein Feuer zu entfachen, doch wenn das Rad der Liebe sich erst einmal dreht, sollte man sich nicht sklavisch an Regeln halten.

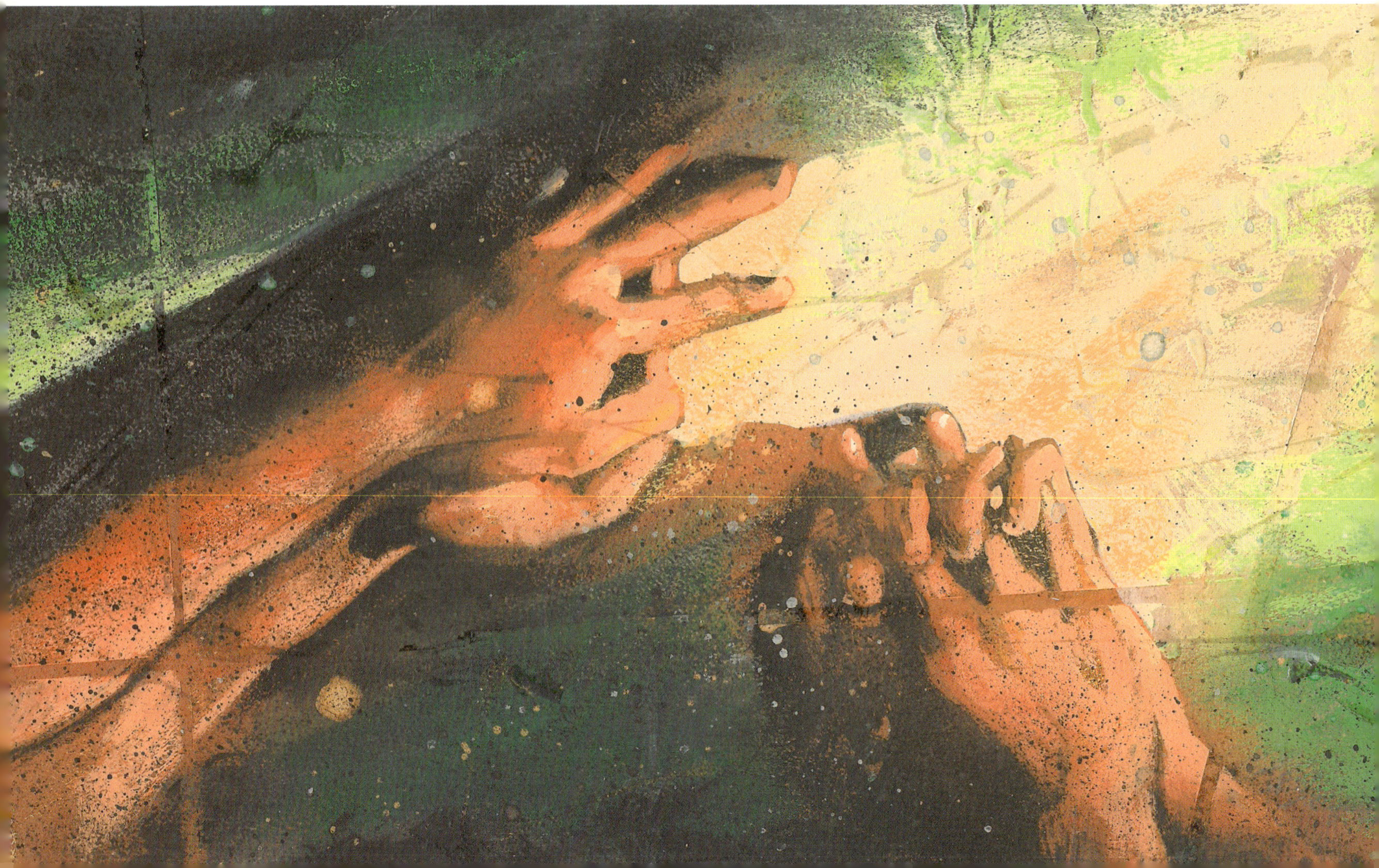

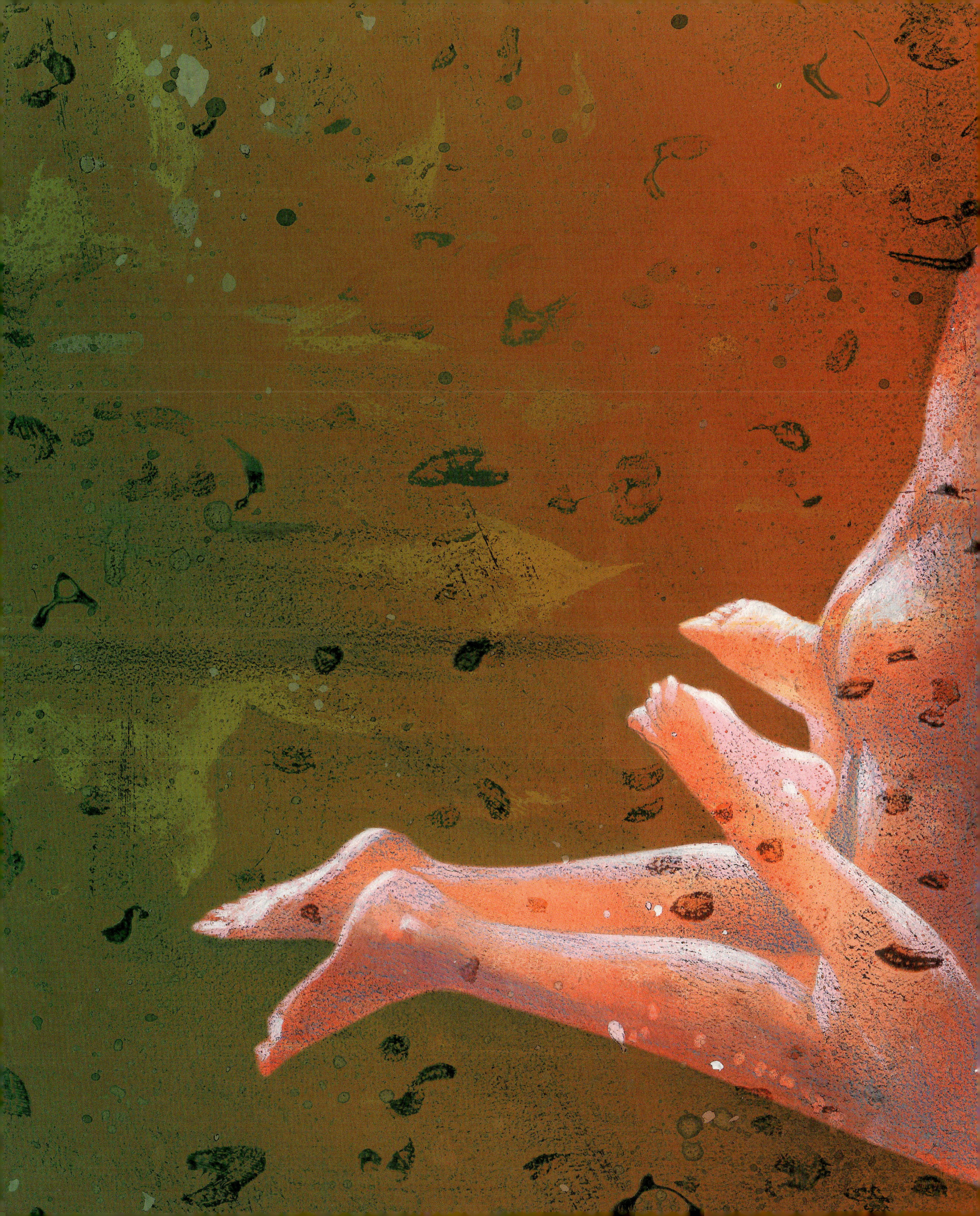

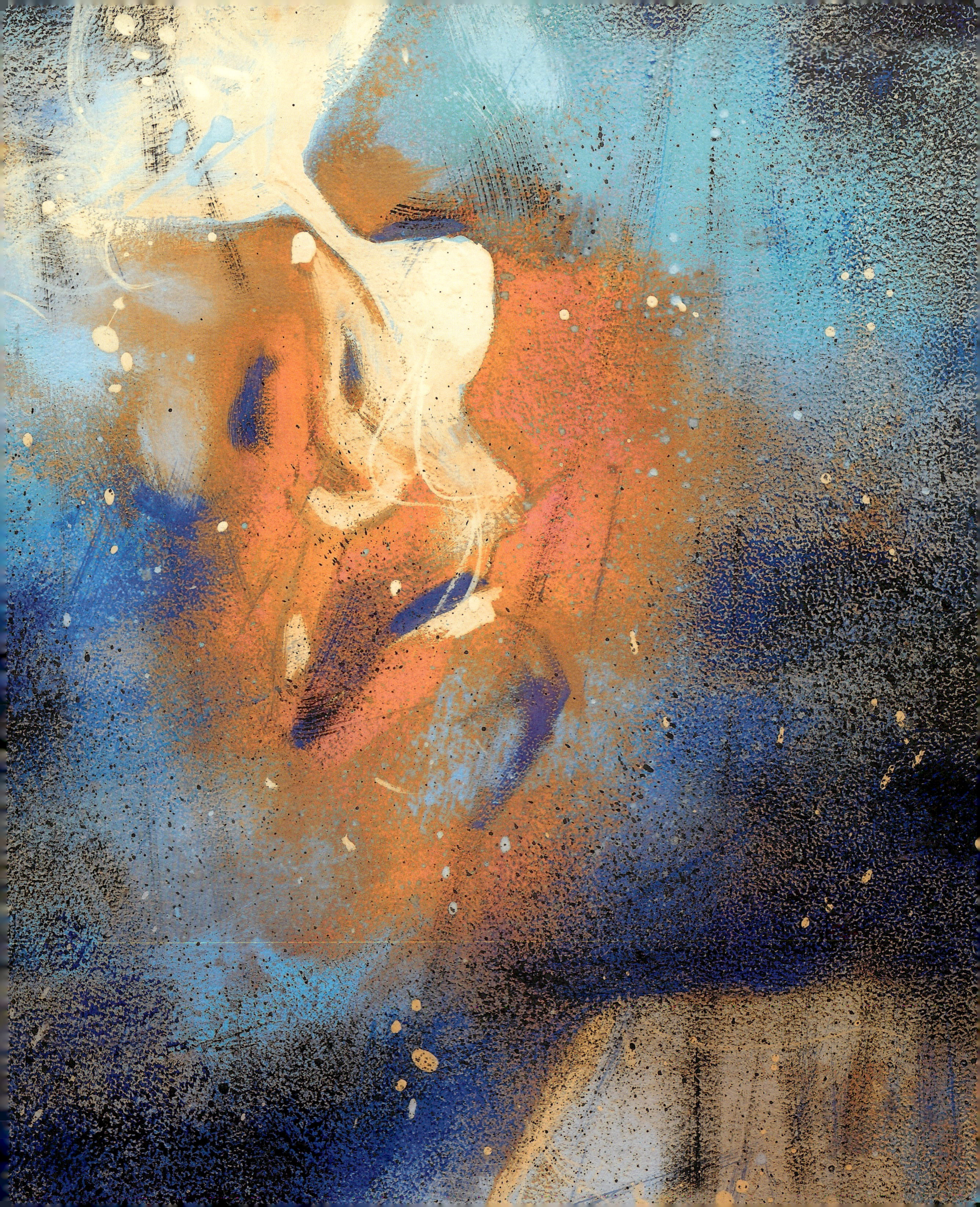

Die Kunst des Küssens

Man sagt, es gebe keine vorgeschriebene Ordnung, nach der man Berührungen, Küsse, Bisse, Nägelkratzen oder Kneifen beim Liebesakt einsetzen soll, denn all diese Dinge sollten in der Reihenfolge getan werden, wie das Liebesspiel es verlangt, in jedem Fall aber vor der sexuellen Vereinigung. Wenn diese begonnen habe, fänden auch leichte Schläge und leidenschaftliche Liebeslaute ihren Platz. Vatsyayana stimmt dem aber nicht zu. Seiner Ansicht nach kann alles jederzeit stattfinden, denn Liebe kümmert sich nicht um Zeit oder Ordnung.

Wenn zwei Liebende zum ersten Mal miteinander Sex haben, sollten sie von Küssen und den anderen beschriebenen Dingen nur mäßigen Gebrauch machen, auch sollte all das nicht zu lange ausgedehnt und auf Abwechslung geachtet werden. Nach dem ersten Mal allerdings gilt genau das Gegenteil. Dann sollten die Liebenden sich alle Zeit der Welt nehmen, um ihr Feuer zu entfachen und jede Form des Vorspiels nutzen, die ihre Lust steigert.

Geküsst werden folgende Teile des Körpers: Stirn, Augen, Wangen, Hals, Brüste, Lippen und die Mundhöhle. Die Menschen aus dem Lande Lat küssen noch weiter: die Leistenbeuge, die Kniekehlen, die Innenseite der Arme und den Nabel. Vatsyayana hält dies für eine regionale Gewohnheit, die sich durch die außergewöhnliche Leidenschaftlichkeit der Menschen in dieser Region erklärt, doch diese Art zu küssen müsse nicht unbedingt von allen Menschen praktiziert werden.

Junge Mädchen kennen drei Arten von Küssen: der angedeutete Kuss, der pochende Kuss und der stoßende Kuss. Wenn das Mädchen die Lippen des Liebhabers nur sanft berührt, ohne ihn wirklich zu küssen, ist dies ein angedeuteter Kuss. Wenn sie ihre Schüchternheit so weit vergisst, dass sie auf den Kuss ihres Liebhabers reagiert, indem sie ihm zwar mit der Unterlippe, nicht aber mit der Oberlippe entgegendrängt, ist dies ein pochender Kuss. Wenn sie hingegen die Hände ihres Liebhabers nimmt und mit der Zungenspitze seine Lippen berührt, so ist dies ein stoßender Kuss.

Andere gelehrte Schriften nennen weitere Arten des Kusses: den geraden Kuss, den schrägen Kuss, den umherirrenden Kuss, den pressenden Kuss.

Wenn man seine Lippen direkt auf die des Liebhabers drückt, ist dies ein gerader Kuss. Neigen die beiden Liebenden beim Küssen ihre Köpfe, so ist dies ein schräger Kuss. Umfasst einer der Liebenden das Gesicht des anderen mit den Händen, sodass der andere nach oben blickt, während sein Gesicht mit Küssen bedeckt wird, dann ist dies ein umherirrender Kuss.

Drückt der Liebhaber aber seine Lippen intensiv auf die der Geliebten, so ist dies ein pressender Kuss. (Von dem es auch eine noch kraftvollere Version gibt, den heftig pressenden Kuss, der so geht: Man trennt ihre Lippen mit den Fingern und presst die Zunge hart gegen ihre Unterlippe, während auch die eigenen Lippen intensiv drücken.)

Der Kusswettstreit

Gehen Sie mit Ihrem Geliebten eine spielerische Wette ein, wer die Lippen des anderen zuerst erfasst. Gewinnt der Mann, dann vergießen Sie ein paar Tränen, schlagen ein wenig auf ihn ein und bitten um eine neue Runde. Wenn Sie nochmals verlieren, ziehen Sie sich beleidigt zurück. Wenn nun Ihr Liebhaber schläft oder nicht aufpasst, schleichen Sie sich an ihn heran und erfassen mit den Zähnen spielerisch seine Unterlippe, so fest, dass er nicht loskommt. Dann können Sie sich über ihn lustig machen und um ihn herumtanzen, um Ihren angeblichen Sieg zu feiern. Dieser Kusswettstreit kann natürlich auch auf Bisse, Kratzer und leichte Schläge ausgedehnt werden. Dies sollten allerdings nur Liebende tun, die in starker Leidenschaft zueinander entbrannt sind.

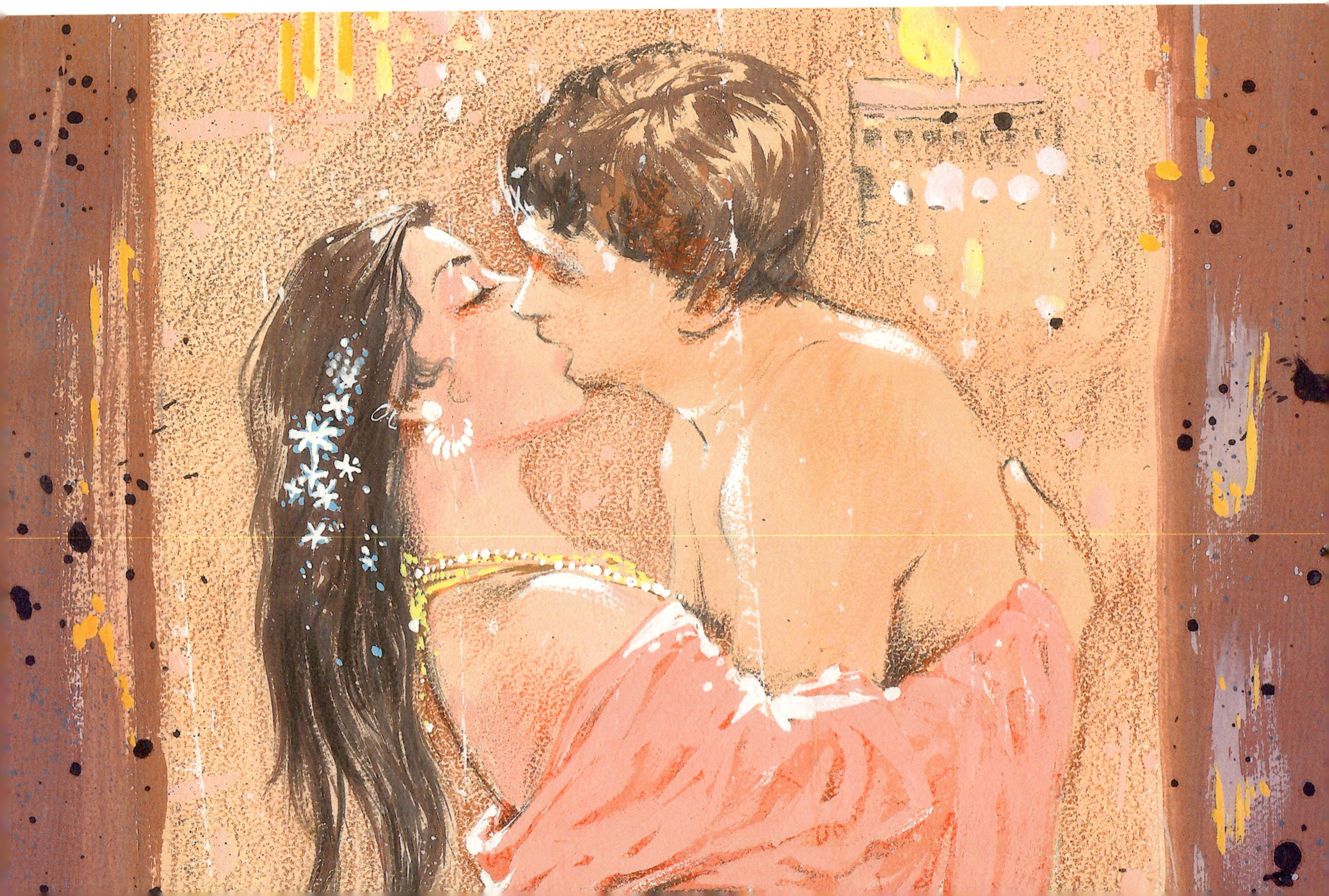

Küsst ein Mann eine Frau so, dass er ihre Oberlippe erfasst, sie aber seine Unterlippe, so nennt man dies den »oberen Kuss«. Umfangen Sie beide Lippen Ihrer Geliebten, so nennt man dies einen »umfangenden Kuss«. (Eine Frau gibt diese Art von Kuss nur Männern ohne Schnurrbart.) Wenn man in der Mitte dieses Kusses Zunge, Zähne oder Gaumen des anderen mit der eigenen Zunge berührt, so heißt dies »der Kampf der Zungen«. Dabei werden häufig auch die Zähne gegen die Lippen des anderen gepresst.

Für die verschiedenen Körperteile sind verschiedene Arten des Küssens üblich, nämlich sanfte, mäßige, drängende und heftige Küsse.

Wenn eine Frau ihrem Liebhaber in die Augen sieht und ihm mit einem sanften Kuss ihre Lust auf Liebe zu verstehen gibt, dann ist dies das »Entflammen der Leidenschaft«. Wenn sie ihn küsst, während er seiner Arbeit nachgeht, mit ihr streitet oder etwas anderes tut, dann spricht man von einem »antreibenden Kuss«.

Kommt ein Mann spät abends nach Hause und küsst seine schlafende Geliebte wach, um ihr sein Verlangen zu zeigen, dann nennt man dies den »erweckenden Kuss«. Wenn sie seine Absichten erforschen und seine Achtung erwerben will, stellt die Frau sich um diese Zeit schlafend.

Küsst jemand das Spiegelbild eines Menschen, dann ist dies ein »Kuss, der die Absichten verrät«. Küsst man ein Abbild des Geliebten, dann spricht man von einem »übertragenen Kuss«. Ein Mann kann im Theater die Hand einer Frau küssen oder, wenn sie sitzt, ihren Fuß. Eine Frau hingegen kann ihren Kopf auf des Mannes Schenkel legen, während sie ihn massiert, so, als sei sie müde, und dann einen zarten Kuss auf seinen Oberschenkel drücken, um seine Liebe zu entfachen. Dies nennt man einen »herausfordernden Kuss«.

Dazu gibt es einen Vers: »Was immer der eine tut, das vergelte ihm dieser mit gleicher Münze: Wenn die Frau den Mann küsst, so soll er sie ebenfalls küssen. Beißt, kratzt oder schlägt sie ihn, so verfahre er genauso mit ihr.«

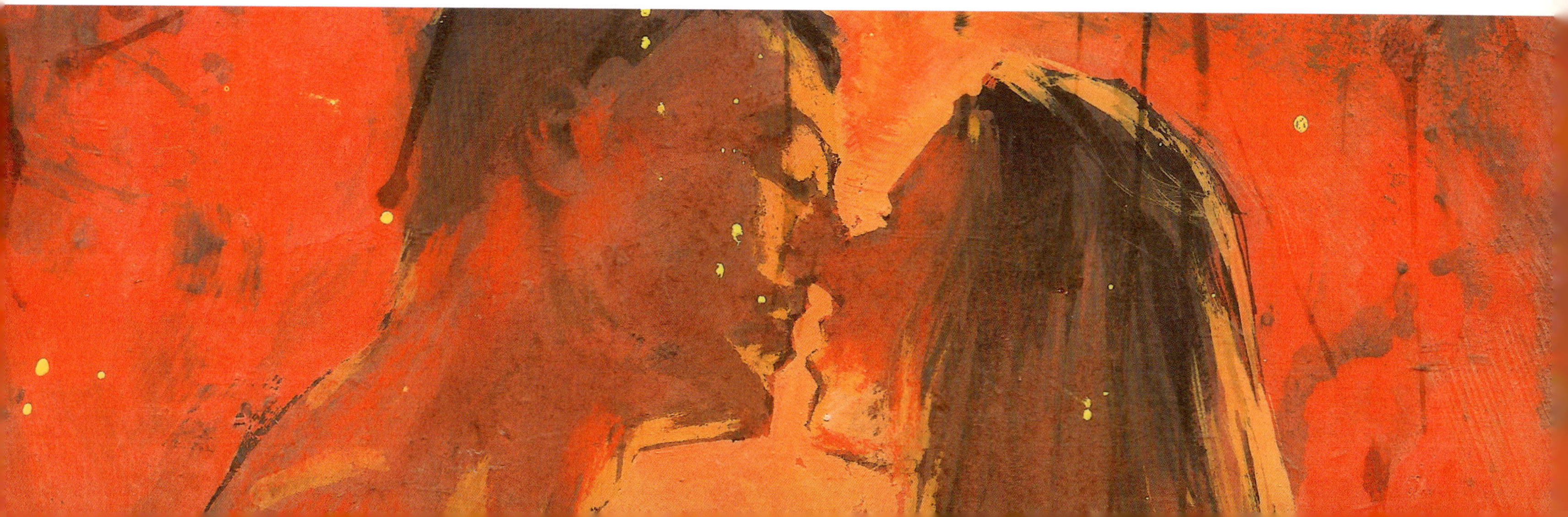

Liebesmale

Wenn sich die Leidenschaft in ungeahnte Höhen aufschwingt, kommt es häufig dazu, dass die Liebenden einander mit den Nägeln Male beibringen. Dies geschieht vor allem bei folgenden Gelegenheiten: bei der ersten Vereinigung, vor Antritt einer langen Reise, bei der Versöhnung nach einem Streit und wenn die Frau betrunken ist.

Bricht einer der Liebenden zu einer langen Reise auf und hinterlässt auf Brust oder Schenkel drei bis vier Nägelmale, dann nennt man dies »ein Andenken«. Häufig handelt es sich um lange Kratzer, die eng nebeneinander sitzen. Trotzdem sollte man nicht glauben, dass Kratzen zu den gewöhnlichen Praktiken der Liebe gehört. Es geschieht in erster Linie zwischen besonders leidenschaftlichen Menschen und wird häufig von Beißen begleitet.

Es gibt acht Arten von Nägelmalen:

Das vernehmbare Mal Dabei drückt man seine Nägel ganz sachte in Kinn, Brüste, Unterlippe, Schenkel oder Unterleib, sodass kein Mal zurückbleibt. Die Nägel machen dabei ein leicht kratzendes Geräusch, daher heißt dies das »vernehmbare Mal«. Diese Technik setzt man vorzugsweise bei jungen Mädchen ein, wenn ihr Geliebter sie massiert oder ein wenig erschrecken will.

Halbmond und Kreis Gebogene Kratzspuren auf der Haut nennt man »Halbmond«. Wenn zwei solcher Spuren einander gegenüber liegen, ergibt dies einen Kreis. Der Halbmond findet sich gewöhnlich auf Brüsten oder am Hals, der Kreis eher am Nabel oder an der Einkerbung über den Pobacken sowie in der Leistengegend.

Linie Eine gerade Kratzspur nennt man folgerichtig eine Linie. Sie kann sich überall am Körper befinden.

Tigerkralle Wenn die Linie sich über die Brust zieht, wird daraus eine Tigerkralle.

Pfauenfuß Mit allen fünf Fingern wellenförmige Linien auf den Brüsten zu ziehen erfordert große Geschicklichkeit. Korrekt ausgeführt nennt man dies den »Pfauenfuß«. Man setzt solch ein Mal in erster Linie, um Lob einzuheimsen.

Hasensprung Wenn fünf Male sich nahe aneinander auf die Brust, gewöhnlich rund um die Brustwarze, schmiegen, nennt man dies den Hasensprung.

Blauer Lotus Wenn ein Mal auf Brust oder Hüfte die Form eines Blütenblattes der blauen Lotusblume annimmt, dann erhält es eben diesen Namen.

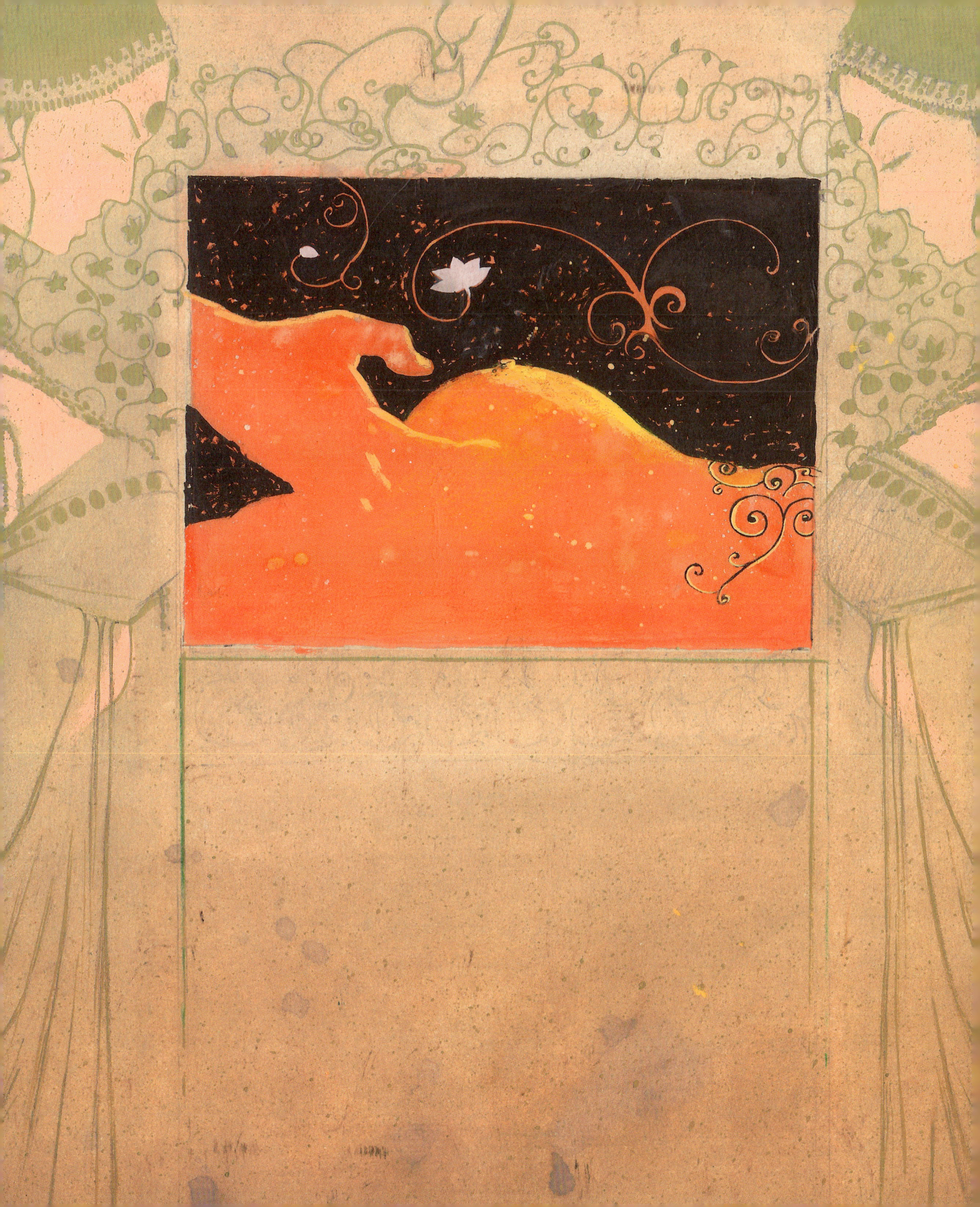

Der Kampf der Geschlechter

Da Liebe so widersprüchlich ist und häufig zu Streit führt, nimmt das Liebesspiel nicht selten die Form des Kampfes an. Wenn zwei Liebende einander schlagen, dann sollten sie die Schläge an folgenden Körperstellen platzieren: am Kopf, den Schultern, der Stelle zwischen den Brüsten, dem Rücken, der Schamgegend und den Seiten. Geschlagen wird folgendermaßen: mit dem Handrücken, mit der ausgestreckten Hand, deren Finger leicht einwärts gebogen sind, mit der Faust und der Handfläche.

Da Schläge Schmerz verursachen, begleiten verschiedene Laute den Liebeskampf wie Gurren, Fauchen und Weinen. Manchmal werden auch Worte mit einer bestimmten Bedeutung geäußert wie zum Beispiel »Mutter«. All dies soll bestimmte Dinge bewirken. Man möchte, dass die Schläge aufhören, verstärkt oder vermindert weitergehen. Man möchte sich losreißen, Schmerz oder Lob ausdrücken. Dazu kommen noch alle möglichen Tierlaute, die dem Schrei der Taube, des Kuckucks, des Papageis ähneln oder dem Ruf des Sperlings, des Flamingos und der Wachtel. Auch das Summen der Biene oder das Schnattern der Enten gehören dazu. Alle werden sie bei der einen oder anderen Gelegenheit ausgestoßen.

Beim Liebeskampf sollten Faustschläge vom Mann nur dann auf den Rücken der Frau niedergehen, wenn sie auf seinem Schoß sitzt. Dann sollte sie zurückschlagen und ihn beschimpfen, als wäre sie zornig, dabei jedoch immer wieder jammern und gurren. Die Stelle zwischen den Brüsten sollte während der Vereinigung nur mit der offenen Hand geschlagen werden, zu Beginn ganz sanft, doch mit ansteigender Erregung immer heftiger, bis es zum Höhepunkt kommt.

Auch hier gibt es einige erhellende Verszeilen:

»Die charakteristischen Eigenschaften der Männer sind angeblich Grobheit und Ungestüm, während Frauen eher zerbrechlich, zärtlich und einfühlsam sind und sich gerne von unangenehmen Dingen abwenden. Während der Liebesleidenschaft aber zeigen sich bei den Geschlechtern häufig genau die entgegengesetzten Eigenschaften. Diese dauern jedoch nicht lange an. Bald verfällt der oder die Betreffende wieder in seinen natürlichen Zustand.

Was diese Dinge (Schmerzen in der Liebe) betrifft, so kann es weder Vorschriften noch Regeln geben. Sobald die Leidenschaft einsetzt, geschehen sie, weil sie spontan aus der Erregung der Beteiligten erwachsen.

Diese Handlungen sind so schwer zu fassen wie Träume. Ein Pferd, das in vollem Galopp dahinprescht, wird nicht auf Schlaglöcher, Gräben oder Hindernisse achten. Auf gleiche Weise kann ein Paar im Akt der Vereinigung blind werden für die Grenzen des Exzesses. Nicht alle Praktiken sind zu jeder Zeit angemessen. Jede hat ihren rechten Ort und ihre rechte Zeit. Ein Mann, der seine eigene Stärke kennt und um die Stärke oder Zartheit der Frau weiß, sollte sie dann einsetzen, wenn sie angemessen sind.«

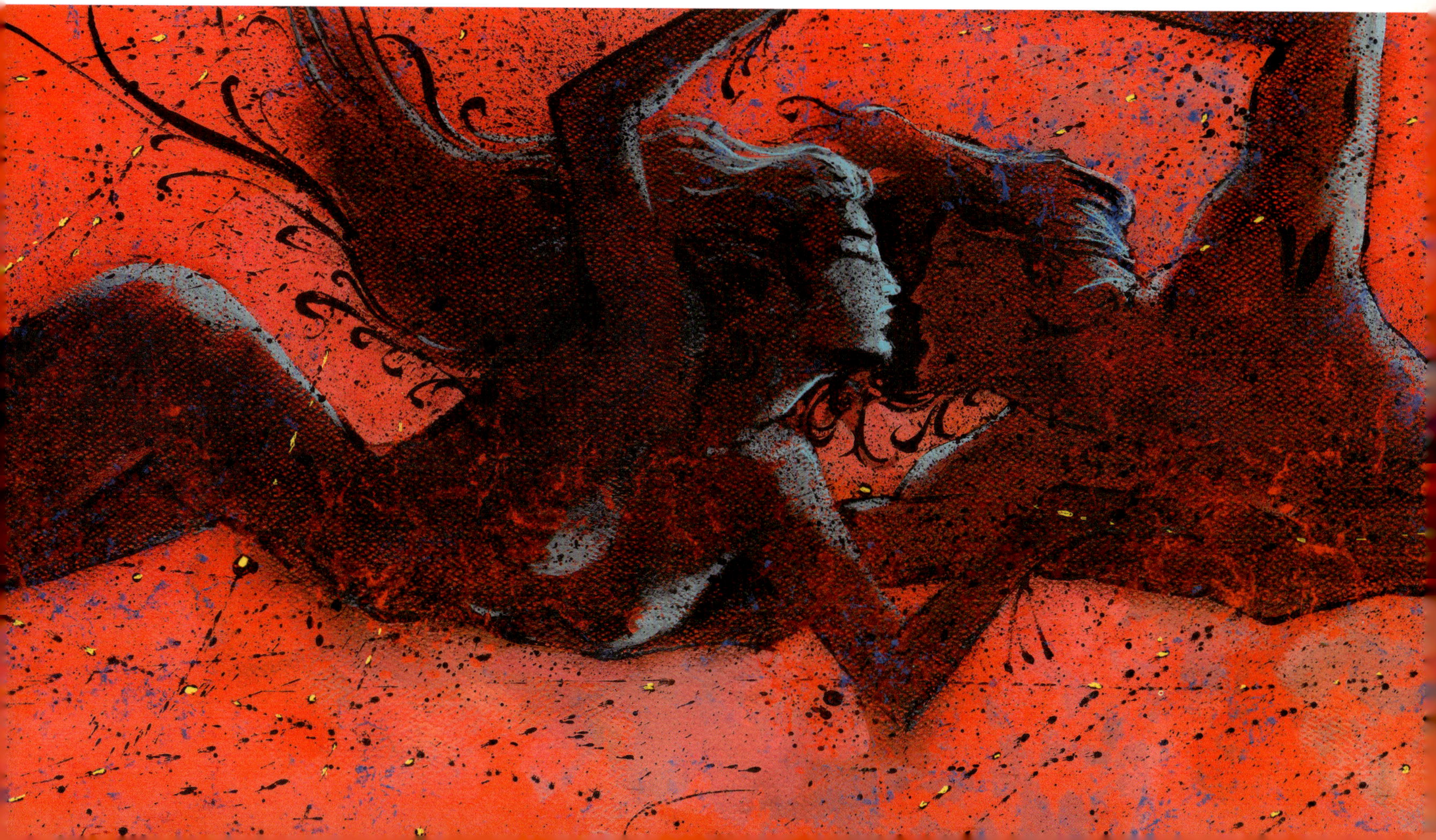

Frauen, die die Rolle des Mannes übernehmen

Wenn eine Frau bemerkt, dass ein Mann während des Liebesspiels müde wird und keinen Orgasmus erlangt, kann sie ihn mit seiner Einwilligung unterstützen. Sie sorgt dafür, dass er sich auf den Rücken legt und übernimmt seine Rolle. Natürlich kann sie dies auch tun, um seine oder ihre Neugierde zu befriedigen, oder um des Reizes willen.

Für diese Rollenumkehr gibt es zwei Möglichkeiten. Entweder schlüpft sie während der Vereinigung in die Rolle des Mannes, ohne dass die Lust, die beide empfinden, zum Erliegen kommt. Oder sie übernimmt von Anfang an des Mannes Aufgaben. Im ersten Fall sagt sie spöttisch: »Du hast mich vor dir niedergelegt und mich mit deinen Stößen ermüdet, nun drehe ich den Spieß um und mache dasselbe mit dir.« Sie beugt sich über ihn, während ihr blumengeschmücktes Haar seine Brust kitzelt, abwechselnd lächelnd und schwer atmend beginnt sie des Mannes Werk.

Was wir hier »das Werk des Mannes« nennen, lässt sich wie folgt beschreiben: Während sie auf dem Bett liegt, unterhält er sie mit schönen Worten, während er ihr langsam die Unterwäsche auszieht. Sollte sie protestieren, bedeckt er sie mit Küssen. Sobald er eine Erektion hat, berührt er sie mit dem steifen Glied an verschiedenen Körperstellen. Wenn sie scheu ist oder die beiden zum ersten Mal zusammenkommen, legt er die Hand zwischen ihre Schenkel, die sie vermutlich fest geschlossen hält. Ist sie ein junges Mädchen, berührt er zuerst ihre Brüste, die sie möglicherweise mit der Hand umschließt. In diesem Fall liebkost er die Achselhöhlen und den Hals. Geht es jedoch um eine erfahrene Frau, so kann er tun, was immer ihm oder ihr Lust bereitet und angemessen ist. Dann vergräbt er seine Hand in ihrem Haar und hebt ihr Kinn an, um sie zu küssen. An diesem Punkt wird ein junges Mädchen wahrscheinlich schüchtern die Augen schließen. Der Mann sollte aus dem Verhalten der Frau zu erraten versuchen, was ihr bei der späteren Vereinigung besonderes Vergnügen bereiten wird.

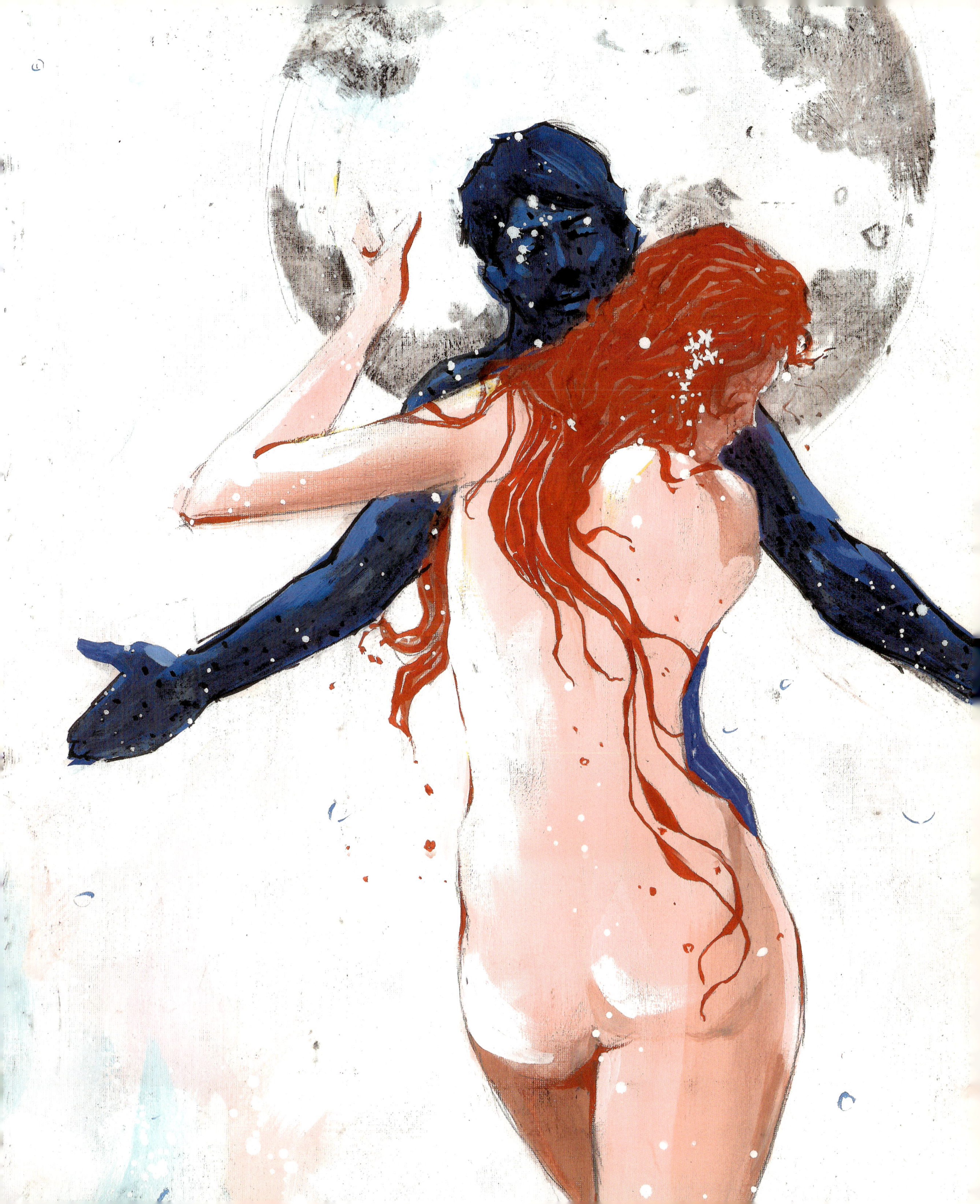

Hier erläutert Suvarnanabha, dass der Mann mit der Frau verfahren soll, wie es ihm sein Vergnügen eingibt, dabei müsse er jedoch stets darauf achten, zärtlich jene Teile ihres Körpers zu liebkosen, auf die sie ihre Augen richte. Eine Frau zeigt folgende Zeichen der Lust und Befriedigung: Ihr Körper entspannt sich. Sie schließt die Augen, verliert alle Schüchternheit und zeigt Bereitschaft, die Körperorgane der Partner so nah zueinander zu bringen, wie die Natur es zulässt. Zeichen für mangelnde Lust und Befriedigung hingegen sind: Sie schüttelt die Hände und lässt den Mann sich nicht aufrichten. Sie wirkt niedergeschlagen, beißt und tritt ihn und bewegt sich noch lüstern, nachdem der Mann längst seine Befriedigung gefunden hat. Um diesem Zustand abzuhelfen, soll der Mann mit Händen und Fingern die Frau liebkosen (wie der Elefant, der alles mit seinem Rüssel befühlt), bis sie sich ganz feucht anfühlt. Erst danach soll er mit dem Glied in sie eindringen.

Ist die Frau müde, so soll sie ihre Stirn an die Stirn ihres Geliebten legen und sich ausruhen, ohne die körperliche Vereinigung zu unterbrechen. Hat die Frau sich solchermaßen ausgeruht, sollte der Mann sich herumdrehen und von neuem mit dem Liebesspiel beginnen.

Auch hierzu finden sich einige erläuternde Verszeilen: »Ist eine Frau auch zurückhaltend und behält ihre Gefühle für sich, so zeigt sie doch all ihre Liebe und Leidenschaft, wenn sie auf dem Manne liegt oder sitzt. Aus ihrem Verhalten sollte ein Mann ableiten, von welcher Natur die Frau ist und wie sie befriedigt werden will.«

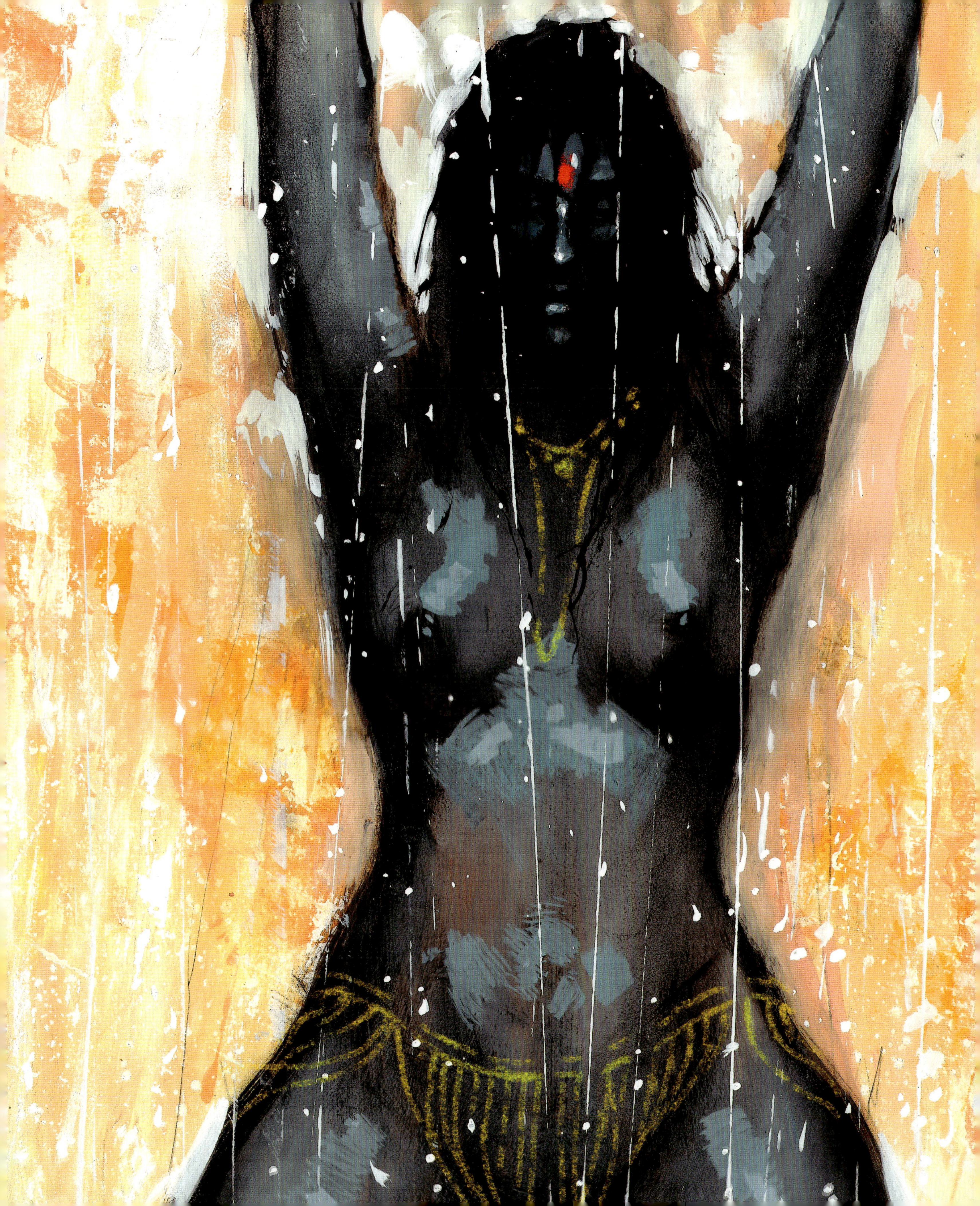

Das Vorspiel

Ihr feurigen jungen Männer, vergesst das Vorspiel nicht! Ihr seid da, um eure Geliebte zu befriedigen. Achtet darauf, was sie will und von welcher Art ihr Begehren ist.

Viele junge Männer vergessen, überwältigt von ihrer eigenen Lust, das Vorspiel und wundern sich dann, wenn die Frau sie später wegstößt. Dabei ist es so lustvoll, sich zu küssen, zu kosen und zu beknabbern, mit Hand und Mund jeden Winkel des weiblichen Körpers zu erkunden – ihren Hals, ihre Brüste, ihren Leib bis hin zu den innersten Rundungen. Hat die Frau Erfüllung gefunden, wird sie die Küsse zurückgeben und ihren Geliebten von ganzem Herzen liebkosen. Vernachlässigt also nicht den kleinsten Teil ihres Körpers. Der Mann sollte es sich zur Pflicht machen, den Körper der Frau bis in die geheimsten Winkel zu erkunden. Hat er diese gefunden, kann er seine Geliebte in die subtilen Lüste einweihen, die sich dort entfachen lassen.

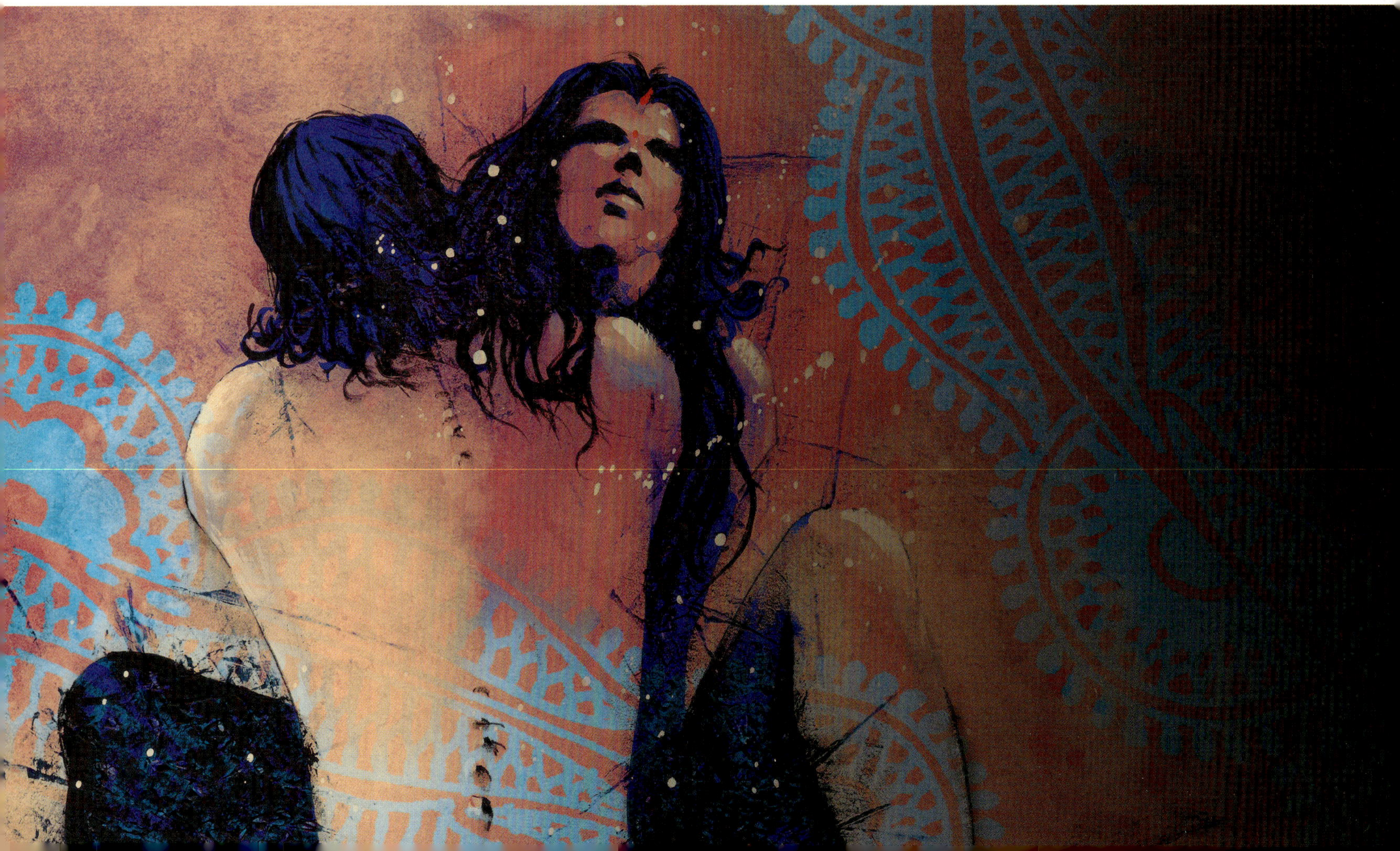

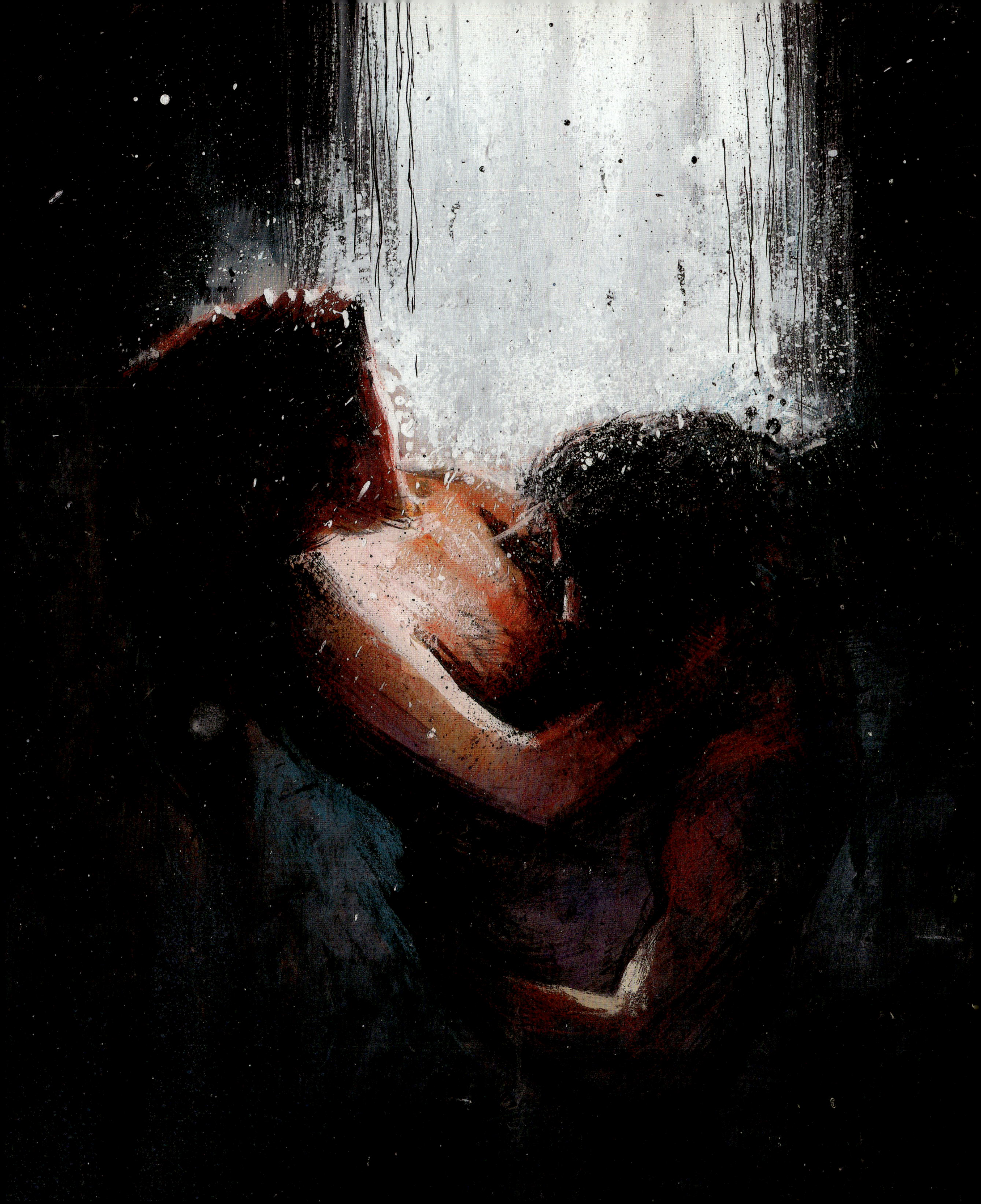

Sich lieben wie die Götter

Zu Anbeginn der Zeit herrschte Dunkelheit im Universum. Die Götter glaubten nicht, dass sie die Dunkelheit überwinden könnten, bis Indra geschaffen wurde, der vollkommene Mann. Er tötete den Erzdämon Vritra und aus dem Chaos entstand eine geordnete Welt. Indra ist schön wie die Sonne, und wie die Sonne erglüht er im heftigsten Feuer. Nur eine vollkommene Frau, die Padmini genannt wird, kann ihn befriedigen. Doch unter zehn Millionen Frauen gibt es nur eine Padmini mit ihren tausend Tugenden. Still, ihr anderen Frauen, verzweifelt nicht! Mit Geduld und Übung kann jede Frau die Position erlernen, in der Indras Weib Liebe macht. Sie liegt auf dem Rücken und hat die Knie bis zur Brust angezogen, die Füße ruhen auf der Rückseite der Oberschenkel. In dieser Stellung können Mann und Frau in der Vereinigung die göttliche Essenz empfangen, die Fruchtbarkeit und Liebe verspricht.

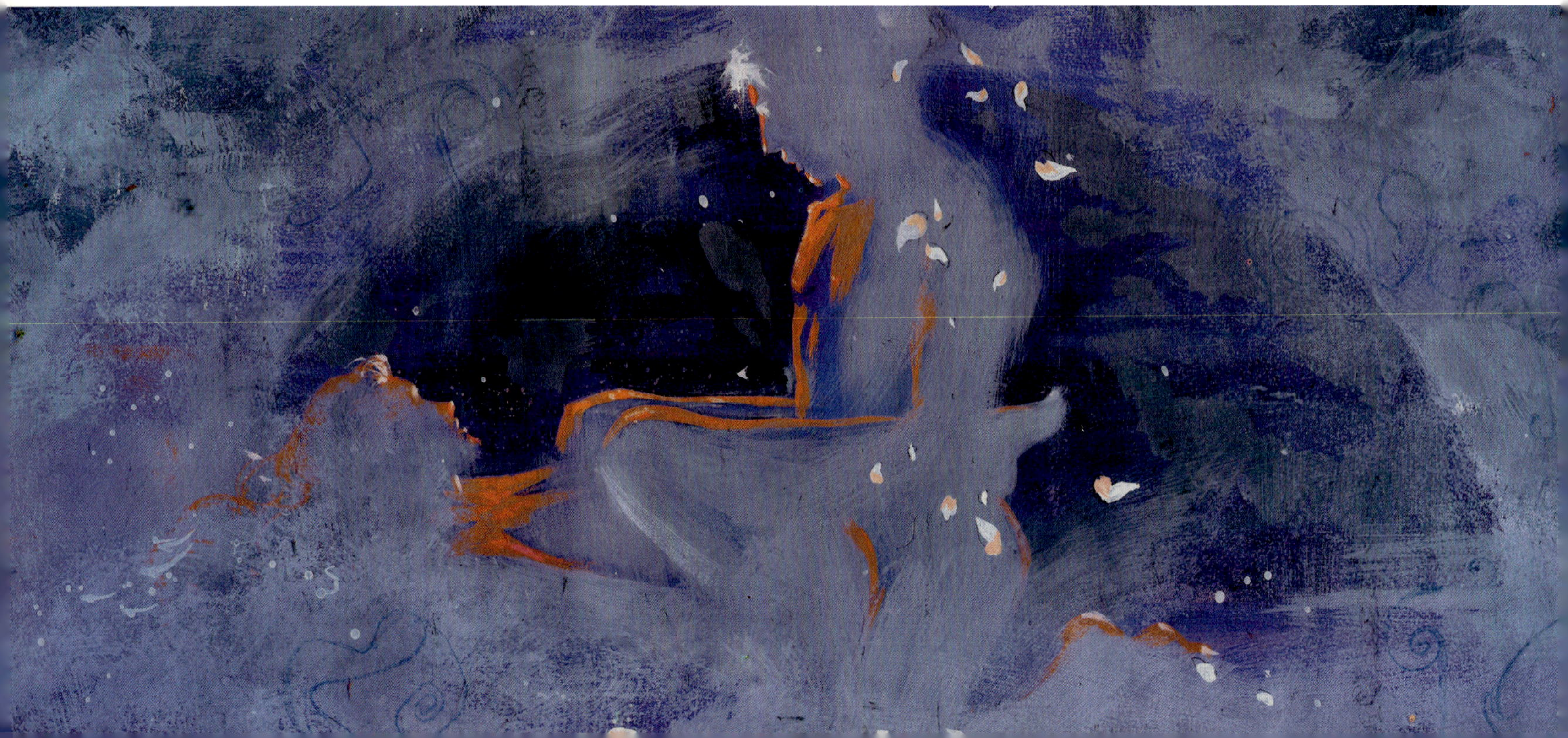

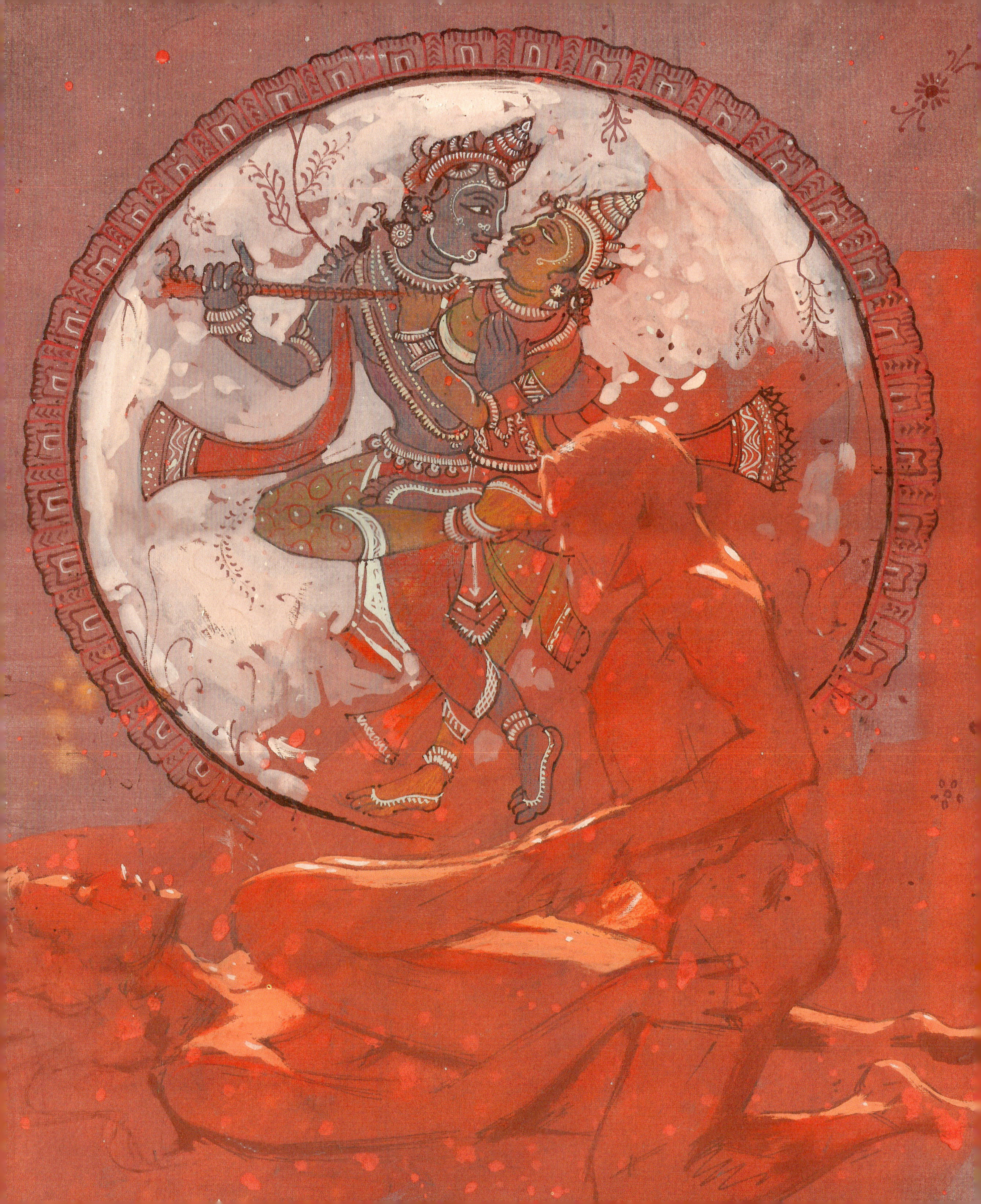

Die Stöße der Liebe

Ein Mann kann mit seinem Glied zehn verschiedene Arten von Stößen ausführen:

- Nimmt er sein Glied in die Hand, kann er in kleinen Kreisen in die Vagina eindringen. Dies nennt man »Rühren« (Mantha).
- Er kann scharf in die Vagina hineinstoßen. Dies nennt man das »zweischneidige Schwert« (Hula).
- Sind die Hüften der Frau durch ein Kissen abgestützt, kann er aufwärts stoßen. Dies nennt man »Reiben« (Avamardana).
- Er kann sein Glied hoch erregt in ihre Vagina drücken und den Druck so lange wie möglich aufrechterhalten. Dies nennt man »Pressen« (Piditaka).
- Er kann sein Glied vollkommen herausziehen und mit einem harten Stoß erneut ganz eindringen. Dies nennt man »Windstoß« (Nirghata).
- Er kann kontinuierlichen Druck auf eine Seite der Vagina ausüben. Das nennt man »Eberstoß« (Varahaghata).
- Stößt er wild in alle Richtungen wie ein junger Bulle, der sich die Hörner abstoßen will, so nennt man dies den »Stierstoß« (Vrishaghata).
- Wenn er das Glied, ohne es herauszuziehen, mehrmals hintereinander hineinstößt, was gewöhnlich kurz vor dem Orgasmus passiert, so nennt man dies das »Spiel des Sperlings« (Chatakavilasa).
- Er kann in ihr unwillkürlich erschauern, wie viele Männer es beim Orgasmus tun. Dies nennt man das »Schatzkästlein« (Samputa).
- Er kann sanft nach vorne stoßen und den Stoß dabei in Schnelligkeit und Tiefe variieren. Dies ist die einzige Art zu stoßen, die man als »natürlich« (Upasnipta) bezeichnet. Sogar ein Kuhhirte kann sie ohne genauere Anweisungen ausführen. Sie hat den Vorteil, dass sie nebenher noch die Klitoris der Frau reizt. Das Liebesspiel erhält dadurch eine Raffinesse und Spontaneität, einen Rhythmus, den die anderen Arten nicht erlauben.

Trotzdem sollte man nicht vergessen, dass keine zwei Frauen gleich sind. Der Mann sollte also seine Art des Stoßens stets den Bedürfnissen der Frau anpassen, mit der er zusammen ist.

Die verlassene Frau

Die verlassene Frau beklagt die glücklichen Zeiten, als ihr Gemahl sie mit Zärtlichkeiten überhäufte. Um ihn zu ihr zurückzubringen, betet sie zur heiligen Kuh Kamadhenu. Und siehe da, der Mann kehrt zurück und erzählt, dass er einen Traum von Kamadhenu hatte, in dem die Kuh das Gesicht seiner Frau trug. Und so sah er erneut, wie schön sie war. Nur dass ihre Lippen zitterten und ihre Augen nass waren von Tränen. Von Reue getrieben wirft der Mann sich seiner Frau zu Füßen. Als sie ihm vergibt, umarmt er sie so leidenschaftlich, dass sie beinahe keine Luft mehr bekommt. Er liebkost und küsst ihre Brüste und ihre Schenkel. Der Gemahl dankt Kamadhenu, weil sie ihm die Augen geöffnet hat und taucht sein Glied kreiselnd tief in die wunderbare Vagina seiner Frau – eine göttliche Vereinigung, die man auch das »Rühren der Milch« nennt.

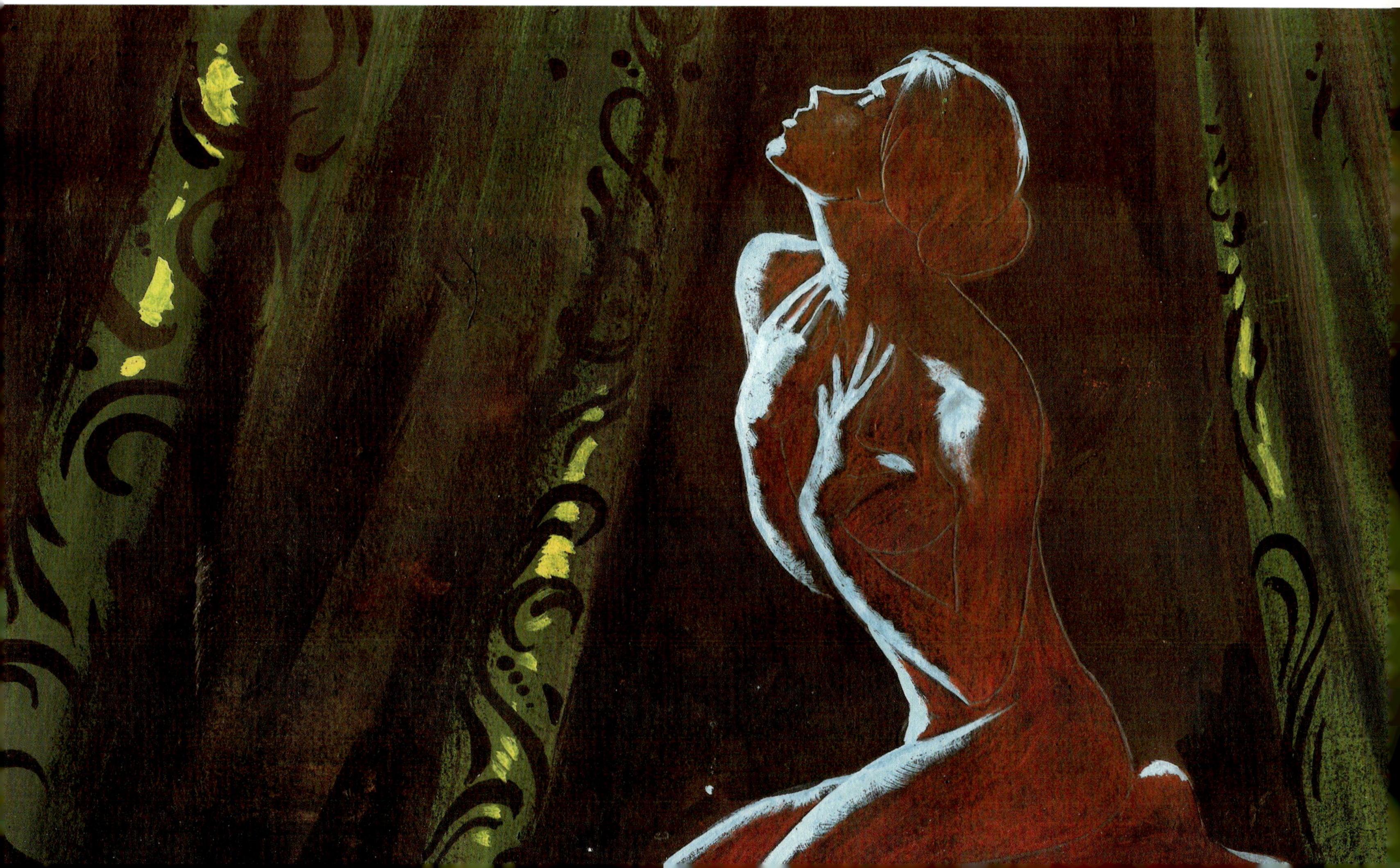

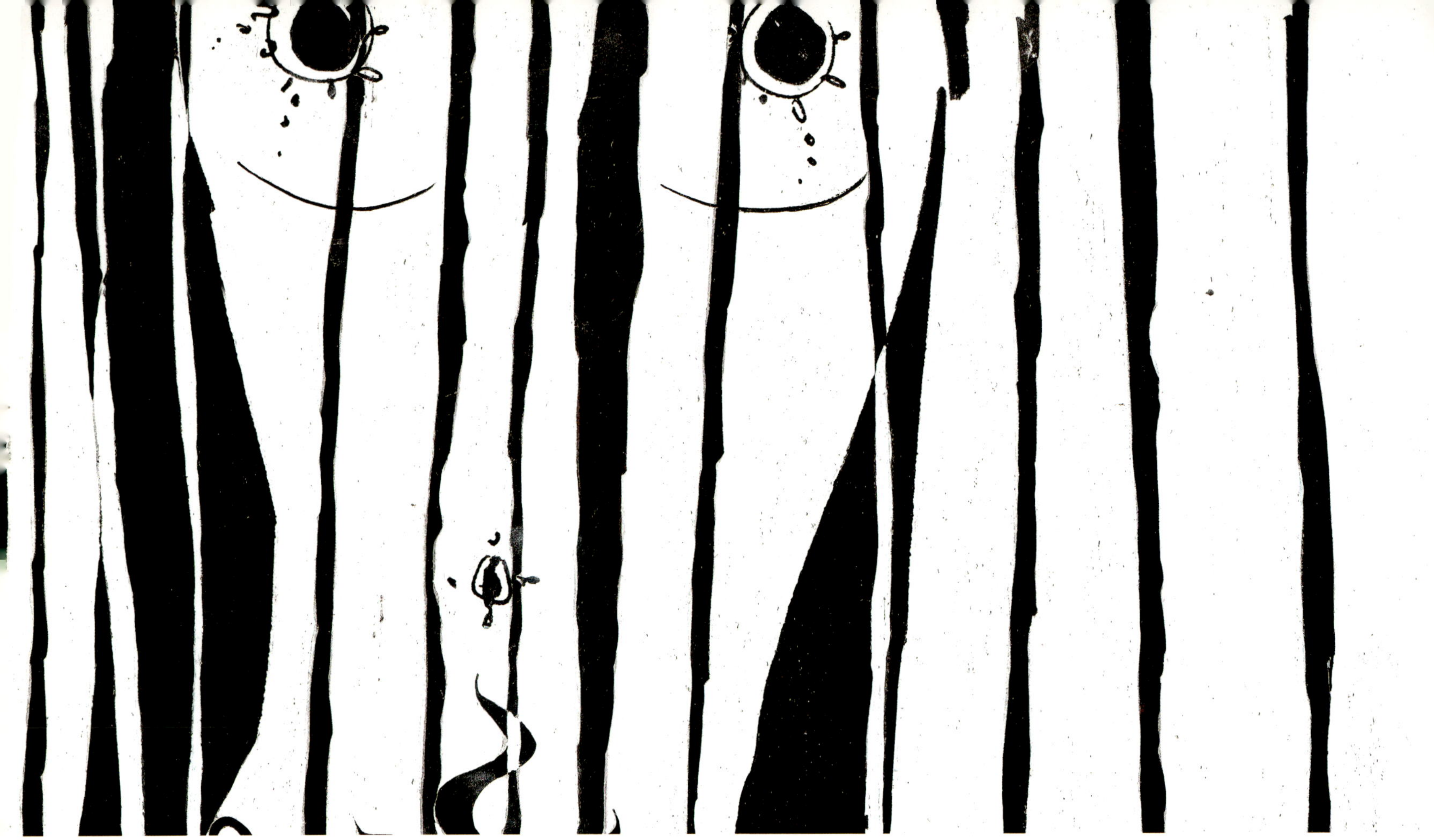

Der königliche Harem

Nichts ist so schlecht bewacht wie ein Harem, und nirgendwo gibt es willigere Frauen als im Haus des Königs. Ein unternehmungslustiger junger Mann findet zahllose Wege, dort einzudringen. In einem Fass verborgen oder als Magd verkleidet, gelingt es ihm mühelos, die faulen Wachen und überforderten Diener hinters Licht zu führen. Eine andere Möglichkeit ist ein Trank, der unsichtbar macht – doch ob dieser wirkt, steht in den Sternen.

Die Leidenschaft der Ausreißer

Ein heißer Nachmittag, der zur Untätigkeit verführt. Sogar die Fliegen schlafen. Ein junges Paar schleicht sich zum geheimen Rendezvous davon. Die beiden sind gebildet und anmutig. Sie wissen um die Kunst der Liebe. Und so tauschen sie alle Formen der Küsse, die sie gelernt haben: direkte Küsse, schräge Küsse, umherirrende Küsse, Zungenkampf … doch halt! Plötzlich scheinen sie ihre Anmut und ihr Raffinement vergessen zu wollen. Die Leidenschaft trägt sie mit sich fort. Sie reißen dem anderen die schweißdurchtränkten seidenen Gewänder förmlich vom Leib und rollen sich nackt auf dem Fußboden wie die Hunde! Mund auf Mund, den Blick in die Augen des anderen versenkt, Gliedmaßen ineinander verschlungen. Man kann kaum sagen, wo der eine aufhört und die andere anfängt. Wie Sesam und Reis vereinen sich ihre Körper. Wie es scheint, hat das kultivierte junge Paar seine Hochzeitsnacht im Voraus genossen.

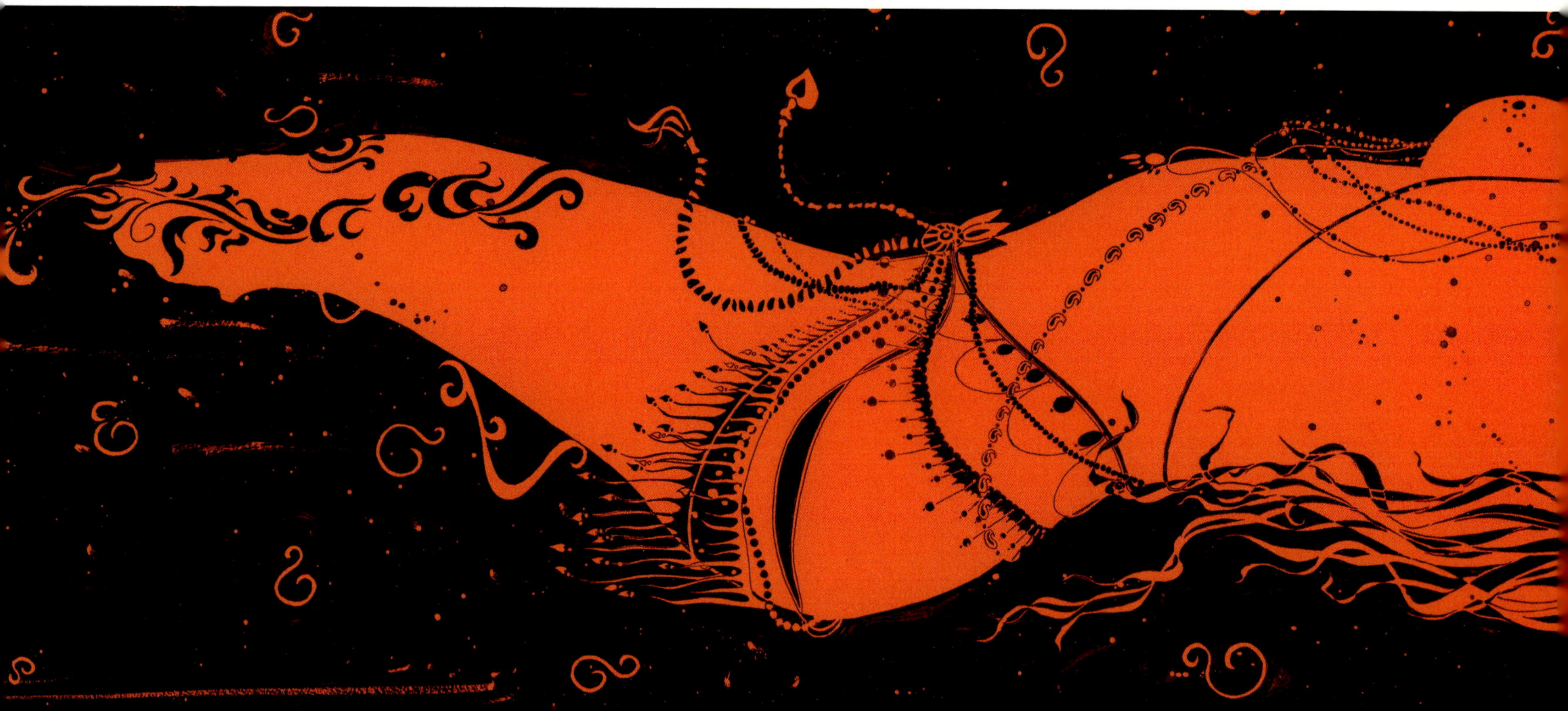

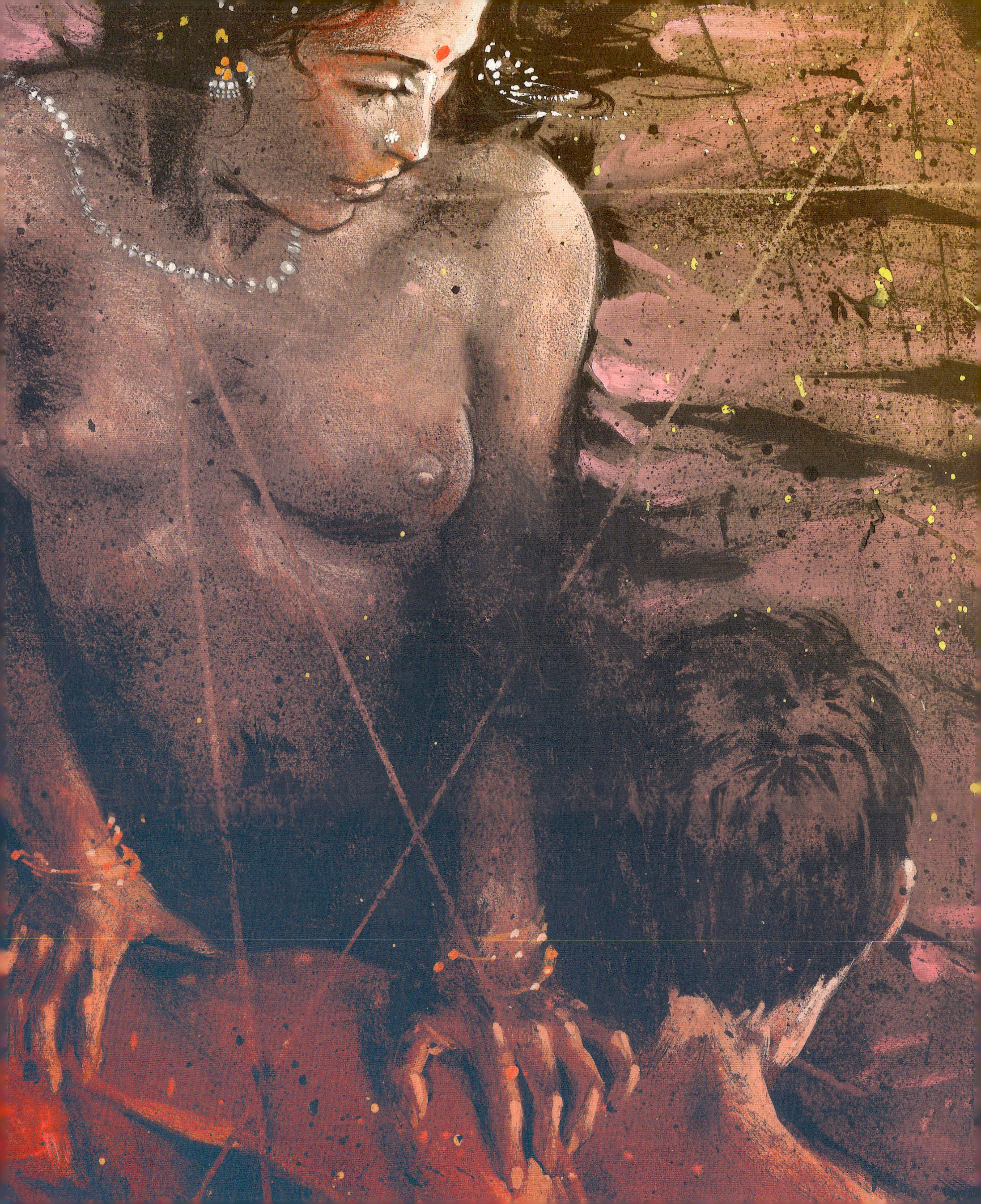

Mitternächtliche Sehnsucht

Der Liebhaber kniet neben dem Bett des Mädchens, das anmutig im Licht des Mondes liegt und schläft. Zärtlich weckt er sie mit einem Kuss auf die Stirn. Sie lächelt, lässt die Augen jedoch geschlossen. Daraufhin fasst der Liebhaber sie um die Hüften und zieht sie auf seinen Schoß. Die Schönheit spreizt provozierend ihre Beine. Dies erweckt in ihm die Lust, in sie einzudringen. Die Kettchen um ihre Knöchel klingeln verführerisch. Der Liebhaber wünscht zu besitzen, was die Geliebte ihm zeigt, jetzt und hier. Doch sie hält ihn noch ein wenig hin. Als er laut protestiert, verschließt sie ihm mit ihrem zarten Fuß den Mund. Hin und wieder knabbert er an ihren Zehen, woraufhin sie gurrt wie ein Täubchen. So laut, dass die Ringeltaube in ihrem Käfig erwacht und ihr antwortet, was sie zum Lachen bringt. So ist sie abgelenkt und der entflammte Liebhaber bekommt endlich, wonach er sich sehnt: Mit einem einzigen Stoß dringt er tief in sie ein.

Wer in den Künsten der Liebe bewandert ist, wechselt süße Worte mit seiner Liebsten, während er wartet – mit einem Glied wie ein Zaunpfahl. Mit einer schnellen Bewegung dringt er in sie ein, stößt in ihre Vagina und vereint so ihre beiden Körper. Dies nennt man Madandhvaja – Cupidos Standarte.

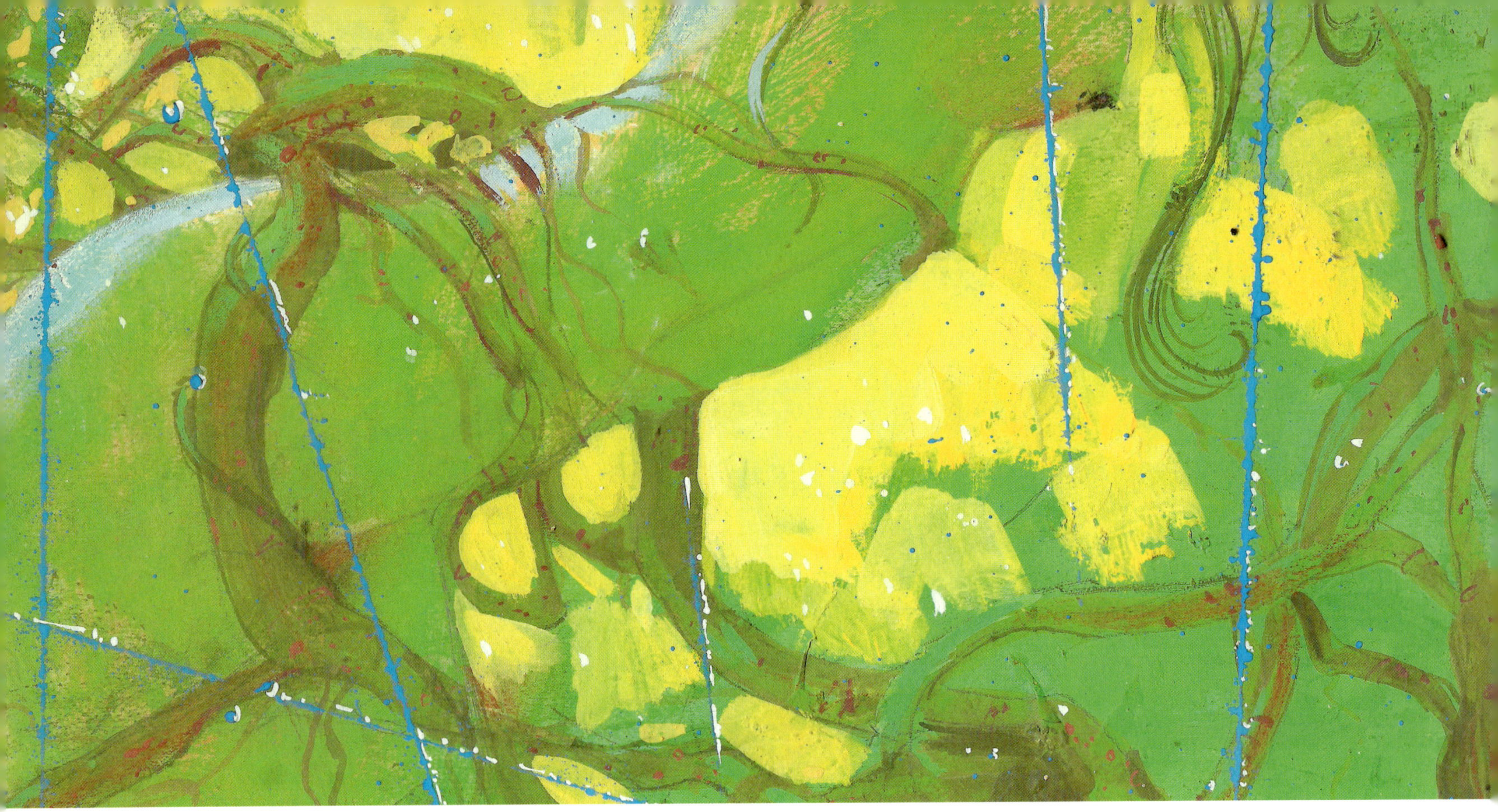

Von einer Kobra verführt

Der Mann ist eine richtig gute Partie: reich, gebildet und von guter Familie. Nur seine Frau weiß, wo seine Schwächen liegen. So stark und kraftvoll er sich auch bei verschiedenen Kampfspielen zeigt, so hat er doch keine Energie für das Spiel der Liebe. Doch sie hat einen Plan. Sie bereitet einen Liebestrank zu, vermischt Milch mit Zucker, Heilpflanzen und Lakritze und gibt ihm davon zu trinken. Dazu serviert sie ihm Reis mit Sperlingseiern. Bevor sie zu Bett gehen, parfümiert sie ihren Körper mit duftenden Ölen. Ihre geschickten Liebkosungen bringen sein Glied dazu, sich zu erheben.

Plötzlich zieht sie sich mit einem wütenden Zischen zurück. Sie rollt ihren Leib zusammen wie eine Schlange, gleitet von ihm weg und vergräbt sich in den Kissen, wobei sie ihre Vagina verhüllt. Damit hat ihr Gemahl nicht gerechnet. Nun ist er bereit. Sein Glied will in die Frau eindringen! Blind vor Erregung greift er nach ihr und sucht seinen Weg in ihre Vagina. Dies ist die Vereinigung der Kobra.

Die Lotusposition

Die Frau liegt auf dem Rücken und hebt die Beine an. Die Knöchel hat sie übereinander geschlagen. Dieses Joch legt sie um den Hals ihres Liebhabers. Während er in sie eindringt, umfasst sie ihre Zehen. Dies ist Padma, der Lotus, eine sehr lustvolle Stellung.

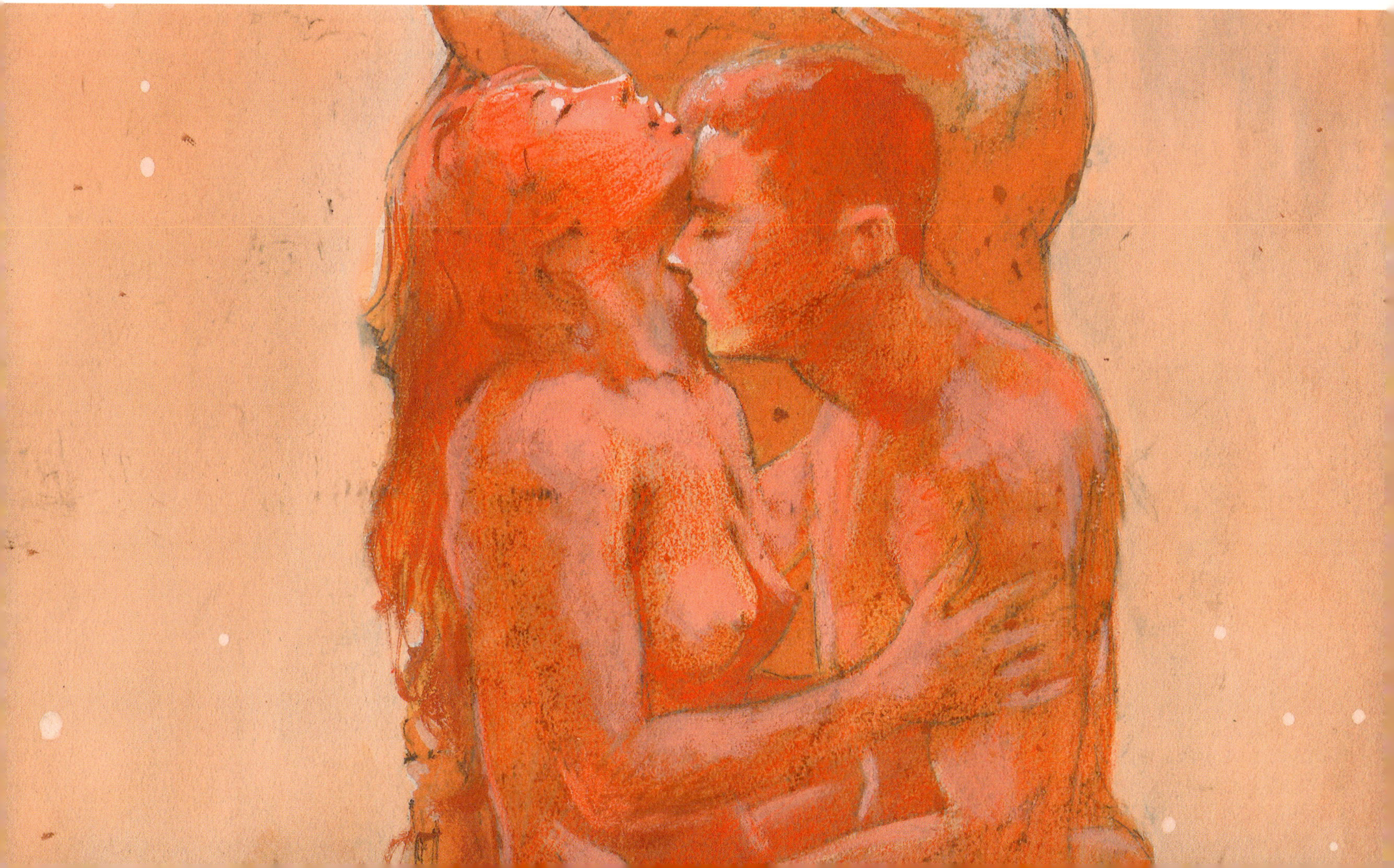

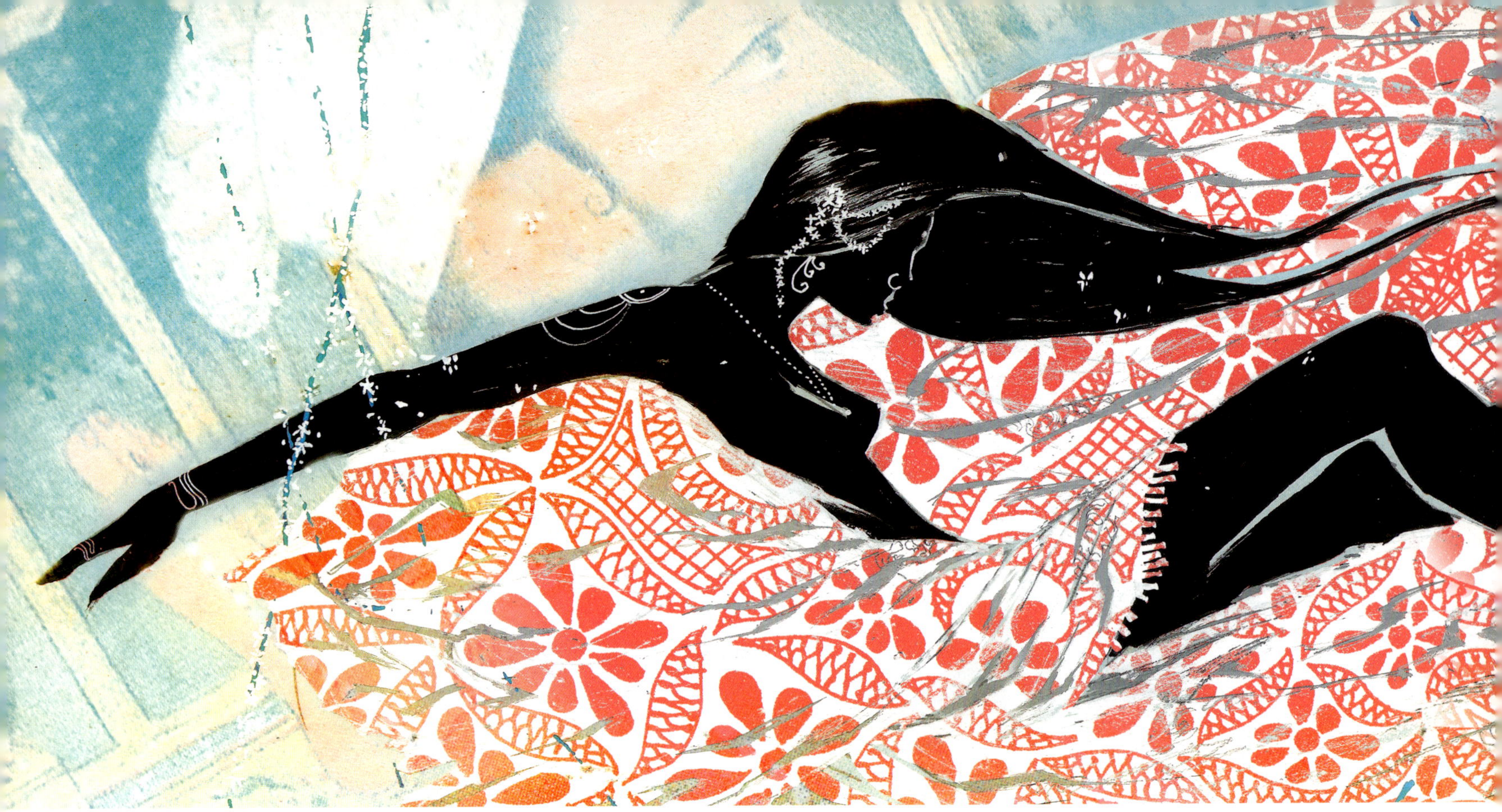

Die Meerjungfrau

Diese Frau macht Liebe wie eine Sirene, wie der ganze Ozean. Ihr Haar glänzt vom Schweiß, sie rollt sich in den Armen des Liebhabers zusammen wie Seegras. Ihre Zähne sind so leuchtend weiß wie die Perlen, die sie trägt. Der Fischer versucht, an dem zartrosafarbenen Fisch ihrer Zunge zu knabbern, doch dieser schießt eilig davon. Er nimmt einen tiefen Atemzug und taucht in ihre sanft schimmernde Vagina ein. Ein heftiger Biss lässt ihn schmerzerfüllt hochfahren. Ihre Zähne halten sein Fleisch gefangen wie einen Aal. Wie ein Tintenfisch umfängt sie ihn mit ihren Tentakeln und zieht ihn zum Grund des Meeres hinab. Wie gerne er mit ihr versinkt! Schließlich gibt die schöne Sirene sich ihm hin. Er kniet sich rittlings über ihre aufgestellten Hüften und dringt in sie ein, wobei er sie mit seinen Knien fest hält. Im Ozean ihrer Lust sind beide wie zwei Hälften einer Muschel.

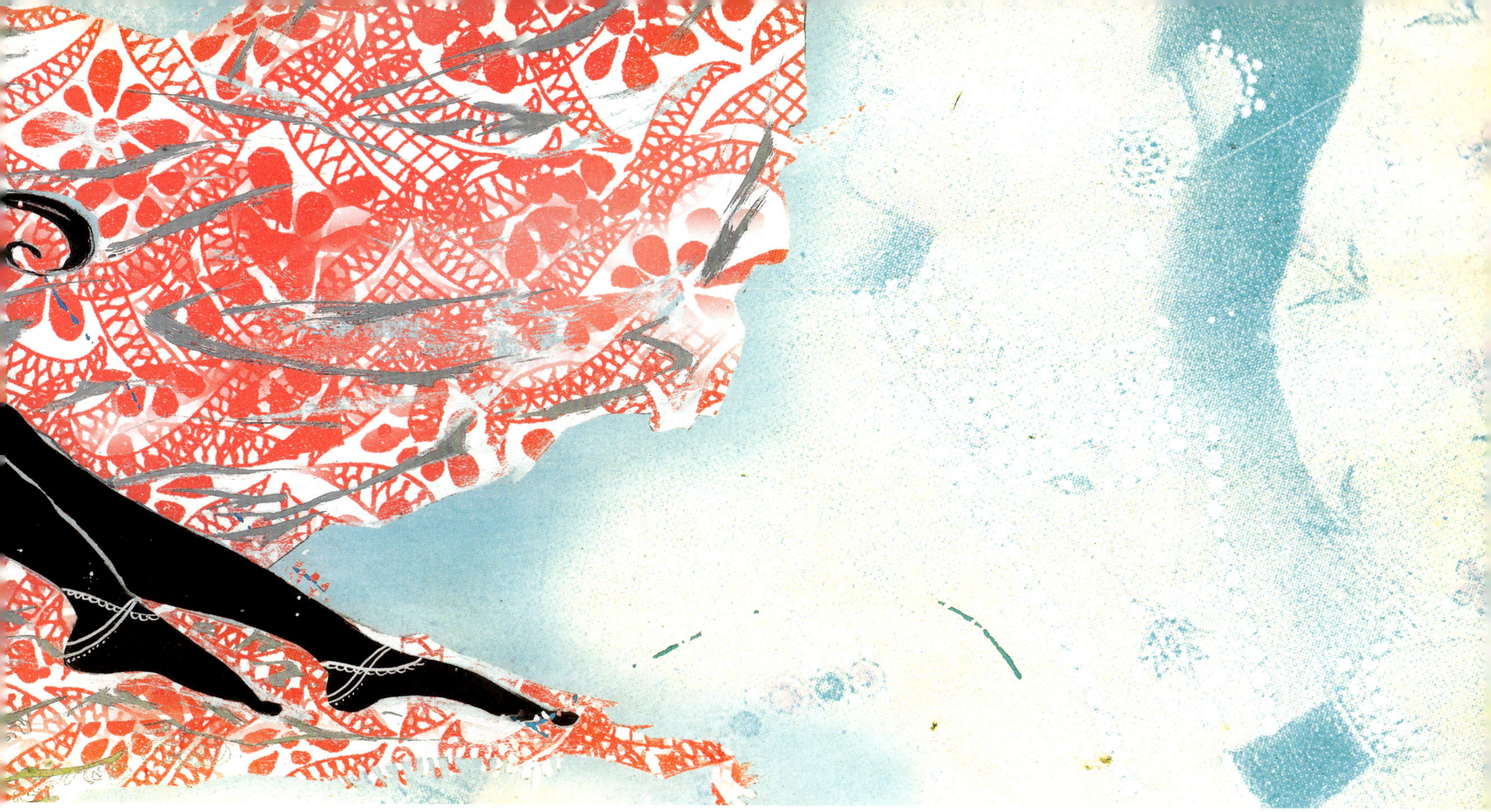

Rache ist süß

Alles scheint bereit für die Liebe: Anregende Aromen durchziehen die Luft, die Laken sind von Blütenblättern bedeckt. Doch die Partner sind reserviert und scheinen auf Distanz bleiben zu wollen. Sie sind nämlich keine Liebenden, sondern nur enttäuschte Eheleute. Ihre jeweiligen Partner fühlen sich zueinander hingezogen. Und so haben die beiden sich getroffen, um darüber zu reden. Die betrogene Gattin fängt zu weinen an. Der betrogene Gatte denkt, dass es nun wohl an ihm sei, sie zu trösten. Eigentlich hat er sie immer ein bisschen zu dick gefunden, doch jetzt ist er erregt. Mit einer zärtlichen Geste wischt er ihre Tränen weg. Sie gibt ihm zum Dank einen höflichen Kuss, gleichsam als wolle sie nicht in seiner Schuld stehen. Er ist ein gut aussehender Mann. Und bald scheint ein Wettbewerb im Gang zu sein, wer wohl zärtlicher zu dem anderen sein kann. Sie liebkosen, kitzeln und umarmen einander. Plötzlich ist sein Glied aufgerichtet wie ein Schiffsmast: Er umarmt sie und dringt in sie ein. Wie mit einem Stößel bearbeitet er sie hart. Rache ist süß!

Die Amazone

Ist es wegen des Vollmonds? Die hingebungsvolle, sanfte Gattin ist kaum wiederzuerkennen. Heute Nacht gleicht sie einer wilden Amazone. Sie will oben sitzen, wie eine stolze Kriegerin, die es zu erobern gilt! Sie zeigt ihren Bauch wie eine Wölfin und lässt ihm keine Wahl. Sie wird ihn zähmen. Sinnlos, ihren schönen Brüsten widerstehen zu wollen, ihrem flachen Bauch, ihren muskulösen Schenkeln, ihrem gierigen Mund. Heute Nacht werden Waffen sprechen. Seine Waffe ist bescheiden, aber kampfbereit. Sie erfasst sie und setzt sich auf ihn, mit untergeschlagenen Beinen. Sie saugt ihn ein, bis er aufschreit. Dann zeigt sie ein überraschendes Talent: Sie dreht sich auf seinem Glied rundherum wie ein Kreisel. Und er ist der Dreh- und Angelpunkt.

Die Frau oben: Es gibt drei berühmte Arten, Liebe zu machen, wenn die Frau die Position einnimmt, die üblicherweise der Mann innehat.

- Sie kann es machen wie die Stute und sein Glied in sich halten wie einen Schraubstock, wobei sie es drückt, presst und liebkost. Wenn sie es einhundert Herzschläge lang in sich halten kann, dann spricht man von Sarndamsha, der Zange.
- Sie kann sich über ihn hocken und ihre Vagina um sein Glied herumdrehen. Er hilft ihr, indem er den Rücken durchbiegt. Dies nennt man Bhrarnara, die Biene.
- Sie kann in weiten Schwüngen über seinem Körper kreisen, wobei sie eine liegende Acht zieht. Dies nennt man Prenkholita, die Schaukel.

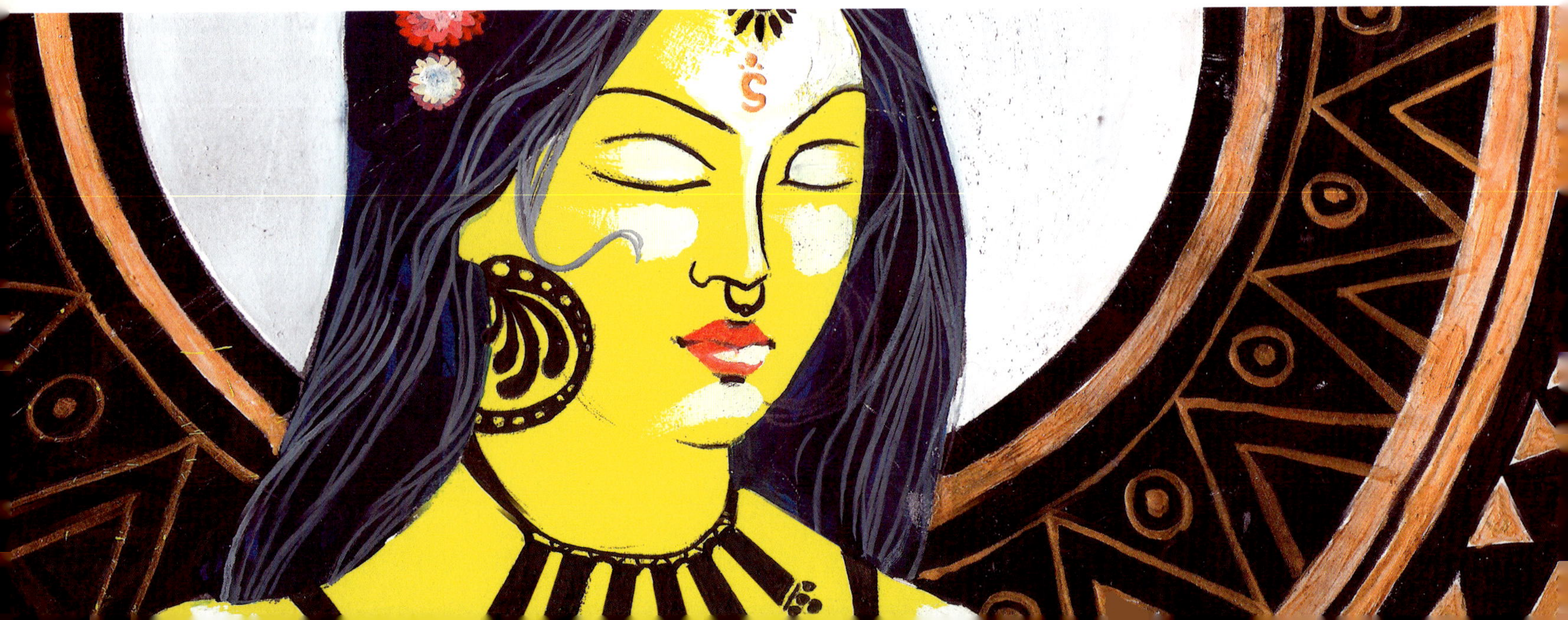

Die Liebeskünstlerin

Der Ruhm einer bestimmten Kurtisane aus dem Lande Andra hat sich landauf, landab verbreitet. Der Grund dafür ist, dass sie die Liebe mit höchster Kunstfertigkeit zelebriert. Es heißt, dass sie immer auf dem Mann sitzt, anders als die Stute. Wenn er entspannt und gezähmt ist und sich ihren Zärtlichkeiten hingibt, nimmt sie ihn plötzlich in sich auf. Sie saugt sein Glied tief in ihre Vagina ein, als wolle sie es erdrücken. Dies ist die Vervollkommnung des »Kunstgriffs der Stute«. Männer und Frauen, auch respektable, versuchen seit jeher, der Kurtisane von Andra ihr Geheimnis abzukaufen. Doch die Kurtisane braucht kein Geld. Sie ist bereits märchenhaft reich. Und ihre Liebe gehört einzig Babu, ihrem kleinen Elefanten.

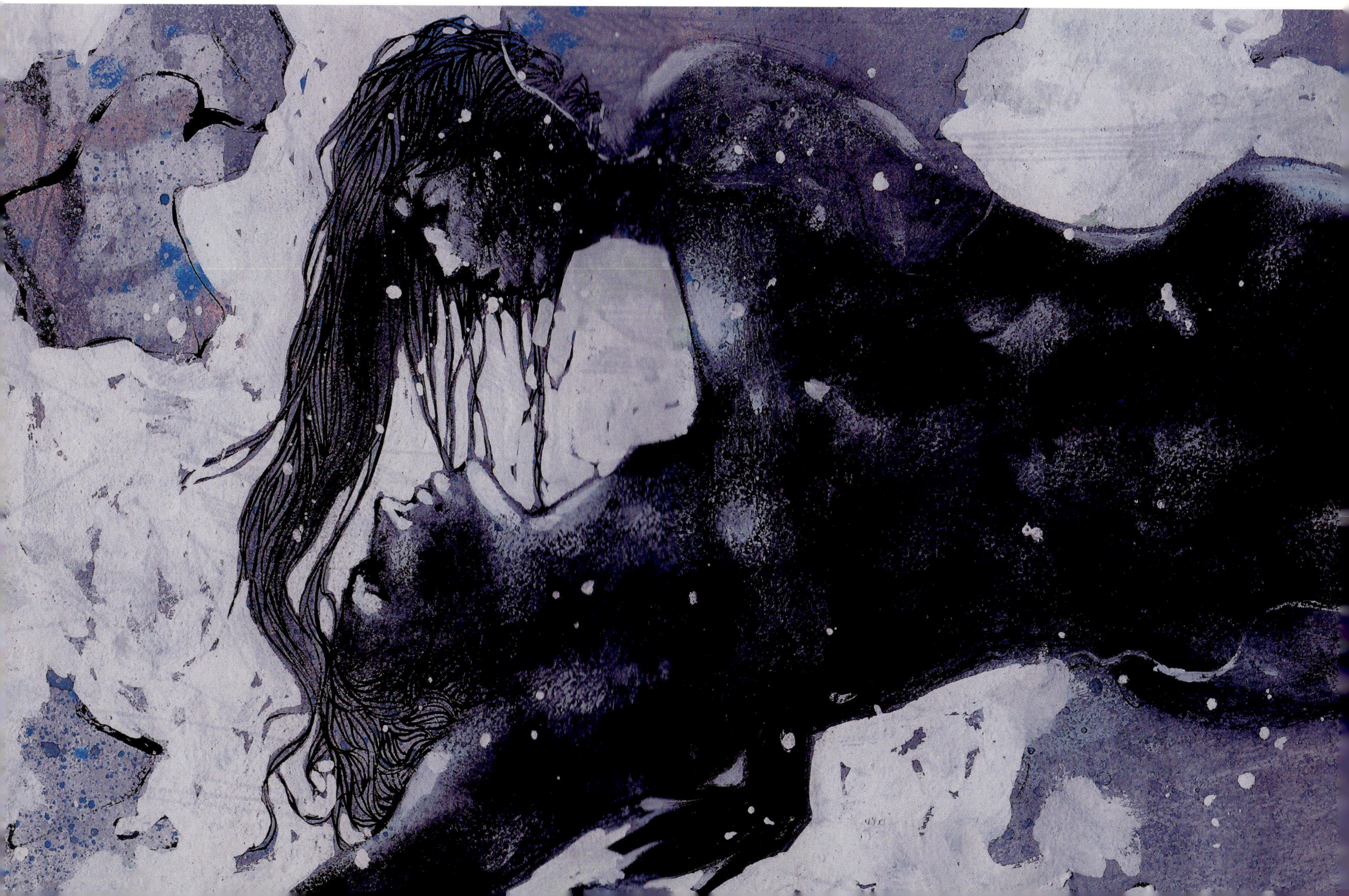

Der hochwohlgeborene Herr und die Schaukeln

In der Stadt wohnt ein sehr kultivierter Mann, ein Mann von Geschmack. Er hat zwei Schaukeln in seinem Garten. Eine schwingt vor und zurück, die andere im Kreis. Er vertreibt sich die Zeit, indem er abends mit seinen Freunden plaudert, doch wenn sie gegangen sind, setzt er sich mitunter auf die Schaukeln. Er wechselt zwischen den beiden Schaukeln hin und her und oft schwirrt ihm davon der Kopf.

Doch seine Lieblingsschaukel hat weder Seile noch Bretter oder Kissen. Nein, seine Lieblingsschaukel ist seine äußerst geschickte Kurtisane, die ganz besonders leidenschaftlich ist. Wenn er zu ihr kommt, begrüßt sie ihn, ganz in Gold und Perlen gehüllt, ihr Körper nur von einem dünnen Schleier bedeckt. Sie streckt die Arme nach ihm aus, weil sie schon weiß, dass die Nacht lang wird. Die beiden schlagen alle vierundsechzig Kapitel im Buch der Liebe auf und beenden ihr Spiel mit der Schaukel. Sie sitzt mit angehobenen Beinen auf seinem Schoß. Mit einer Hand stützt er sie, mit der anderen streichelt er ihre Brüste, während sie hin und her schwingt, schneller und schneller, bis die Ekstase ihn mit sich fortreißt.

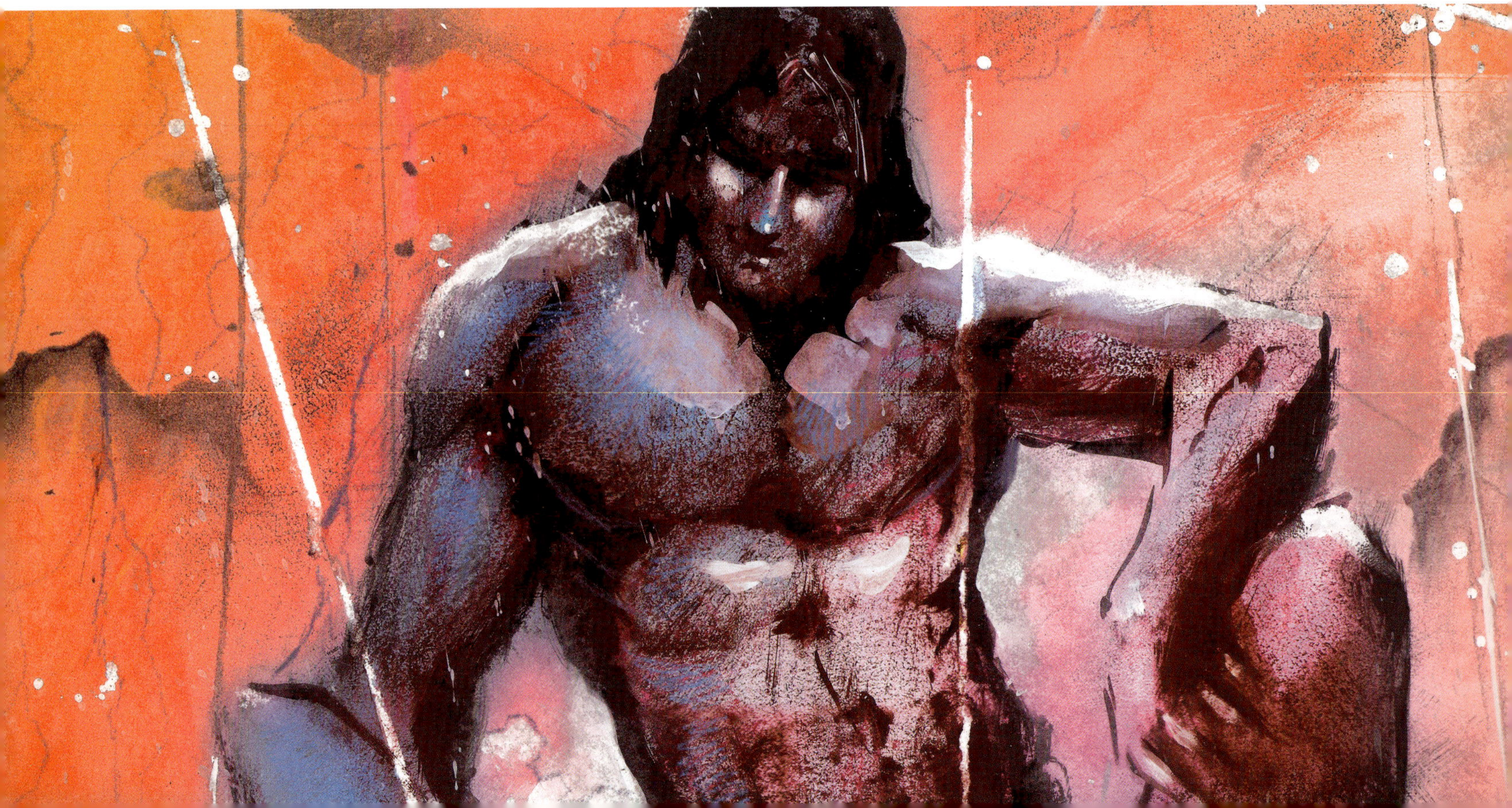

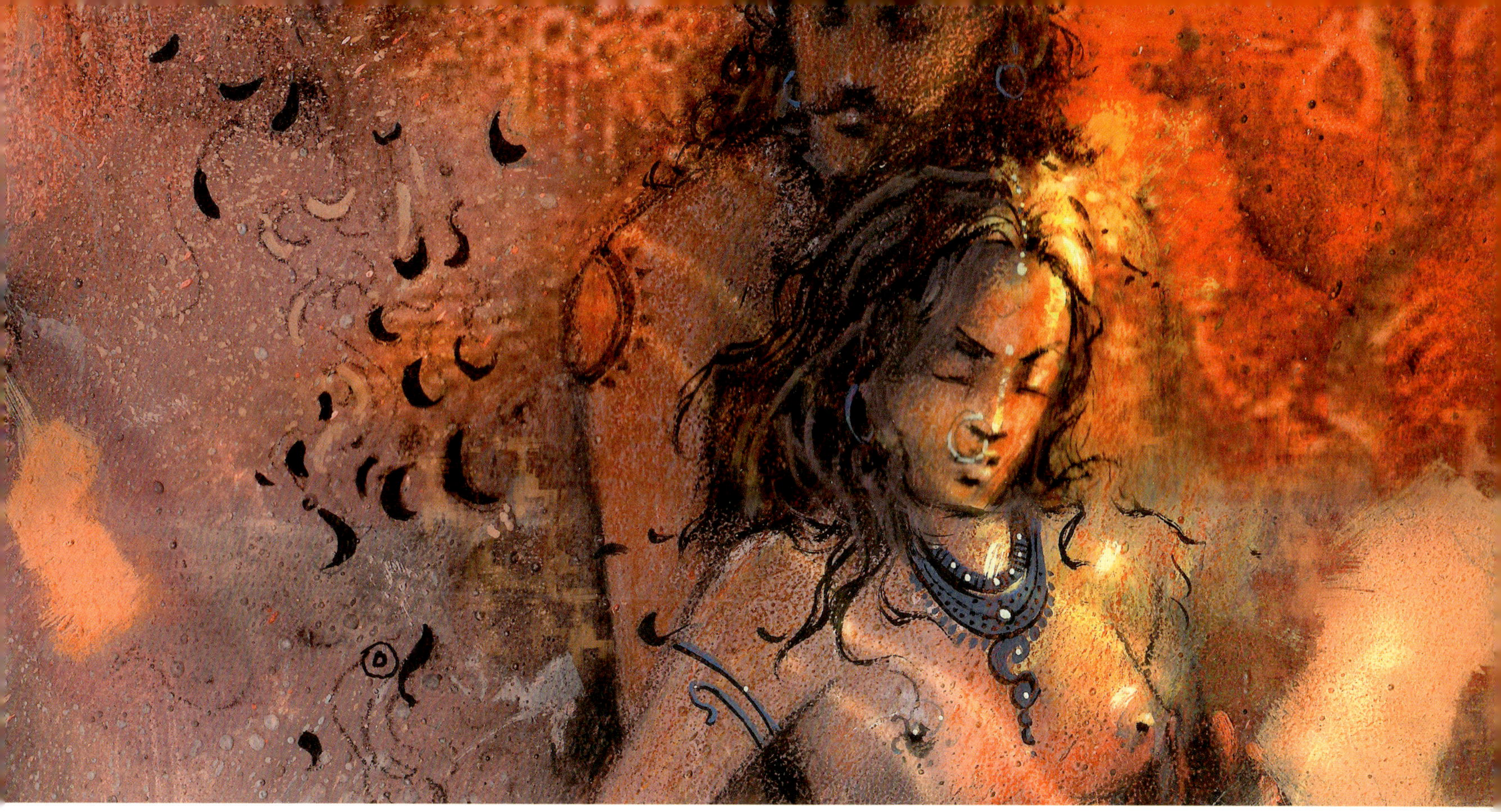

In der Höhle der Tigerin

Der Liebhaber war wochenlang weg, doch nun ist er glücklicherweise zurückgekehrt. Die Male, die er auf dem Körper seiner Geliebten zurückgelassen hat, sind längst verblasst. Aus irgendeinem Grund beängstigt ihn das. Wenn sie nun nicht mehr die seine sein möchte? Sie begegnet ihm noch strahlender, als er sie in Erinnerung hat. Mit einem Mal drängt sich ihm die Frage auf, ob etwa ein anderer Mann hier war. Eine finstere Wolke überschattet sein Gesicht. Hat sie ihn tatsächlich betrogen? Als könne sie seine Gedanken lesen, erwacht die Tigerin in ihr. Sie gräbt ihre Nägel in seine Schulter. Er hat das Gefühl, von Klauen zerrissen, von den Krallen eines Pfaus zerfetzt, von Bienen zerstochen zu werden. Ein ganzer Hagel von Bissen geht auf ihn nieder. Wie eine Wildkatze vergräbt sie sich in sein Fleisch! Bis ihr kluger Liebhaber seine Hand zwischen ihre Schenkel gleiten lässt. Er streichelt sie zärtlich, bis die Tigerin sich in ein schnurrendes, zufriedenes Kätzchen verwandelt.

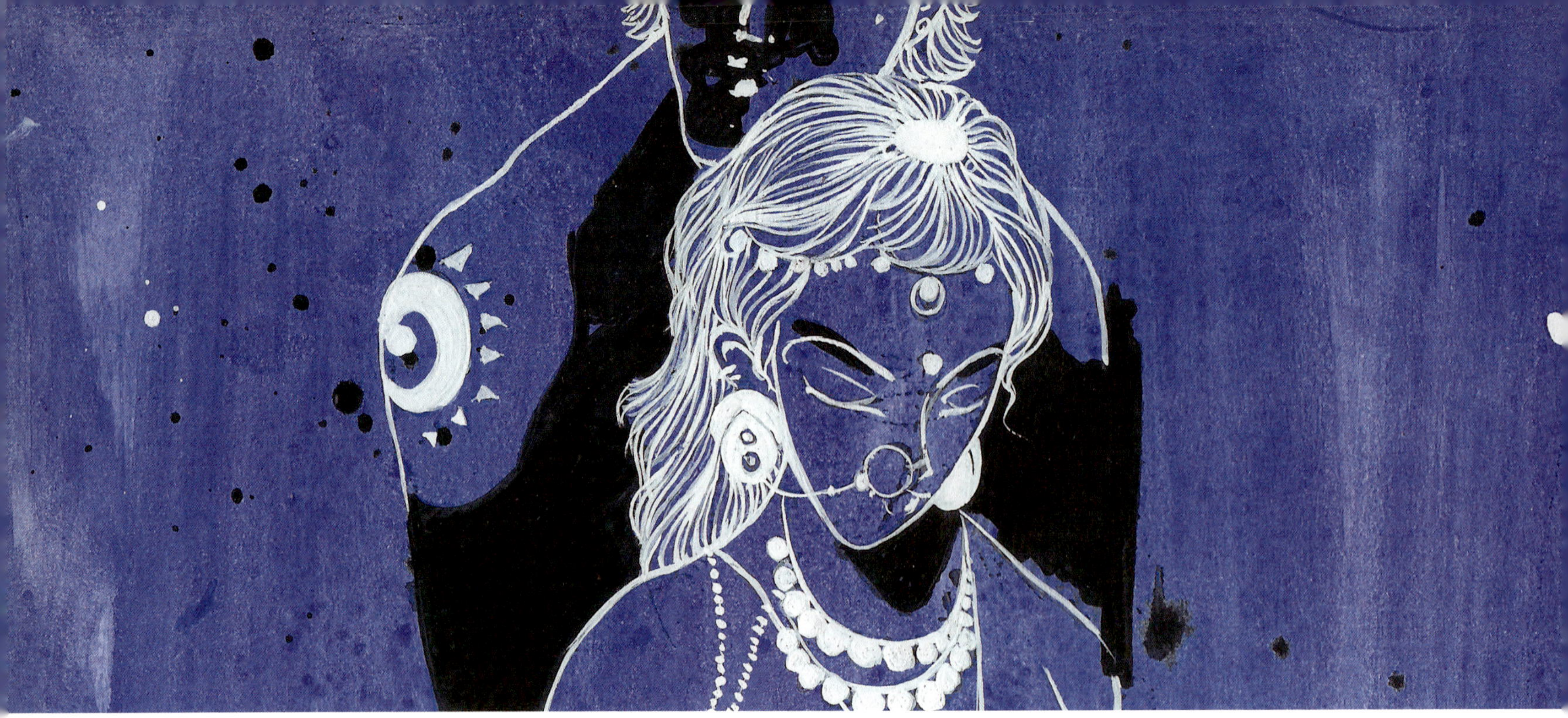

Der Elefant

Hatten Sie je die Gelegenheit, einen Elefanten zu bewundern? Er ist der Inbegriff von Stärke und Zartheit zugleich. Sehen Sie sich nur diesen mächtigen Rüssel an, der Bäume auszureißen vermag. Und doch ist er so feinfühlig, dass er sich schützend um einen Gegenstand zusammenrollen oder über diesen hinwegstreifen kann, fast ohne ihn zu berühren. Behalten Sie dieses Bild im Kopf, wenn Sie einer Frau begegnen, die angesichts der Größe des männlichen Glieds zusammenzuckt. Einige Männer tun so, als müssten sie sich mit dem Elefanten messen. Wer jedoch die Liebeskunst beherrscht, kümmert sich kein bisschen um scheinbare Mitbewerber, seien es nun Männer, Frauen oder Tiere. Schließlich kann der mythische Rivale die Geliebte nicht mit seinem Rüssel berühren! Doch letztlich ist dies gar nicht von Belang. Der in den Liebeskünsten Bewanderte hebt seine Geliebte hoch und dreht sie herum. Ihren erregenden Duft einsaugend, streicht er mit seinem Glied über die Innenseite ihrer Schenkel, drängt sich sanft an ihre Vagina. Sie beginnt zu genießen, wie stark er werden kann. Heute Nacht ist er Hastica, der Elefant – nur um ihretwillen.

Stellung: Die Geliebte liegt bäuchlings auf dem Bett. Gesicht und Brüste ruhen auf den Kissen. Er hebt ihre Pobacken an, um mit dem Glied in ihre Vagina einzudringen. Diese Stellung nennt man Aibha, der Elefant.

Die verschiedenen Formen der Vereinigung

Wenn ein Mann und eine Frau, die sich schon seit langem lieben, nach allerlei Hindernissen endlich zusammenkommen, oder wenn einer von ihnen von einer langen Reise zurückkehrt beziehungsweise es nach einem heftigen Streit zur Versöhnung kommt, nennt man dies die »liebende Vereinigung«. Sie gestaltet sich ganz nach dem Belieben der Partner und zieht sich so lange hin, wie beide es angenehm finden.

Wenn zwei Menschen zusammenkommen, während ihre Liebe noch in den Kinderschuhen steckt, spricht man von der »Vereinigung der künftigen Liebe«.

Wenn ein Mann Verkehr hat, weil er auf die verschiedensten Arten, durch Küssen und Streicheln erregt wird, oder wenn ein Mann und eine Frau zusammenkommen, obwohl sie eigentlich andere Partner lieben, dann ist dies die »Vereinigung der künstlichen Liebe«. Dabei sollten alle Mittel und Wege der Liebeskunst genützt werden.

Wenn ein Mann vom Beginn bis zum Ende des Liebesspiels mit der Frau, mit der er zusammen ist, ständig an eine andere denkt, in die er verliebt ist, nennt man dies die »Vereinigung der übertragenen Liebe«.

Bei einer Vereinigung zwischen einem Mann und seiner Dienerin oder einer anderen Frau, die sozial tiefer steht als er, spricht man von der »Vereinigung mit niederem Volk«. Hierbei sollten keinerlei äußerliche Zärtlichkeiten, Küsse und Liebkosungen ausgetauscht werden.

Der Liebesakt zwischen einer Kurtisane und einem Bauern oder zwischen einem respektablen Stadtbürger und einer Frau vom Dorf bzw. aus den Grenzgebieten wird als »trügerische Vereinigung« bezeichnet.

Sex zwischen zwei Menschen, die einander zugetan sind und sich nach ihren Wünschen aneinander erfreuen, gilt als »spontane Vereinigung«.

Liebesstreitigkeiten

Eine Frau, die heftig in einen Mann verliebt ist, kann es nicht ertragen, über ihre Rivalin zu sprechen, ihren Namen zu hören oder gar versehentlich damit angesprochen zu werden. Wenn dies geschieht, kommt es meist zu einem heftigen Streit, bei dem die Frau in Tränen ausbricht, wütend wird, den Kopf zurückwirft, auf ihren Liebsten einschlägt, vom Bett fällt, Schmuck und Blütenkränze von sich schleudert und sich zu Boden wirft.

Bei einer solchen Gelegenheit sollte der Mann versuchen, sich ihr mit versöhnlichen Worten zu nähern, sie dann zärtlich in die Arme nehmen und wieder ins Bett zurücktragen. Sie aber sollte auf seine Worte nicht reagieren und mit noch gesteigerter Wut in sein Haar greifen, seinen Kopf zurückziehen, einmal, zweimal oder dreimal auf seine Arme, seinen Kopf, seine Brust oder seinen Rücken einschlagen und dann beleidigt zur Tür rauschen.

Der Gelehrte Dattaka sagt, dass sie sich nun zornig neben die Tür setzen, aber nicht hinausgehen sollte, da dies ein Fehler wäre. Erst nach einer gewissen Zeit, wenn der Mann all seine versöhnlichen Worten und Gesten quasi aufgebraucht hat, sollte sie wieder auf ihn zugehen und ihn umarmen. Sie sollte ihm Vorwürfe machen, dabei aber zu erkennen geben, dass sie gegen Sex jetzt nichts mehr einzuwenden hätte.

Befindet das Paar sich jedoch im Haus der Frau, sollte die Frau dem Mann zeigen, wie wütend sie ist und durchaus das Schlafzimmer verlassen. Erst wenn der Mann ihr durch besänftigende Beweise seiner Zuneigung gezeigt hat, wie Leid es ihm tut, sollte sie zurückkehren und die Nacht mit ihm verbringen.

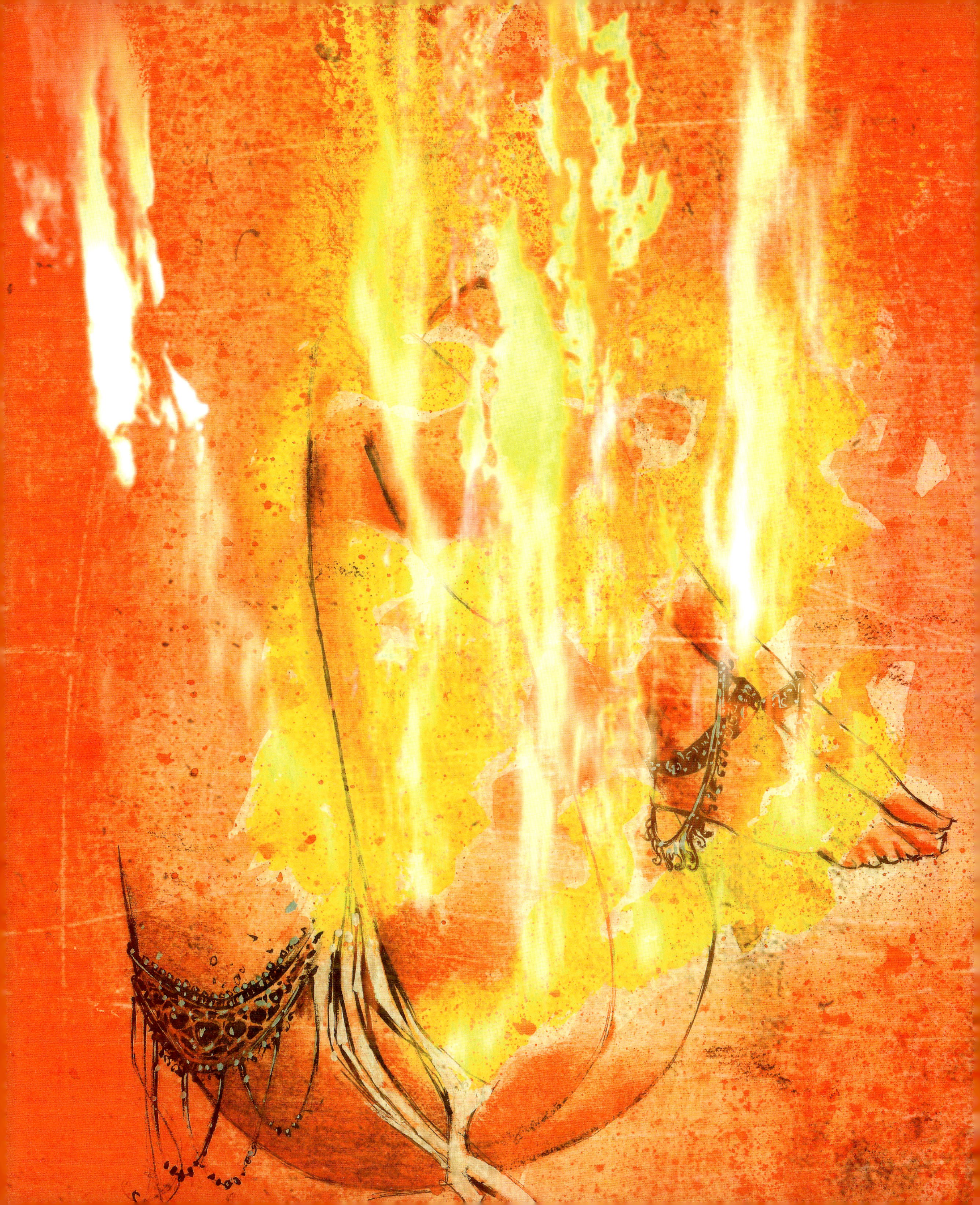

Die scheue Braut

Ein Mann sollte seine Braut zu erobern versuchen, indem er ihr Vertrauen gewinnt. Frauen sind von zarter Natur und wünschen eine behutsame Werbung. Nähert sich ihnen ein Mann, den sie vielleicht noch kaum kennen, roh und drängend, entwickeln sie mitunter eine heftige Abneigung gegen Sex, ja gar gegen das ganze männliche Geschlecht. Der Mann sollte sich seiner jungen Frau daher ihren Wünschen entsprechend nähern und tun, was nötig ist, um ihr Vertrauen zu gewinnen. Verschiedene Wege führen zu diesem Ziel:

So sollte er jene Stellung beim Liebesakt wählen, mit der sie sich am wohlsten fühlt, vor allem zu Beginn, wenn das Liebesspiel noch nicht so lange dauert.

Er sollte sie in die Arme nehmen, denn dies wirkt tröstlich und schafft Vertrautheit. Wenn er sie schon länger kennt, kann er sich ihr auch bei hellem Licht nähern. Ist sie aber sehr jung und scheu oder kennt er sie noch nicht gut, dann sollte er sie in der Dunkelheit umarmen.

Lässt die Frau sich seine Umarmung gefallen, dann reiche er ihr Süßigkeiten. (Im Originaltext ist von »einem Stück Betel« die Rede, einem Konfekt aus den Früchten der Betelpalme.) Nimmt sie es nicht an, so rede er ihr freundlich zu. Beharrt sie aber auf ihrer Weigerung, so werfe er sich ihr zu Füßen. Nur wenige Frauen, wie ärgerlich oder schüchtern sie auch sein mögen, können einem Mann widerstehen, der vor ihnen auf den Knien liegt. Nimmt sie dann die Süßigkeiten an, so sollte er sie zärtlich küssen, jedoch ohne einen Laut zu verursachen.

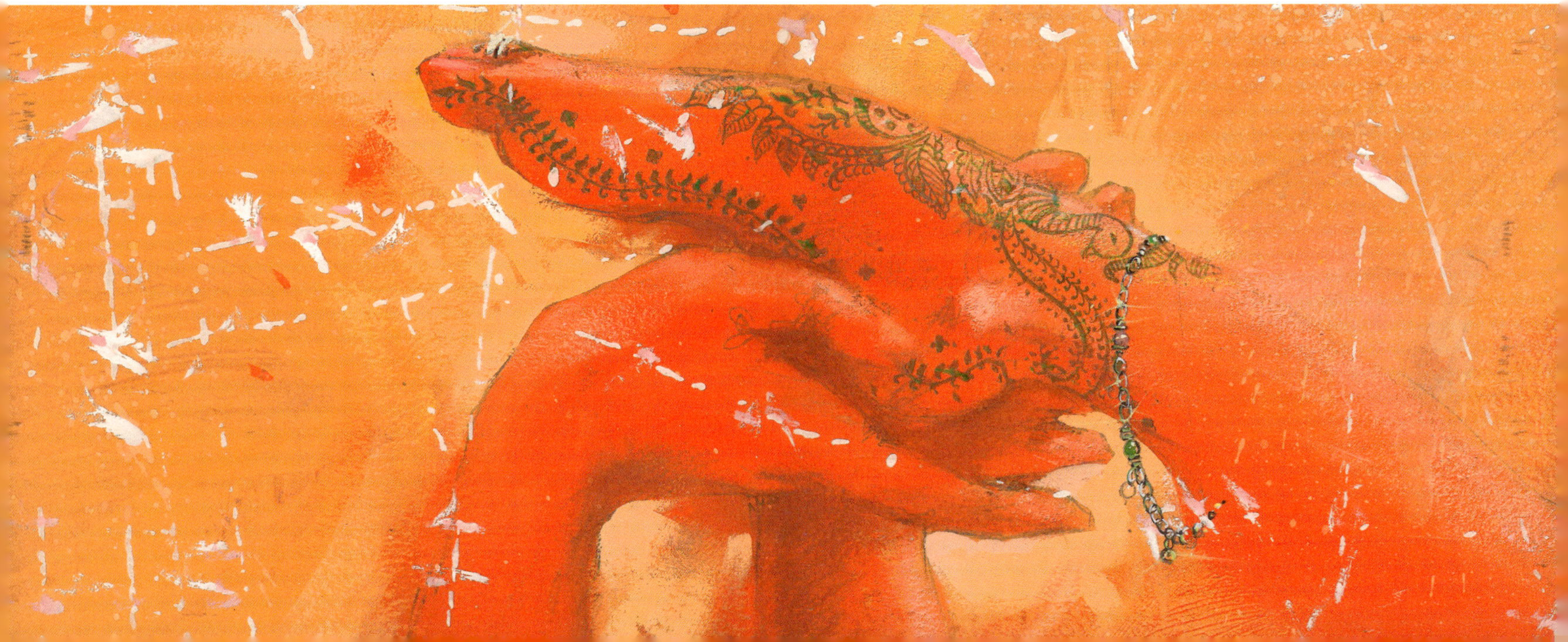

Im nächsten Schritt sollte er mit ihr ein Gespräch anknüpfen, indem er ihr Fragen über Dinge stellt, von denen er nichts versteht – oder zumindest so tut. Wichtig ist, dass diese mit knappen Worten zu beantworten sind. Lässt sie sich nicht darauf ein, so sollte er sie nicht ängstigen, sondern seine Fragen in sanftem Ton immer und immer wieder stellen.

Fragt er aber die junge Frau, ob sie ihn begehre, so sollte sie gar nichts sagen, sondern in langes Schweigen verfallen. Bedrängt er sie weiter, so beantworte sie die Frage mit einer leichten Kopfbewegung. Wenn er sie erst dazu gebracht hat, seine Umarmung zu erwidern, so streichle er mit den Händen ihren ganzen Körper. Zeigt keine dieser Maßnahmen Wirkung, so sollte er sie ein wenig erschrecken, indem er zu ihr sagt: »Wenn du nicht nachgibst, so werde ich dich kratzen und beißen, und all meinen Freunden erzählen, das hättest du selbst getan. Willst du das wirklich?« Auf diese Weise flößt man auch Kindern Achtung und Vertrauen ein. Daher sollte der Mann dies auch bei der Frau ausprobieren, wenn er sie dazu bringen möchte, dass sie seinem Verlangen nachgibt.

Hat er auf diese Weise ihr Zutrauen erlangt, sollte er sich an ihr so erfreuen, dass sie keine Angst empfindet. Er sollte ihr versprechen, ihr für immer treu zu sein und ihr ein für alle Mal die Angst vor Rivalinnen nehmen.

Auch hier gibt es einen schönen Vers, der all diese Ratschläge zusammenfasst: »Solchermaßen nach den Neigungen der jungen Frau handelnd sollte der Mann versuchen, sie für sich zu gewinnen, sodass sie ihn liebt und ihm ihr Vertrauen schenkt. Er sollte ihren Neigungen weder blindlings folgen noch sich ihnen widersetzen, sondern einen Mittelweg einschlagen. Ein Mann, der die Liebe einer Frau zu gewinnen vermag, wird von ihr geehrt und geachtet werden, wer aber seine Frau vernachlässigt, wird von ihr als Untier verachtet werden, das nichts vom Wesen des Weibes versteht. Eine Frau aber, die sich von einem Mann zu sehr bedrängt fühlt, wird nervös, ruhe- und mutlos. Sie wird den Mann hassen, der sie für seine Zwecke missbraucht hat. Wird ihre Liebe nicht verstanden oder erwidert, so wird sie Männer im Allgemeinen hassen oder auch nur ihren Gemahl im Besonderen, was dazu führt, dass sie ihr Glück in den Armen anderer Männer sucht.«

Liebt sie mich?

Eine Frau zeigt ihre Liebe immer durch bestimmte äußere Zeichen. Diese sind:

- Sie sieht den Mann nicht an, sondern senkt den Blick, wenn er sie ansieht.
- Sie sucht einen Vorwand, um dem Mann einen Blick auf ihre entblößten Arme bzw. Beine zu ermöglichen.
- Sie sieht ihm heimlich nach, wenn er sich von ihr entfernt, senkt den Blick, wenn er ihr eine Frage stellt, und antwortet in nahezu unverständlichen Worten oder nicht vollendeten Sätzen.
- Sie verbringt möglichst viel Zeit in seiner Gesellschaft.
- Wenn er weiter von ihr entfernt steht, spricht sie mit ihren Freunden so, dass sie seine Aufmerksamkeit auf sich zieht.
- Wenn sie mit ihm zusammen ist, findet sie Vorwände, um nicht gehen zu müssen. Sie zeigt ihm möglichst viele Dinge oder bringt ihn dazu, ihr lange Geschichten zu erzählen.
- Wenn ein kleines Kind auf ihrem Schoß sitzt, küsst und herzt sie es sehr auffällig.
- Wenn der Mann in ihrer Nähe ist, benimmt sie sich in Gesellschaft ihrer Freunde besonders mutwillig und verspielt.
- Sie macht sich seine Freunde geneigt, indem sie freundlich zu ihnen ist und ihnen zuhört, wenn diese über den Betreffenden reden.
- Sie geht ihm aus dem Weg, wenn sie nicht geschminkt oder gut angezogen ist.
- Alles, was sie von ihm zum Geschenk erhalten hat, trägt sie stets.
- Wenn er darum bittet, lässt sie ihm über ihre Freunde ein Liebespfand wie einen Ring oder Ohrring zukommen.
- Sie verfällt in tiefe Niedergeschlagenheit, wenn ihre Eltern einen anderen Heiratsbewerber in ihrer Gegenwart zur Sprache bringen. Sie geht diesen Männern und deren Freunden möglichst aus dem Weg.

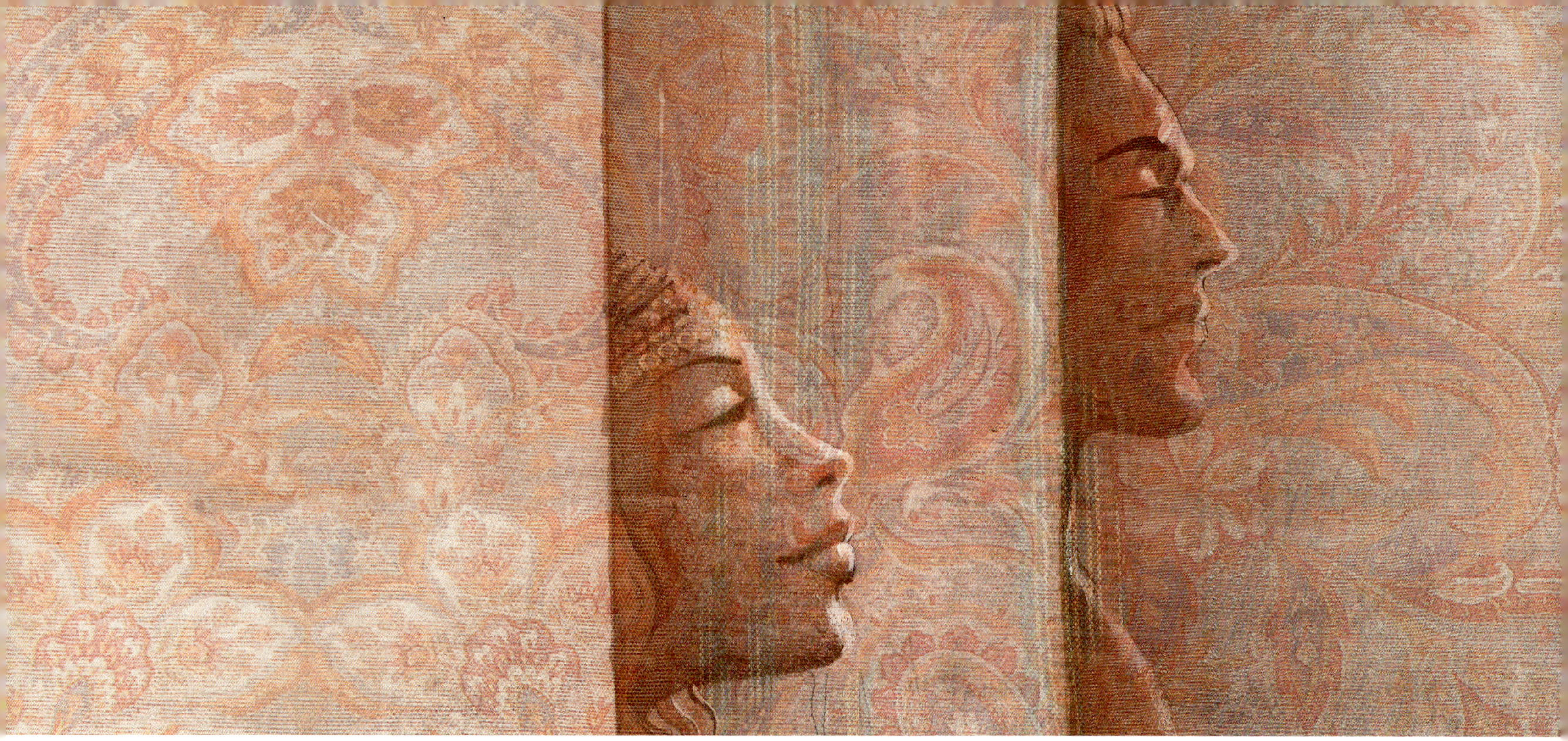

Die Kunst der Schüchternheit

In alten Texten heißt es häufig, dass ein Mädchen niemals den ersten Schritt tun soll, selbst wenn es den Mann noch so sehr liebt. Auf diese Weise verliere sie ihre Würde, was ihr mit Spott und Respektlosigkeit vergolten wird. Hat der Mann aber deutlich gemacht, dass er mit ihr gern zusammen wäre, dann sollte sie ihn ermutigen, ohne dabei ihre Haltung zu ändern, nicht einmal, wenn er sie umarmt. Sie sollte seine Liebesbeweise hinnehmen, als wäre sie sich seines Geisteszustandes nicht bewusst. Wenn er versucht, sie zu küssen, sollte sie Widerstand leisten. Wenn er darum bettelt, mit ihr ins Bett gehen zu dürfen, sollte sie ihm – nach langen Kämpfen – nur mit Mühe erlauben, ihre intimeren Körperteile zu berühren. Wenn er sich aufdringlich verhält, sollte sie sich ihm keinesfalls hingeben, als wäre sie damit einverstanden, sondern seinen Bemühungen Widerstand entgegensetzen. Erst wenn sie sicher sein kann, dass er sie wirklich liebt, ihr tatsächlich ergeben ist und seine Meinung auch nicht mehr ändern wird, sollte sie sich ihm hingeben. Hat sie ihre Unschuld verloren, sollte sie all ihren engen Vertrauten davon erzählen und ihn so schnell als möglich zur Ehe überreden.

Die Kunst des Umwerbens

Wenn ein Mädchen ihre Liebe auf die oben beschriebene Weise erkennen lässt, sollte der Liebhaber versuchen, sie für sich zu gewinnen, indem er geeignete Mittel und Wege einsetzt:

- Wenn er im Spiel oder Sport ihr Partner ist, sollte er versuchen, sie an der Hand zu fassen. Des Weiteren sollte er immer wieder leicht an ihr vorbeistreifen.
- Beim Schwimmen sollte er unter Wasser auf sie zu gleiten und dann in ihrer Nähe plötzlich auftauchen.
- Er sollte sich im Frühjahr am zarten Grün der sprossenden Bäume oder ähnlichen poetischen Dingen interessiert zeigen.
- Er sollte ihr die Pein beschreiben, die er ihretwegen erleidet.
- Er sollte ihr einen wunderschönen Traum erzählen, den er von einer anderen Frau hatte.
- Bei Festen sollte er sich neben sie setzen und sie unter einem Vorwand berühren. Er sollte seinen Fuß sanft auf ihren stellen und zärtlich ihre Zehen mit den seinen berühren.
- Wenn er etwas von ihr nimmt oder ihr etwas gibt, sollte er in Blicken und Gesten zeigen, wie sehr er sie liebt.
- Wenn er mit ihr zusammen auf einem Sofa sitzt, sollte er zu ihr sagen: »Ich muss dich unter vier Augen sprechen.« Wenn sie sich dann mit ihm in eine stille Ecke zurückzieht, sollte er ihr – mehr durch Gesten als durch Worte – offenbaren, wie sehr er sie liebt.

Sobald er weiß, dass sie seine Gefühle erwidert, sollte er so tun, als sei er krank, sodass sie ihn zu Hause besucht. Dort sollte er dann ihre Hand nehmen und sie auf seine Stirn legen. Er sollte sie bitten, ihm Arznei zu geben, und ihr so zu verstehen geben, dass nur sie ihn gesund machen kann. Wenn sie daraufhin das Haus verlassen will, soll er ihr das Versprechen abnehmen, dass sie bald wiederkommen wird. Die Illusion der Erkrankung sollte drei Tage und drei Nächte aufrechterhalten werden und er sollte mit ihr lange Gespräche führen. Denn der Weise Ghotakamukha sagt: »Selbst wenn ein Mann ein Mädchen noch so sehr liebt, wird er sie nie ohne viele Worte gewinnen.«

Schließlich, wenn er sich bei religiösen Zeremonien, Hochzeiten, Jahrmärkten, Festen, Versammlungen sowie im Theater und bei ähnlichen öffentlichen Veranstaltungen von ihrer Liebe überzeugen konnte, sollte er sie genießen, wenn sie mit ihm alleine ist, denn Vatsyayana schreibt, dass Frauen, wenn man sie zur rechten Zeit und am rechten Ort anspricht, ihren Liebhaber nicht abweisen werden. Was das Gerücht angeht, Frauen seien am Abend und im Dunkeln weniger schüchtern und an Sex interessierter, so meint Vatsyayana, dass dies nichts weiter als Gerede ist.

Heiraten um des Geldes willen

Was dies betrifft, so gibt uns ein Vers der Überlieferung Auskunft: »Ein viel umworbenes Mädchen sollte den Mann zum Gatten nehmen, den es liebt und von dem es glaubt, dass er ihr zugetan ist und ihr die gewünschten Freuden verschaffen kann. Wird dieses Mädchen aber von den Eltern an einen reichen Mann verkauft, ohne dass dabei auf dessen Charakter oder Aussehen geachtet wird, wird sie ihren Gatten niemals lieben, selbst dann nicht, wenn er ein Ausbund an Tugend ist, stets gehorsam, stark, gesund und darauf bedacht, ihr in jeder Hinsicht zu gefallen.«

Ein ergebener Gemahl, der Herr seiner selbst bleibt, ist, auch wenn er arm und wenig ansehnlich ist, besser als einer, der die Gesellschaft anderer Frauen sucht, wie reich und anziehend er auch immer sein mag. Ihre Frauen sind diesen Männern gewöhnlich nicht zugetan. Sie haben kein Vertrauen zu ihnen und selbst wenn sie die äußeren Vorteile ihres Daseins genießen, so haben sie doch gewöhnlich einen oder mehrere Liebhaber. Von allen Liebhabern sollte ein unverheiratetes Mädchen nur den zum Gatten wählen, der die Eigenschaften besitzt, die sie schätzt. Nur einem solchen Gemahl wird sie tatsächlich Achtung entgegenbringen, da sie ihn aus Liebe gewählt hat.

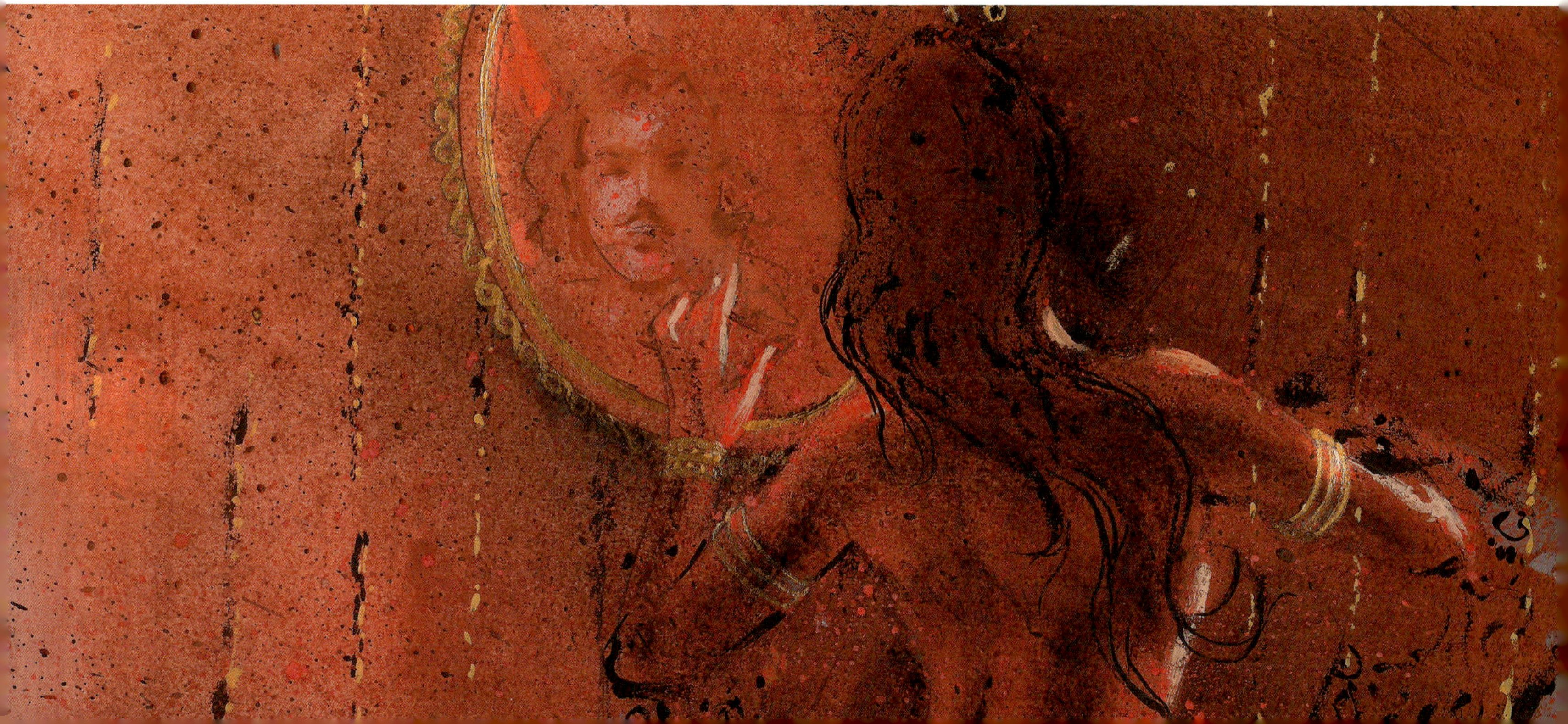

Die zehn Stadien der Liebe

Die Liebe kennt zehn Stadien, die man wie folgt einteilt:

- dem Auge gefallen
- den Gedanken gefallen
- ständiges Nachdenken über den Geliebten bzw. die Geliebte
- Schlaflosigkeit
- Gewichtsverlust
- Abwendung von den Dingen, die man mag
- Verlust des Schamgefühls
- Verlust des Verstandes
- Ohnmacht
- Tod

In alten Texten heißt es, dass ein Mann anhand der Form und des Aussehens eines Frauenkörpers erkennen kann, von welcher Natur die Frau ist, ob sie zu Wahrheitsliebe und Reinheit neigt, einen starken Willen hat beziehungsweise mehr oder weniger leidenschaftlich ist. Vatsyayana allerdings meint, dass Körperformen und die in den alten Texten beschriebenen Anzeichen in die Irre führen können, wenn es um den Charakter geht. Daher solle man eine Frau eher nach ihrem Verhalten beurteilen, nach ihren Worten und Bewegungen.

Gonikaputra gibt als Grundregel an, dass Frauen sich in jeden einigermaßen gut aussehenden Mann verlieben, den sie kennen lernen. Dasselbe gilt für Männer und anziehende Frauen. Meist jedoch erfolgt dann kein weiterer Schritt, was folgende Gründe hat:

Frauen lieben ohne Rücksicht darauf, ob diese Liebe richtig oder falsch ist. Sie versuchen nicht, aus anderen Gründen als um der Liebe willen einen Mann zu bekommen. Wenn ein Mann sich ihnen nähert, dann weichen sie erst einmal zurück, selbst wenn sie durchaus willens sind, sich mit ihm zu vereinen. Sie geben sich dem Mann erst hin, wenn er sich wiederholt um sie bemüht hat.

Ein Mann jedoch wird, selbst wenn er sich verliebt hat, seine Gefühle bezähmen, wenn Moral und Weisheit dies verlangen. Auch wenn er Tag und Nacht an die Frau denkt, wird er seinem Trieb nicht nachgeben, nicht einmal, wenn die Frau sich um ihn bemüht. Wenn er den Gegenstand seiner Neigung für sich zu gewinnen versucht und ohne Erfolg bleibt, wird er aufhören, es zu versuchen und sie künftig in Ruhe lassen. Selbst wenn er ihre Gunst errungen hat, ist er ihr gegenüber manchmal gleichgültig. Die Vorstellung aber, ein Mann könne nur schätzen, was er unter größten Schwierigkeiten erlangt, und achte das, was ihm in den Schoß fällt, nur gering, ist nichts als leeres Geschwätz.

Die Sieger in der Liebe

Folgende Männer haben im Allgemeinen mehr Erfolg bei Frauen:

- Männer, die in der Kunst der Liebe bewandert sind
- Männer, die gut Geschichten erzählen können
- Männer, die schon von Kindesbeinen an mit Frauen zu tun hatten
- Selbstbewusste Männer
- Männer, die Geschenke machen
- Männer, die sich auszudrücken wissen
- Männer, die das tun, was Frauen lieben
- Männer, die bislang noch mit keiner anderen Frau geschlafen haben
- Männer, die als Botschafter anderer kommen
- Männer, die ihre Schwächen kennen
- Männer, die von tugendsamen Frauen begehrt werden
- Männer, welche die Freundin einer Frau kennen
- Gut aussehende, attraktive Männer
- Männer, die eine Frau schon von Kindesbeinen an kennen
- Nachbarn
- Männer, die dem sexuellen Vergnügen hohen Wert beimessen
- Männer, die erst seit kurzem verheiratet sind
- Männer, die gern auf Feste und Partys gehen
- Männer, die großzügig und freigebig sind
- Starke Männer die man wegen ihrer Kraft schätzt
- Unternehmungslustige, mutige Männer
- Männer, die besser aussehen als der Gemahl einer Frau und diesem an Bildung und Großzügigkeit sowie durch andere Eigenschaften überlegen sind
- Männer, die sich kostspielig kleiden und eine großzügige Lebensführung haben

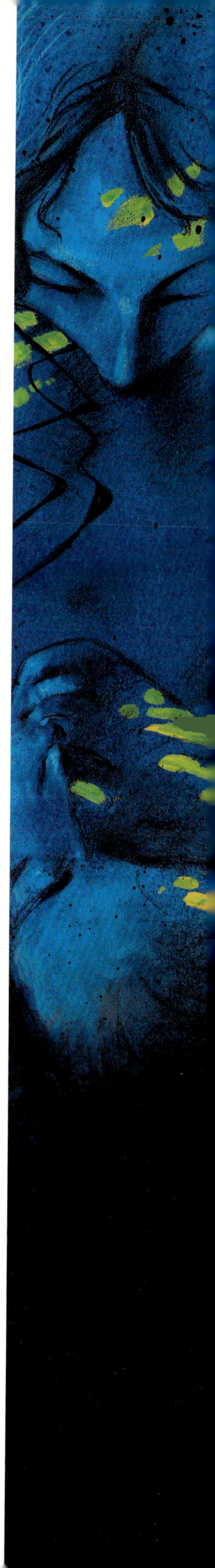

Leicht zu gewinnende Frauen

Bei folgenden Frauen stößt der Mann gewöhnlich auf wenig Schwierigkeiten:

- Frauen, die in der Haustür stehen
- Frauen, die ständig auf die Straße hinaussehen
- Frauen, die viel Zeit beim Plausch mit den Nachbarn verbringen
- Frauen, die einen Mann anstarren
- Frauen, die als Vermittlerinnen tätig sind
- Frauen, die einen Mann von der Seite ansehen
- Frauen, die ihre Männer hassen oder von diesen gehasst werden
- Frauen, die niemanden haben, der nach ihnen sieht und auf sie achtet
- Kinderlose Frauen
- Partymädchen und flatterhafte Frauen
- Frauen, die ihren Mann über die Maßen liebevoll behandeln
- Frauen von Schauspielern
- Witwen
- Arme Frauen
- Frauen, die gerne Spaß haben
- Die Frau eines Mannes, der viele jüngere Brüder hat
- Eitle Frauen
- Frauen, deren Mann ihnen unterlegen ist
- Frauen, die stolz auf ihre künstlerische Leistung sind
- Frauen, die verwirrt sind, weil ihr Gatte sie betrogen hat
- Frauen, die in zu jungen Jahren an einen reichen Mann verheiratet wurden und sich nach jemandem sehnen, der ihnen besser gefällt
- Frauen, die von ihrem Gemahl ohne Grund herabgesetzt werden
- Eine Frau, die von Frauen ihres Standes nicht als gleichwertig angesehen wird
- Frauen, deren Gatten häufig unterwegs sind
- Die Gattin eines Juweliers
- Eifersüchtige Frauen
- Habgierige Frauen
- Unmoralische Frauen
- Feige Frauen
- Bucklige Frauen
- Kleinwüchsige Frauen
- Behinderte Frauen
- Laute und vulgäre Frauen
- Frauen, die schlecht riechen
- Kranke Frauen
- Ältere Frauen

Ratschlag für den Verführer

In einigen alten Texten heißt es, dass junge Mädchen durch die Hilfe einer Liebesbotin nicht so leicht zu verführen sind wie durch die eigenen Bemühungen des Mannes. Bei verheirateten Frauen ist dies anders. Sie sind häufig leichter zu gewinnen, wenn eine Freundin oder ein Freund vermittelnd tätig wird. Vatsyayana allerdings meint, dass ein Mann sich in diesen Dingen immer selbst bemühen sollte. Nur falls dies aus irgendwelchen Gründen absolut unmöglich ist, sollte er eine andere Person zur Vermittlung einschalten. Der Volksmund behauptet, dass Frauen, die wenig Schüchternheit an den Tag legen, auf die persönliche Werbung des Mannes eher reagieren als Frauen, die solche Eigenschaften nicht besitzen. Doch das ist nur Gerede.

Wenn ein Mann sich bemüht, eine Frau zu verführen, sollte er nicht gleichzeitig einer anderen den Hof machen. Hat er jedoch bei der ersten Erfolg und sie für einige Zeit genossen, so kann er ihre Zuneigung mit Geschenken erhalten, sich aber gleichzeitig schon um eine andere kümmern. Wenn ein Mann den Gatten einer Frau weggehen sieht, wobei er sich immer noch in der Nähe aufhält, sollte er nicht versuchen, sich in dieser Zeit der Frau zu nähern, obwohl sie vielleicht dazu bereit wäre. Ein weiser Mann, der auf seinen guten Ruf Wert legt, sollte keine Frau verführen, die Schuldgefühle hat, schüchtern ist, sein Vertrauen nicht verdient, gut bewacht ist oder vom Schwiegervater beziehungsweise der Schwiegermutter wohl behütet wird.

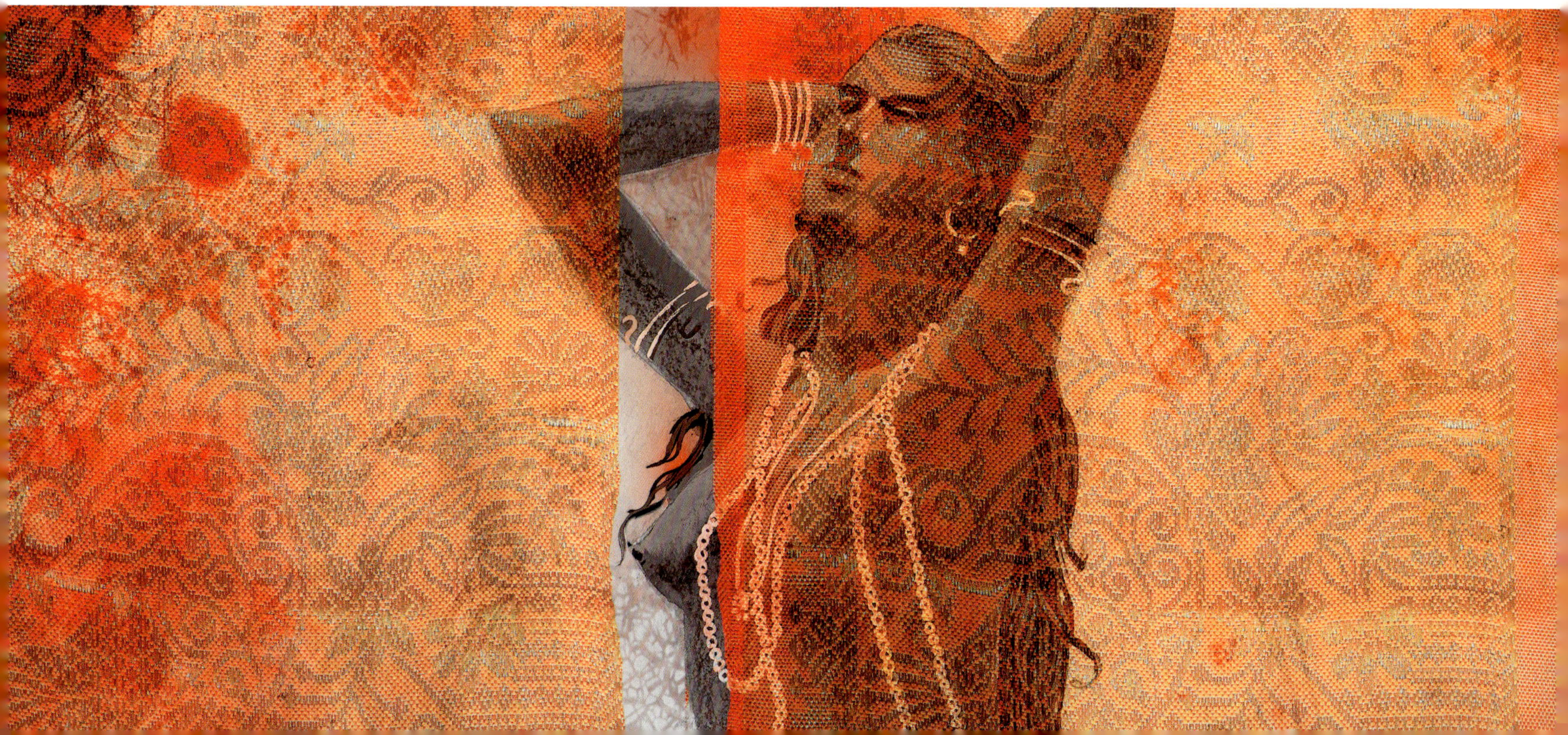

Die Gedanken einer Frau lesen

Wenn ein Mann versucht, eine Frau für sich zu gewinnen, sollte er versuchen, ihre Gedanken zu erraten und zwar wie folgt: Hört sie ihn an, ohne auf irgendeine Weise ihre eigenen Absichten zu verraten, sollte er einen Vermittler einschalten. Wenn sie ihm einmal ein Stelldichein gewährt und beim nächsten besser gekleidet erscheint oder gar einwilligt, ihn an einem einsamen Ort zu treffen, kann er sicher sein, dass er nicht mehr viel Mühe aufwenden muss. Eine Frau, die sich lange Zeit den Hof machen lässt, ohne dem Mann nachzugeben, kann als Betrügerin in der Liebe gelten: Da der menschliche Geist aber unberechenbar ist, kann sogar so eine Frau gewonnen werden, wenn man die Bekanntschaft nur lange genug aufrechterhält.

Geht eine Frau jedoch den Aufmerksamkeiten eines Mann aus dem Weg und lässt aus Achtung vor ihm oder aus Stolz keine Annäherung zu, dann wird es schwierig, sie zu gewinnen. Eine solche Frau lässt sich nur verführen, wenn es dem Mann gelingt, ihr Vertrauen zu gewinnen oder er einen extrem geschickten Vermittler einsetzt.

Wenn ein Mann einer Frau den Hof macht und sie ihn mit barschen Worten beschimpft, so sollte er sie augenblicklich aufgeben. Beschimpft sie ihn aber und sieht ihn gleichzeitig liebevoll an, so sollte man mit ihr die Liebe in allen nur erdenklichen Formen genießen.

Eine Frau, die einwilligt, einen Mann an einem einsamen Ort zu treffen und ihn dabei mit dem Fuß berührt, angeblich ohne es zu bemerken, sollte durch Geduld und stetes Bemühen gewonnen werden. Wenn sie in seiner Nähe einschläft, sollte er den linken Arm um sie legen. Erwacht sie dann, muss er darauf achten, ob sie ihn wegstößt und dies auch ernst meint, oder ob sie den Eindruck erweckt, sie würde gerne nochmals umarmt werden. Was für den Arm gilt, kann natürlich auch mit dem Fuß geschehen. Hat der Mann hierin Erfolg, sollte er sie enger umfassen. Stößt sie ihn dann weg und steht auf, benimmt sich am nächsten Tag jedoch wie immer, dann ist sie wohl nicht abgeneigt, ihm jeden Genuss zu gestatten. Macht sie sich jedoch von diesem Moment an rar, dann sollte er einen Liebesboten zu Hilfe rufen. Bleibt sie aber eine gewisse Zeit weg, nur um dann wieder zu kommen und sich ihm gegenüber wie gewöhnlich zu verhalten, dann kann er davon ausgehen, dass sie Sex mit ihm wünscht.

Gibt eine Frau einem Mann eine Chance und zeigt ihm ihre Liebe, so sollte er dies auf jeden Fall genießen. Eine Frau zeigt ihre Zuneigung gewöhnlich so:

- Sie spricht den Mann an, ohne von ihm zuerst angesprochen worden zu sein.
- Sie zeigt sich ihm an abgelegenen Orten.
- Sie spricht zu ihm mit zitternder Stimme und in undeutlichen Worten.
- Ihre Hände und Füße sind schweißgebadet, ihr Gesicht strahlt vor Entzücken, wenn sie ihn sieht.
- Sie lässt beide Hände reglos auf seinem Körper liegen, als wäre sie überrascht oder plötzlich übermäßig erschöpft.
- Sie legt eine Hand bewegungslos auf seinen Körper und nimmt sie auch nicht weg, wenn der Mann die Hand fest drückt. Die Hand bleibt lange liegen.

An diesen Verhaltensweisen lässt sich der Seelenzustand einer Frau erkennen.

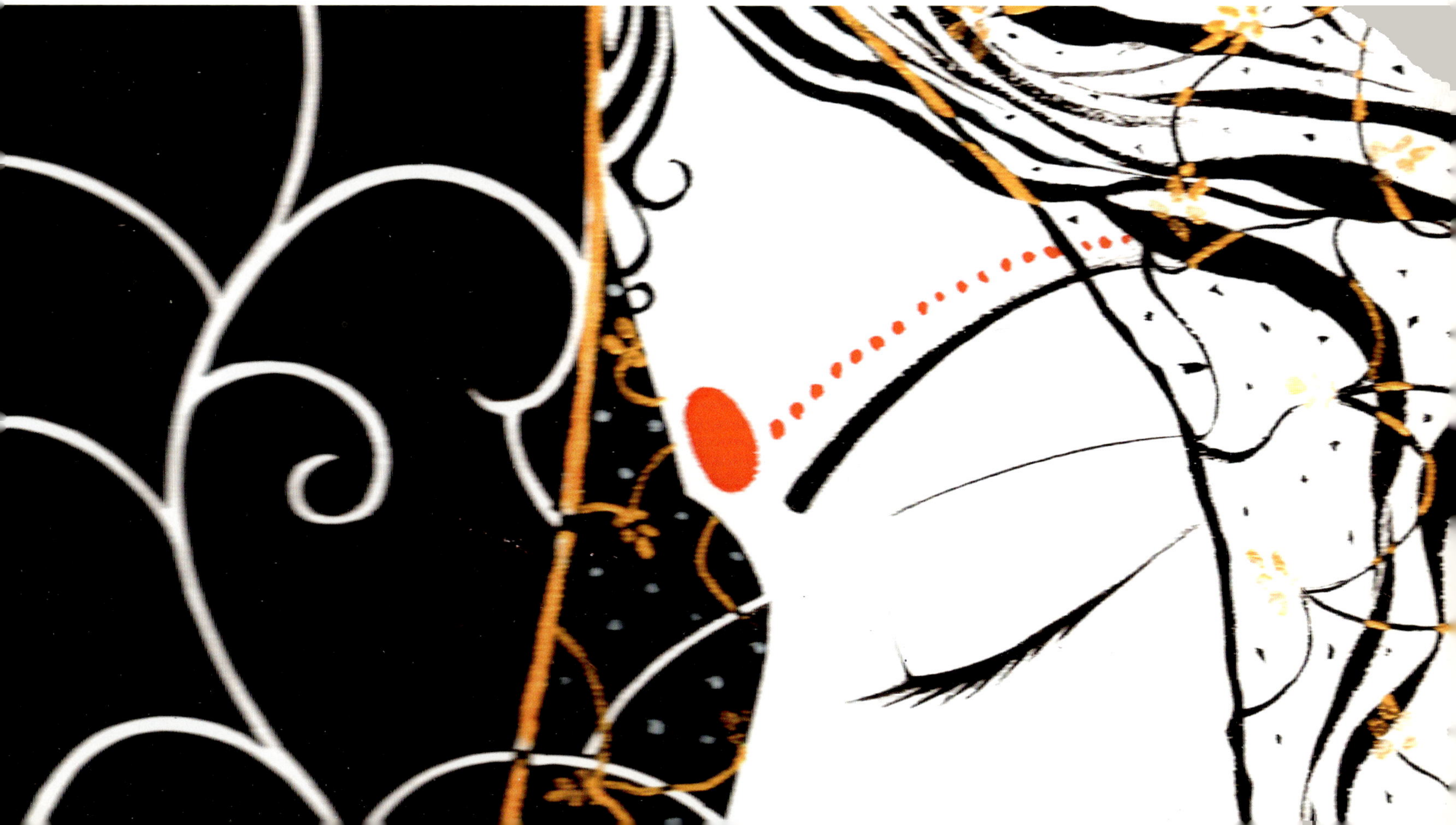

Zu guter Letzt

Hier habe ich, Vatsyayana, das Wissen über die Liebe zusammengefasst, nachdem ich lange Zeit die alten Texte studiert habe und ihnen in der Darstellung der Liebeskünste gefolgt bin. Wer mit den wahren Prinzipien dieser Künste vertraut ist, bemüht sich um Tugend (Dharma), materiellen Erfolg (Artha) und Liebe oder Vergnügen (Kama) und versucht, sie zu seiner persönlichen Erfahrung zu machen und sich nicht von seiner Begierde leiten zu lassen.

Die Kunstgriffe der Liebe sind nicht einfach deshalb richtig, weil sie in einem alten Text beschrieben sind. Daher habe ich die alten Gelehrten studiert und ihre Regeln nochmals überdacht, habe die Heiligen Schriften in Betracht gezogen, um das *Kama Sutra* zum Besten aller Menschen zu schreiben. Ich habe das Leben eines Schülers der Religion geführt und mich der Versenkung in Gott hingegeben.

So ist denn diese Abhandlung mehr als ein Mittel, sich dem eigenen Sinnesgenuss zu widmen. Ein Mensch, der mit den wahren Grundsätzen dieser Kunst vertraut ist, der sich nach den Grundsätzen von Dharma, Artha und Kama richtet und die Regeln der Gesellschaft beachtet, in der er lebt, wird seine Begierde bald beherrschen können. Ein kluger, besonnener Mensch wird nicht zum Sklaven seiner Leidenschaften werden, solange er die drei Lebensziele anstrebt, sondern wird in allem, was er tut, erfolgreich sein.

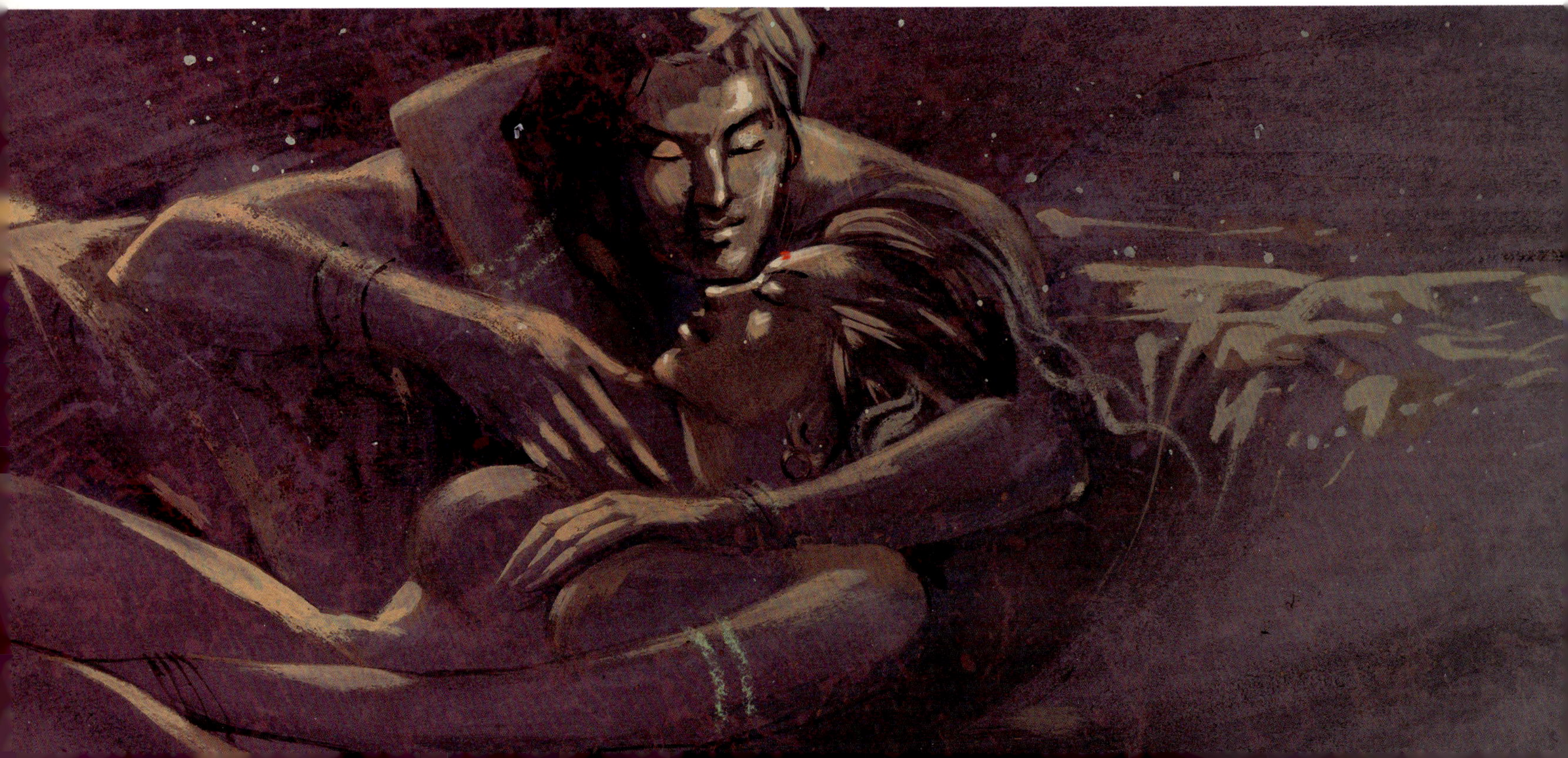

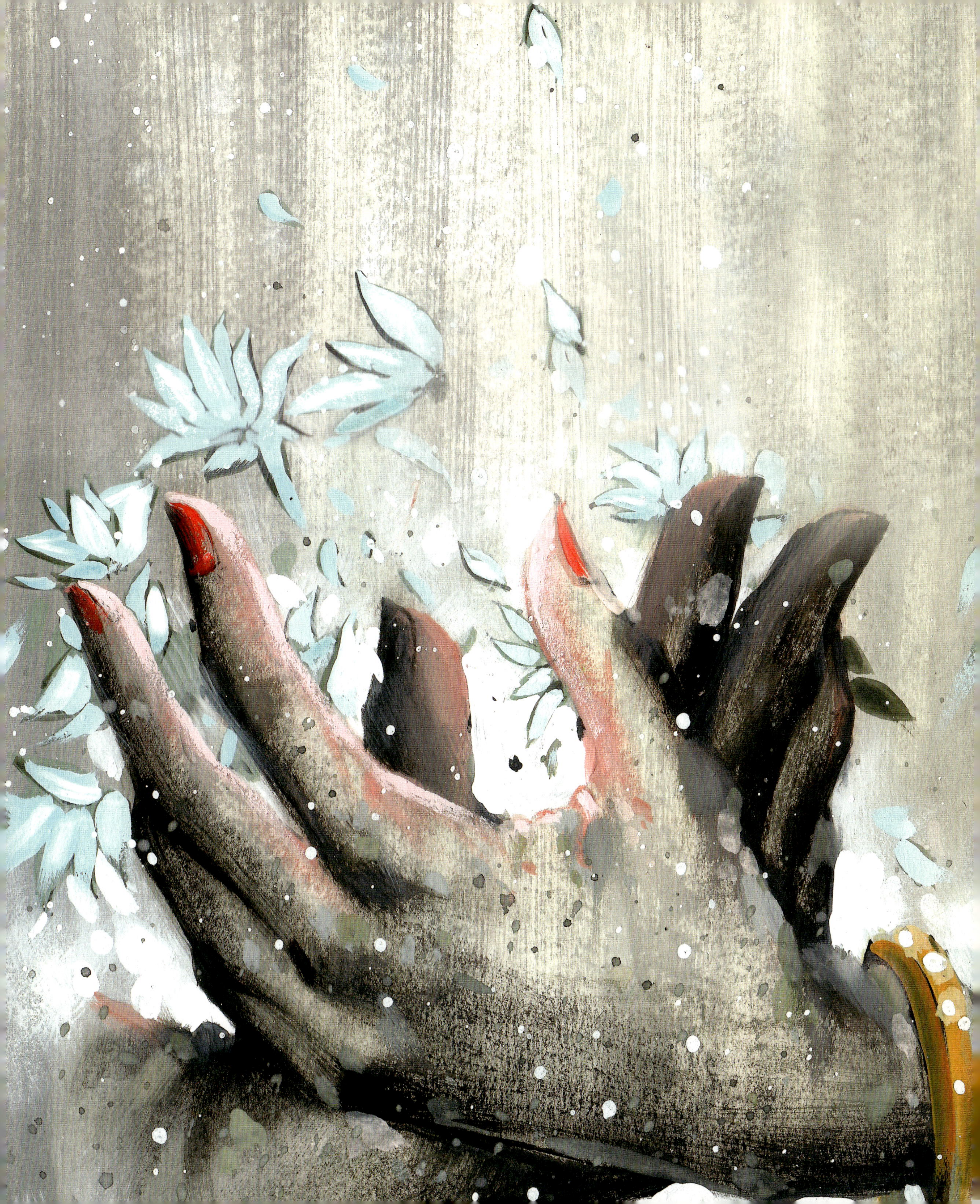

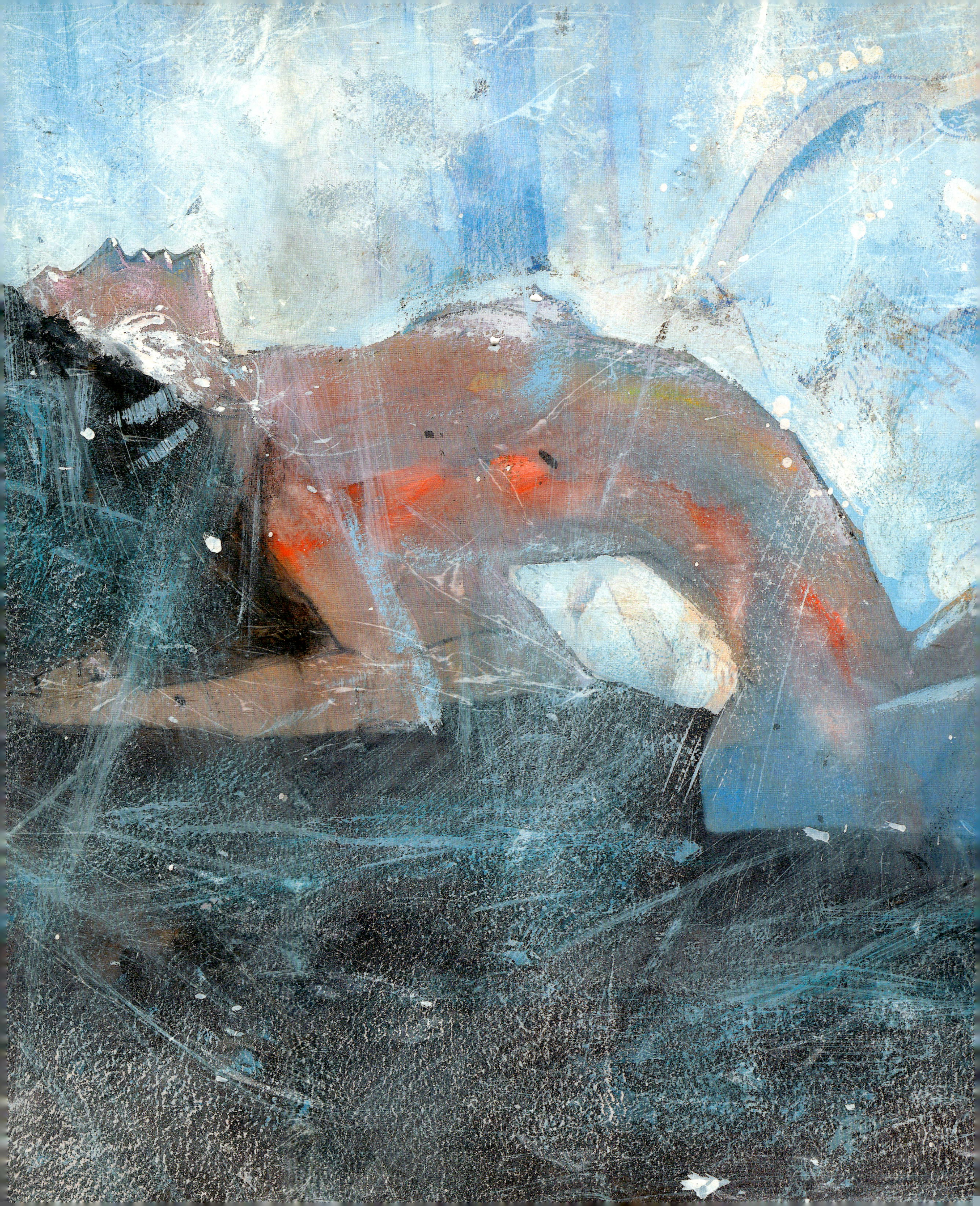

Kapitel 3

Die Bilder der Liebe

Drei Dinge gibt es
im Universum, die nicht
zerstört werden können:
Sein, Bewusstsein und
Liebe.

Um zu wissen,
was Liebe
wirklich ist,
musst du
erkennen,
dass du selbst
Liebe bist.

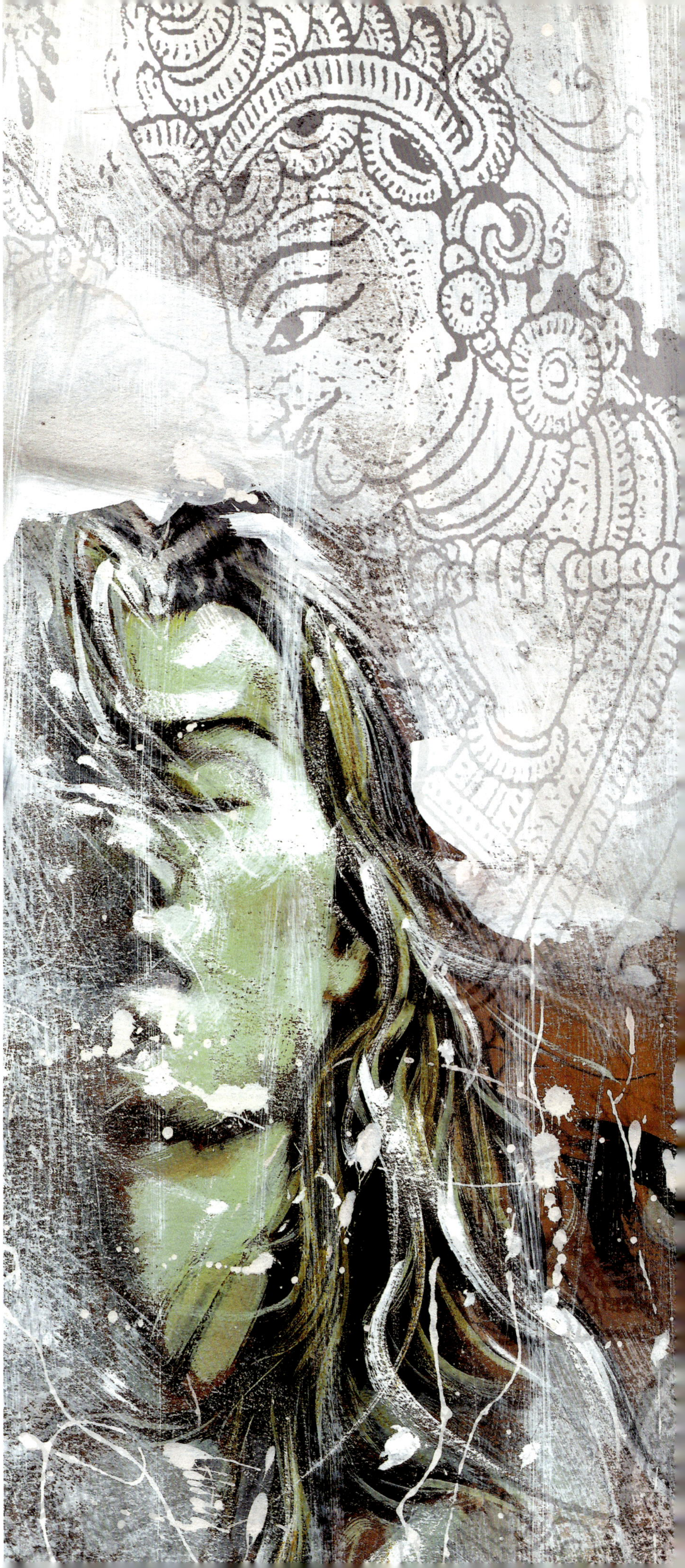

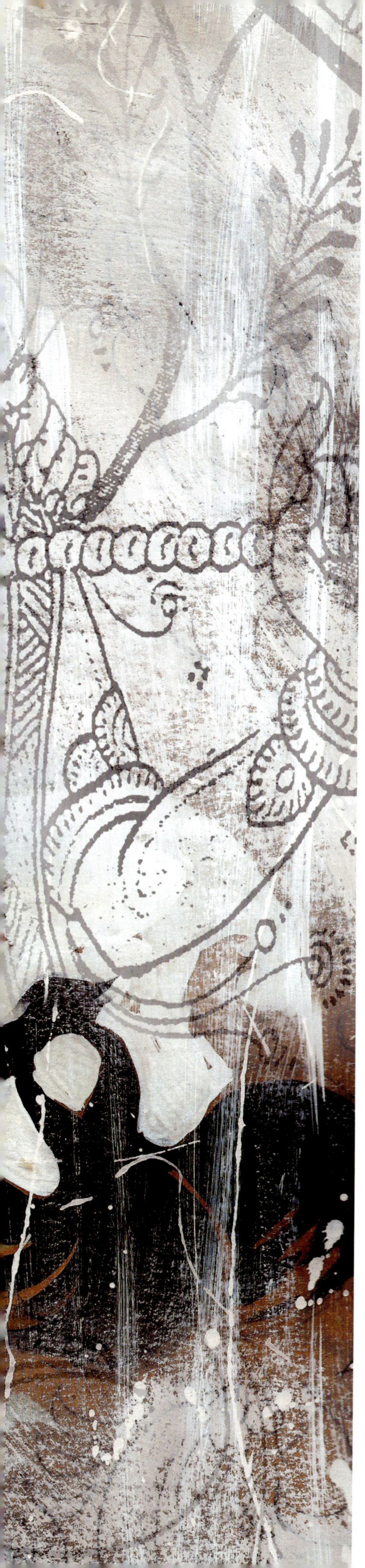

Die Kraft, die bewirkt,
dass das Leben sich ausbreitet,
heißt Begehren.

Wenn das Begehren
der Liebe folgt,
tut es dies um des
Lebens willen.

Ist das Begehren blockiert,
kann es kein natürliches
Wachstum geben.

Was aber bedeutet »Wachstum«?
Zuzulassen, dass das Leben
mit jedem Augenblick
etwas Neues bringt.

*Das Begehren ist der Weg,
auf dem sich das Herz ins
Unbekannte wagt.*

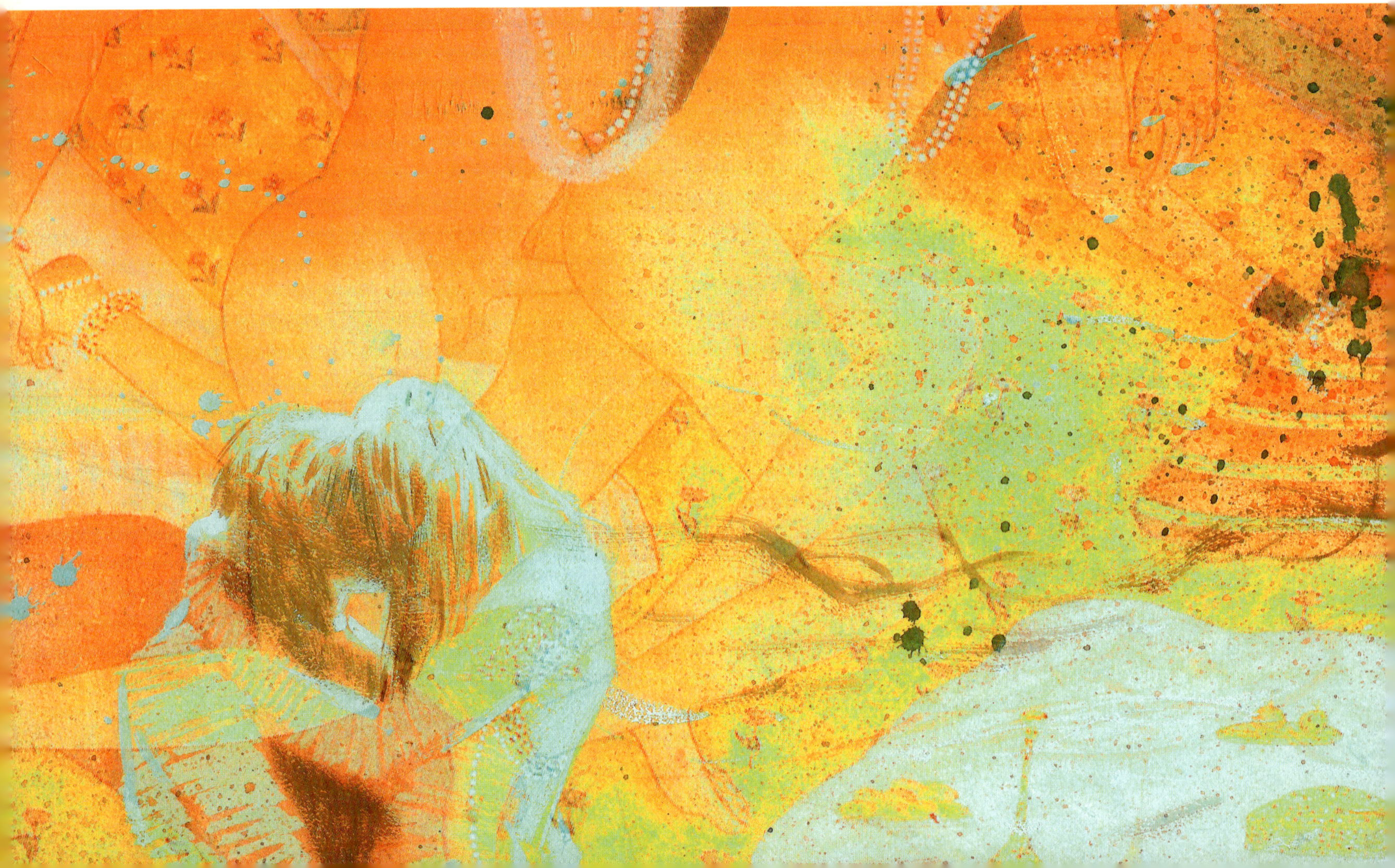

Sich in der
Sexualität
zu verlieren
ist reine Lust,
sich in der
Sexualität
zu finden
reine Seligkeit.

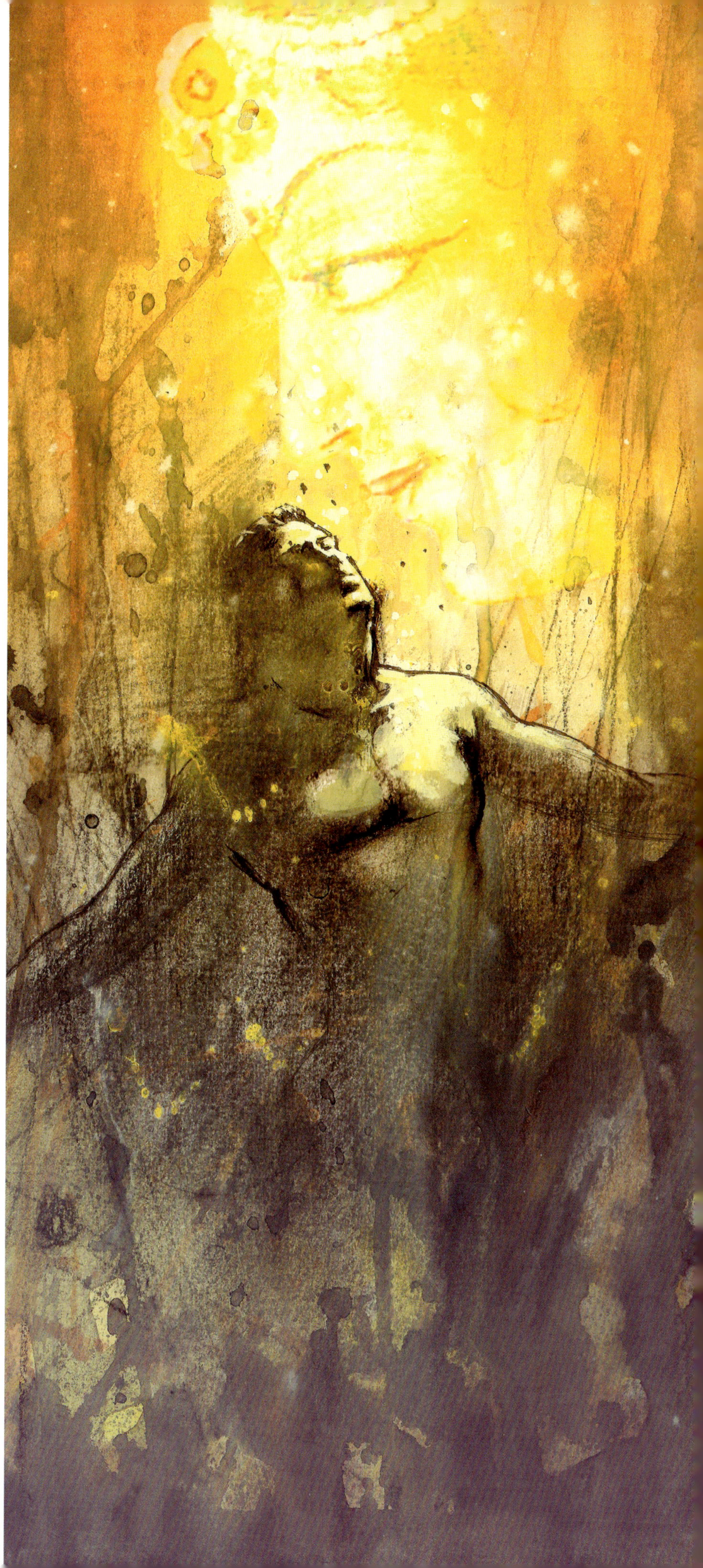

Wenn du dich dem
Unbekannten – in dir selbst
und in anderen – freudig
öffnen kannst, erst dann bist du
zum Liebenden geworden.

Die Liebe ist unser aller Weg.
Jene, die wir Liebende nennen,
erfahren diese Erkenntnis
in der Gegenwart.

Liebe ist unwandelbar. Unsere
Erfahrung im Alltag aber ist die,
dass wir das Gefühl haben,
dass Liebe sich ändert.
Das aber ist eine Illusion.

Liebe ist überall und nirgends
zur gleichen Zeit – wie das Sein.
Wie Gott selbst.

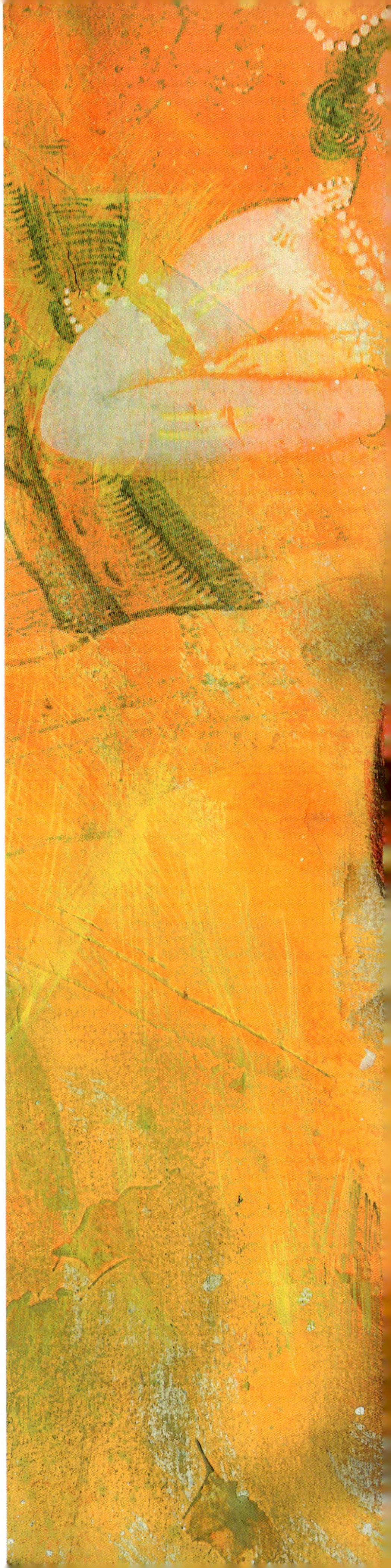

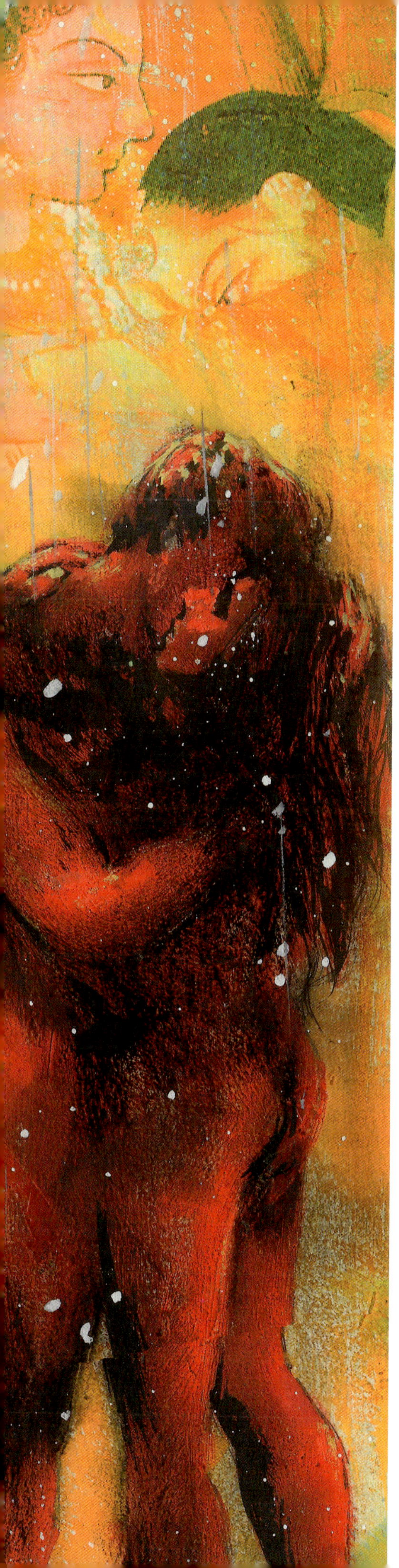

Heute hängt deine Liebe davon ab, wie du dich fühlst und was du tust. Morgen aber, wenn du Glück hast, wird deine Liebe von nichts mehr abhängig sein.

Wenn die Liebe kommt, fühlt sich das an, als habe sie dich endlich gefunden. In Wirklichkeit aber hast du dich nur darauf besonnen, nach ihr zu suchen.

Liebe ist nicht unbeständig. Sie kommt und geht nur, weil wir selbst so sind.

Die universelle Liebe ist die Erweiterung der individuellen Liebe. In der individuellen Liebe konzentriert sich die universelle.

*Jemanden zu lieben ist,
als liebten wir Gott.
Ein Mensch ist eine Welle,
Gott aber ist der Ozean.*

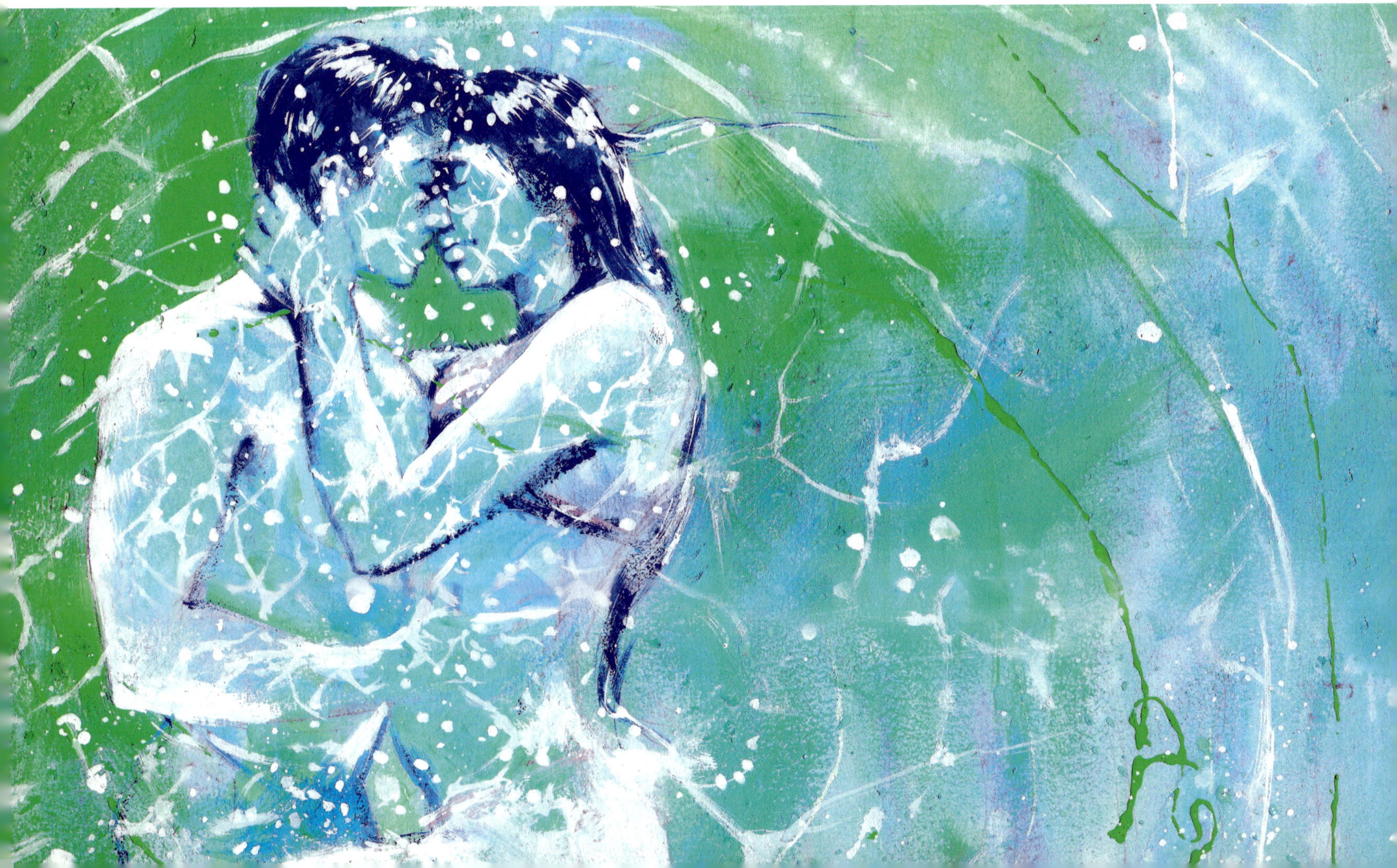

*Das Leben ist ein
einziger Strom der Liebe,
den der Geist in
»gut« und »böse« einteilt.
Durch diese Trennung
werden »gut« und »böse«
erst erschaffen.*

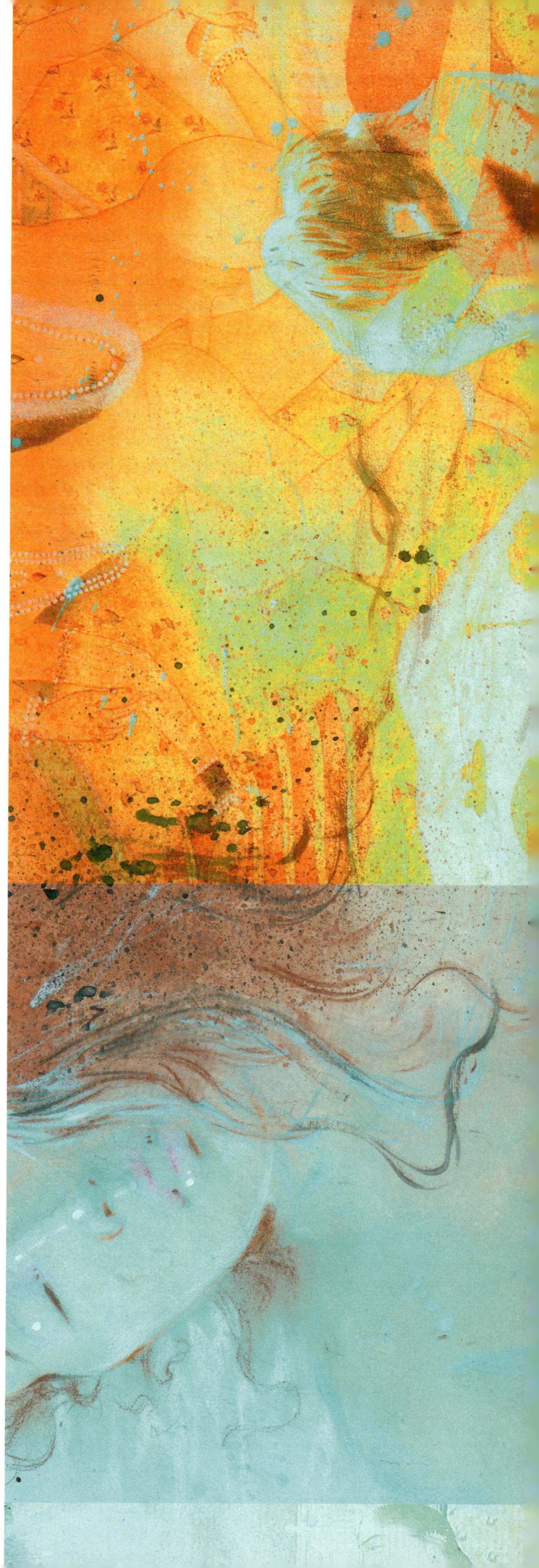

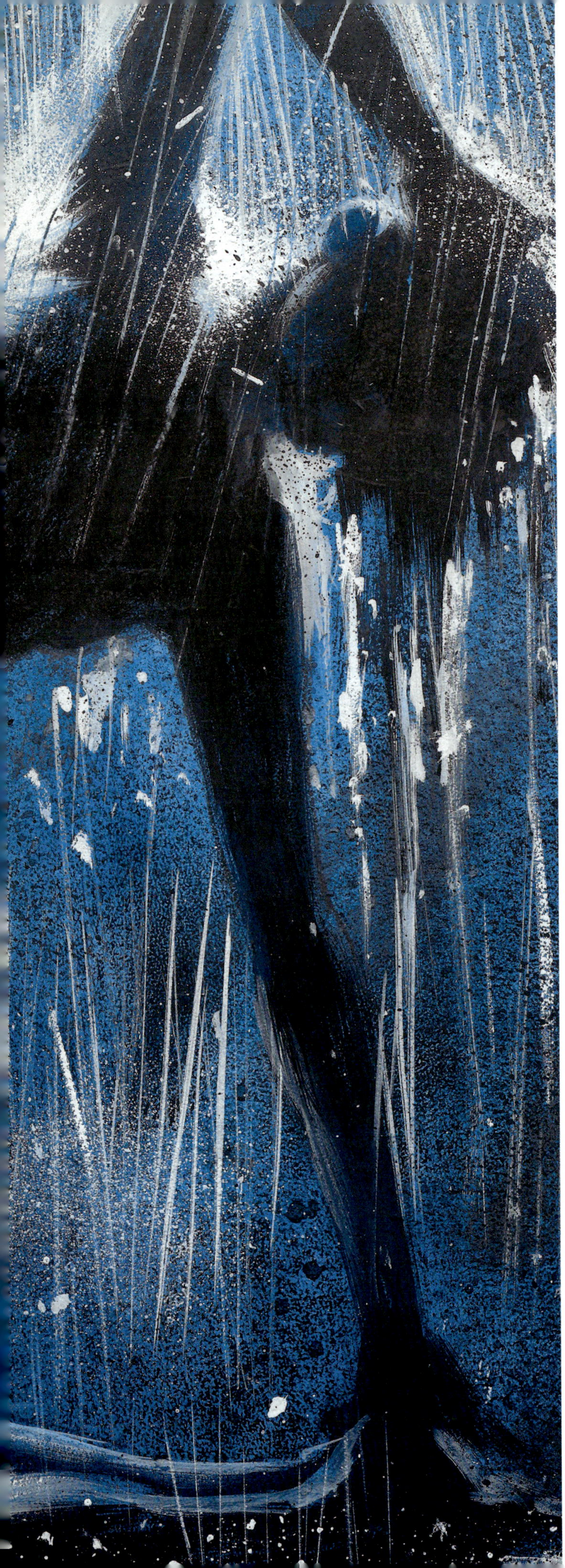

Die Liebe,
um die du bittest,
sucht stets nach dir.
Bitte also um die
allerhöchste Liebe.
Wenn sie dich
überkommt,
erfährst du
unendlichen Segen.

*Reinheit ist das
Geheimnis der
Erfüllung
deiner Wünsche.
Das reinste Herz
lässt die höchste
Liebe entstehen.*

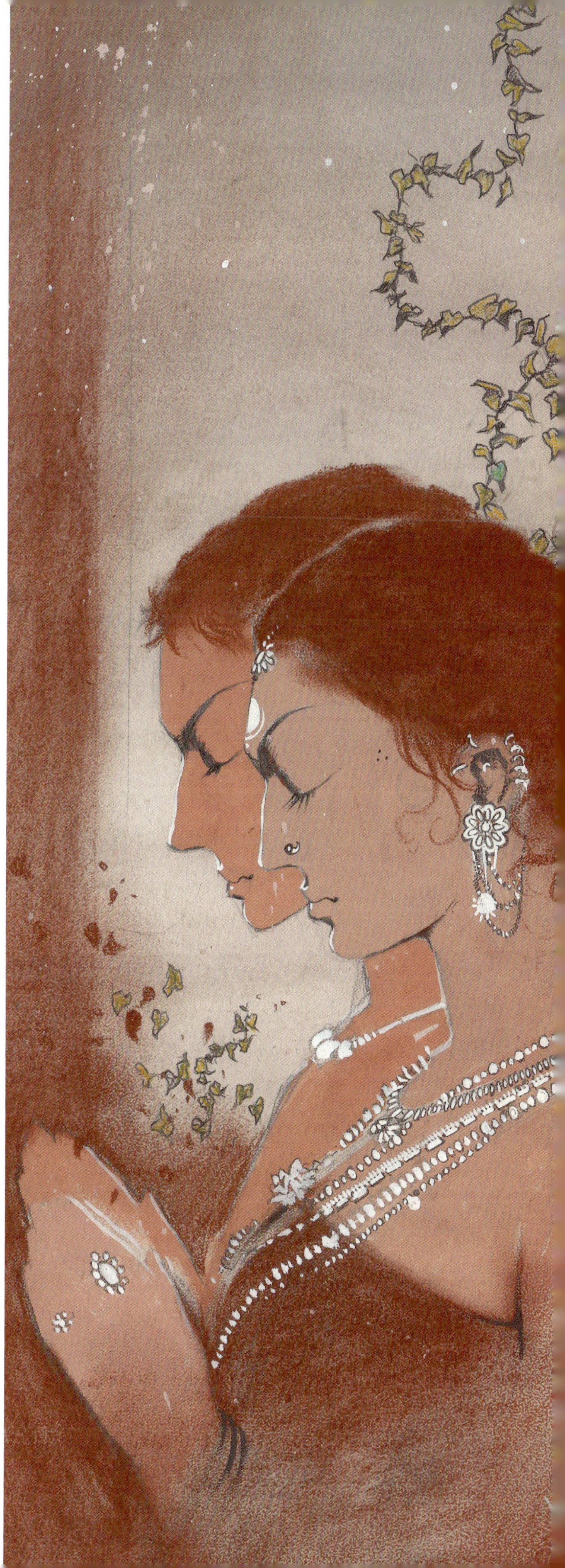

In allen Gebeten geht es um Liebe,
worum auch immer gebetet wird.
Heilung ist Liebe.
Ein inniger Wunsch ist Liebe.
Gottes Aufmerksamkeit ist Liebe.

Liebende scheinen in ihrer eigenen
unwirklichen Welt zu leben.
Dabei sind es einzig sie,
die die Welt wirklich machen.

Jeder Wunsch wird erfüllt,
wenn er still im Herzen bewahrt wird.

Schrei deine Träume
nicht in die Welt hinaus –
flüstere sie der Liebe ins Ohr.

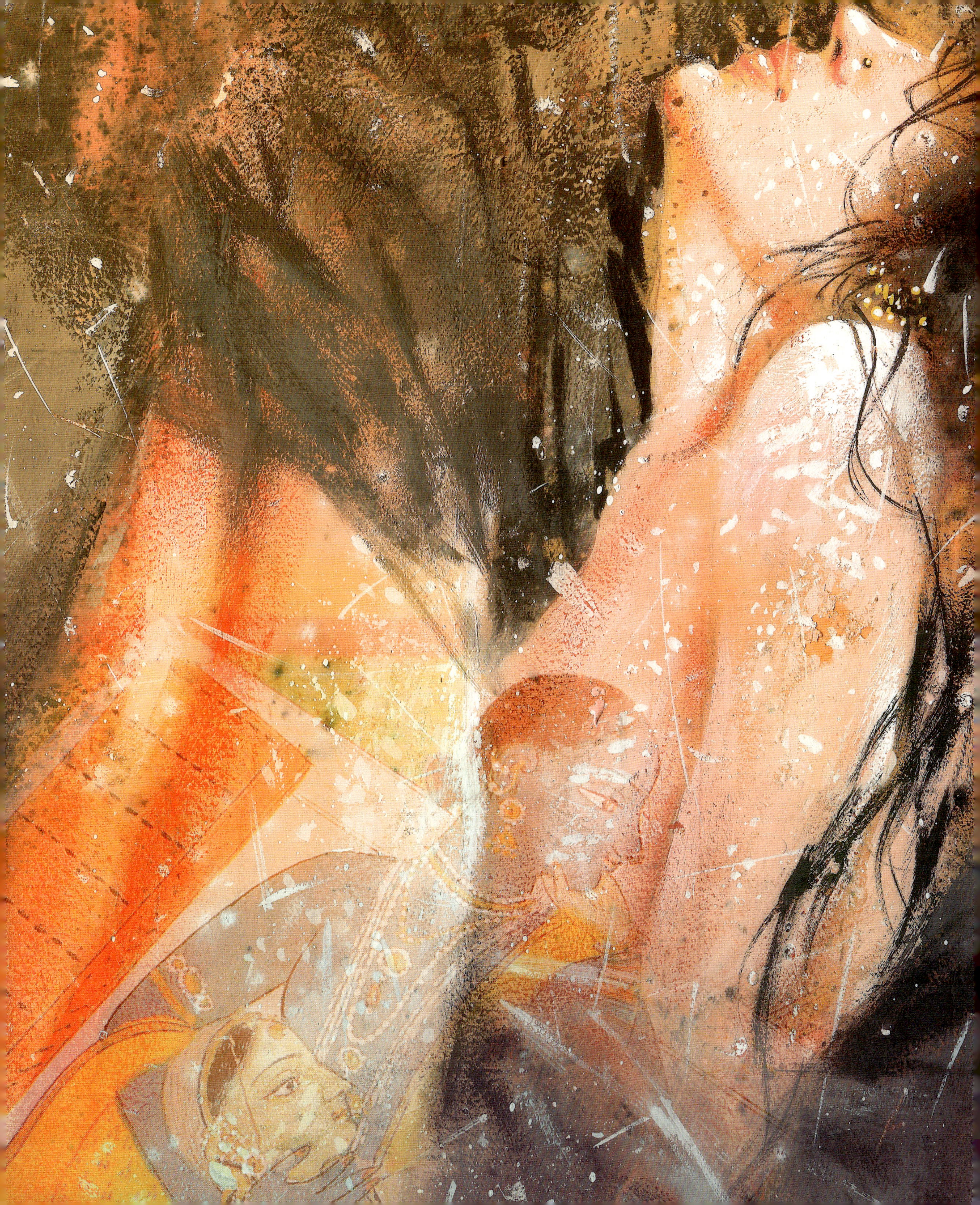

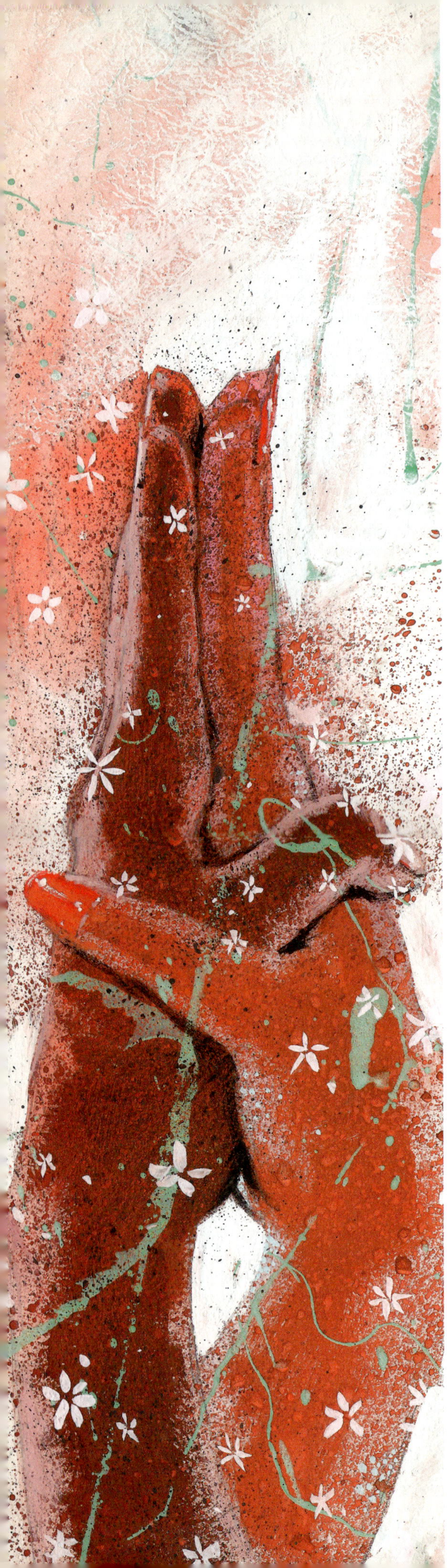

Wenn Liebende einander
begegnen, erfreut sich ein
Teil Gottes am anderen.

Wenn man sich beim
Liebesspiel fühlt wie Gott,
dann liegt das daran,
dass die Götter dieses Spiel
erfunden haben.

Was tut das Universum
in diesem Augenblick?
Es lauscht jedem
deiner Wünsche.

Sogar jene, die nur nach den
Freuden des Fleisches zu streben
scheinen, suchen die dahinter
verborgene Seele.

*Alles, worin keine Liebe ist,
ist nichts weiter als Illusion.*

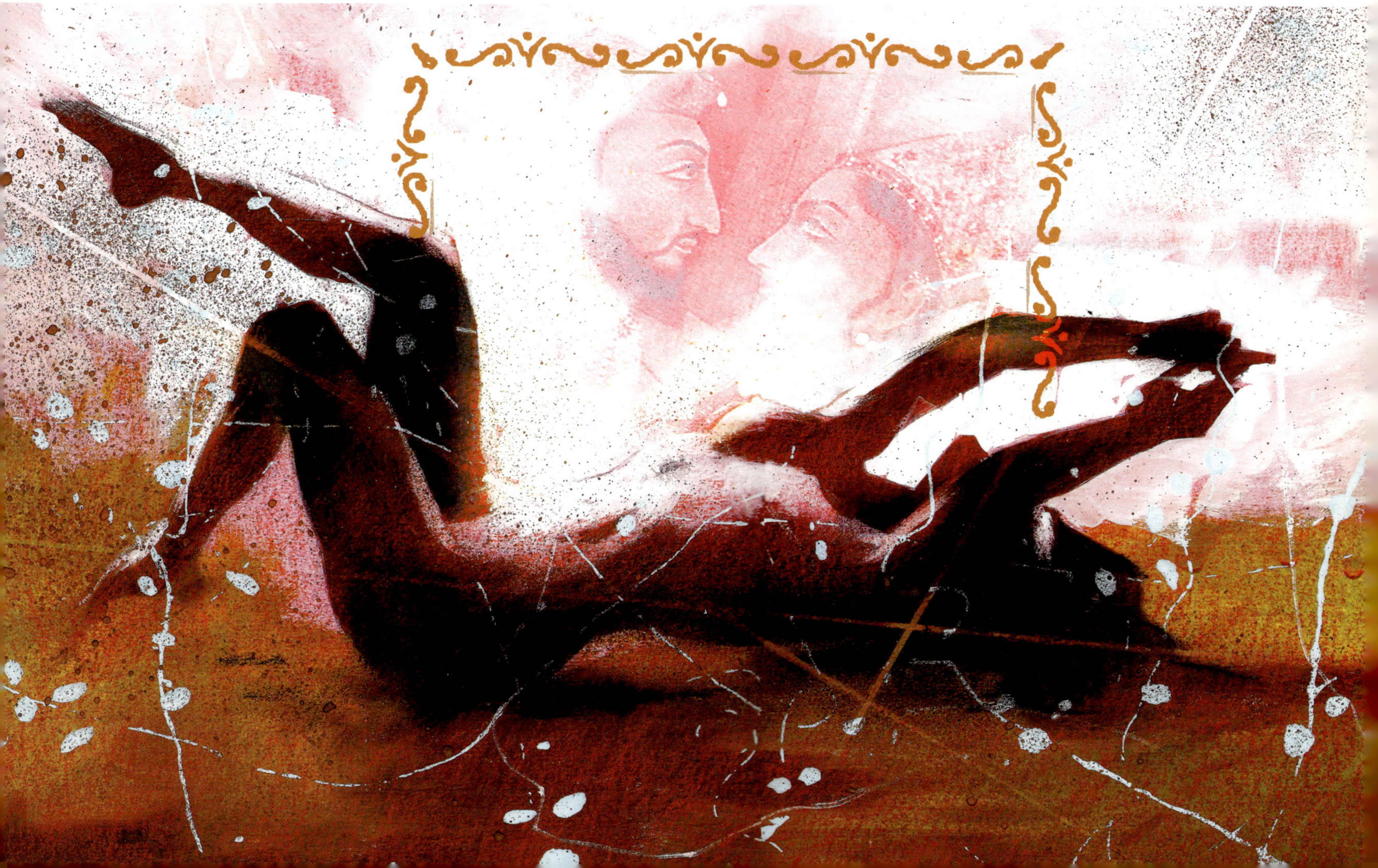

*Jedes Verlangen, selbst wenn du es verurteilst,
ist nichts weiter als der Versuch,
deine Sehnsucht nach Liebe zu heilen.*

*Wenn du fragst: »Wer bin ich?«,
ist die einzig richtige Antwort:
»Ich bin Liebe.« Jede andere Antwort
ist eine Täuschung,
die früher oder später vergeht.*

In der Liebe wird alles neu.

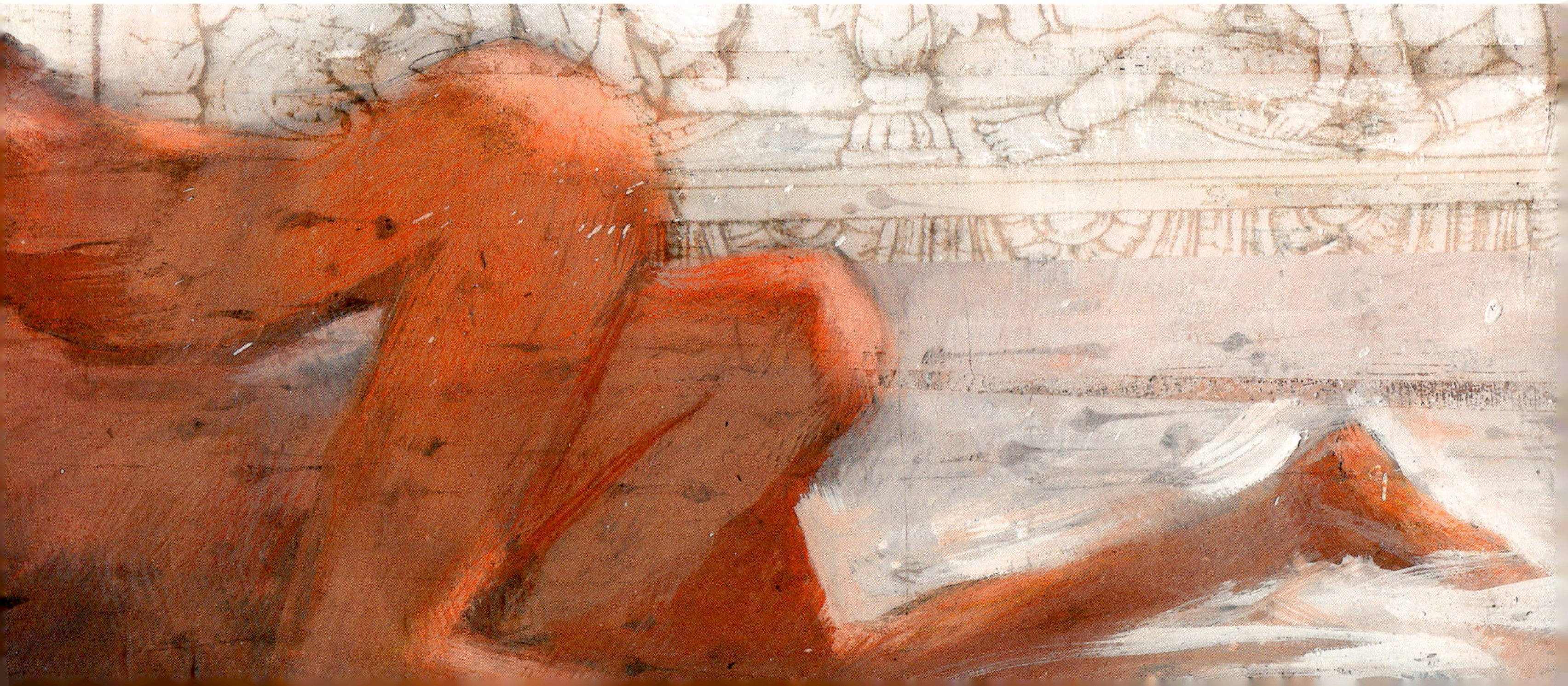

Lust ist das Lächeln, das die Liebe
unserer Sterblichkeit zuwirft.

Der Tod ist eine Illusion. Er ist nur dann nahe
an der Wirklichkeit, wenn es keine Liebe gibt.

Die Schönheit, die du im Leben
wahrnimmst, spiegelt die Schönheit wider,
die du in dir selbst siehst.
Die Liebe, die du im Leben empfindest,
ist eine Spiegelung der Liebe in dir.

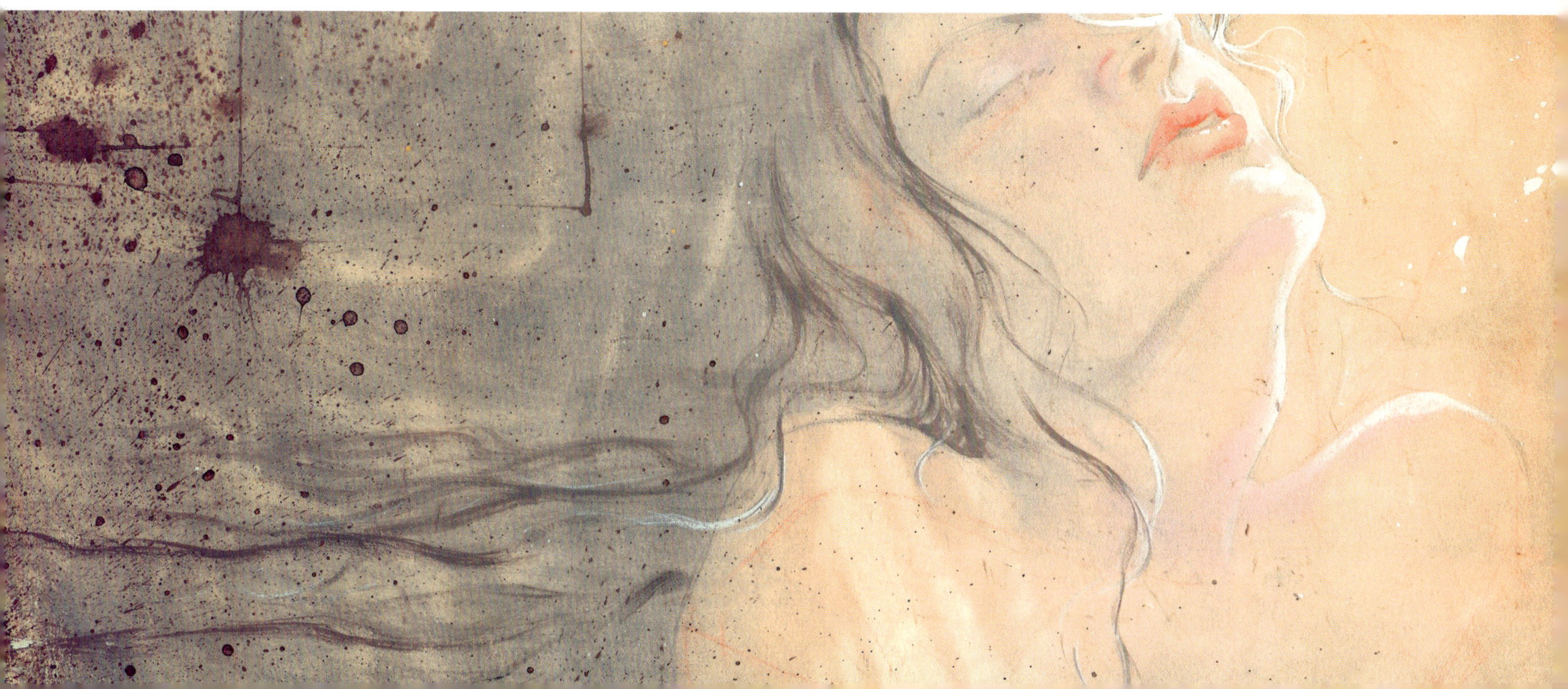

Sexualität ist ein Widerspruch in sich.
Sie beruht auf dem Unterschied
zwischen Mann und Frau und lehrt sie doch,
dass zwischen ihnen kein Unterschied besteht.
Letztlich macht die Lust alle gleich.

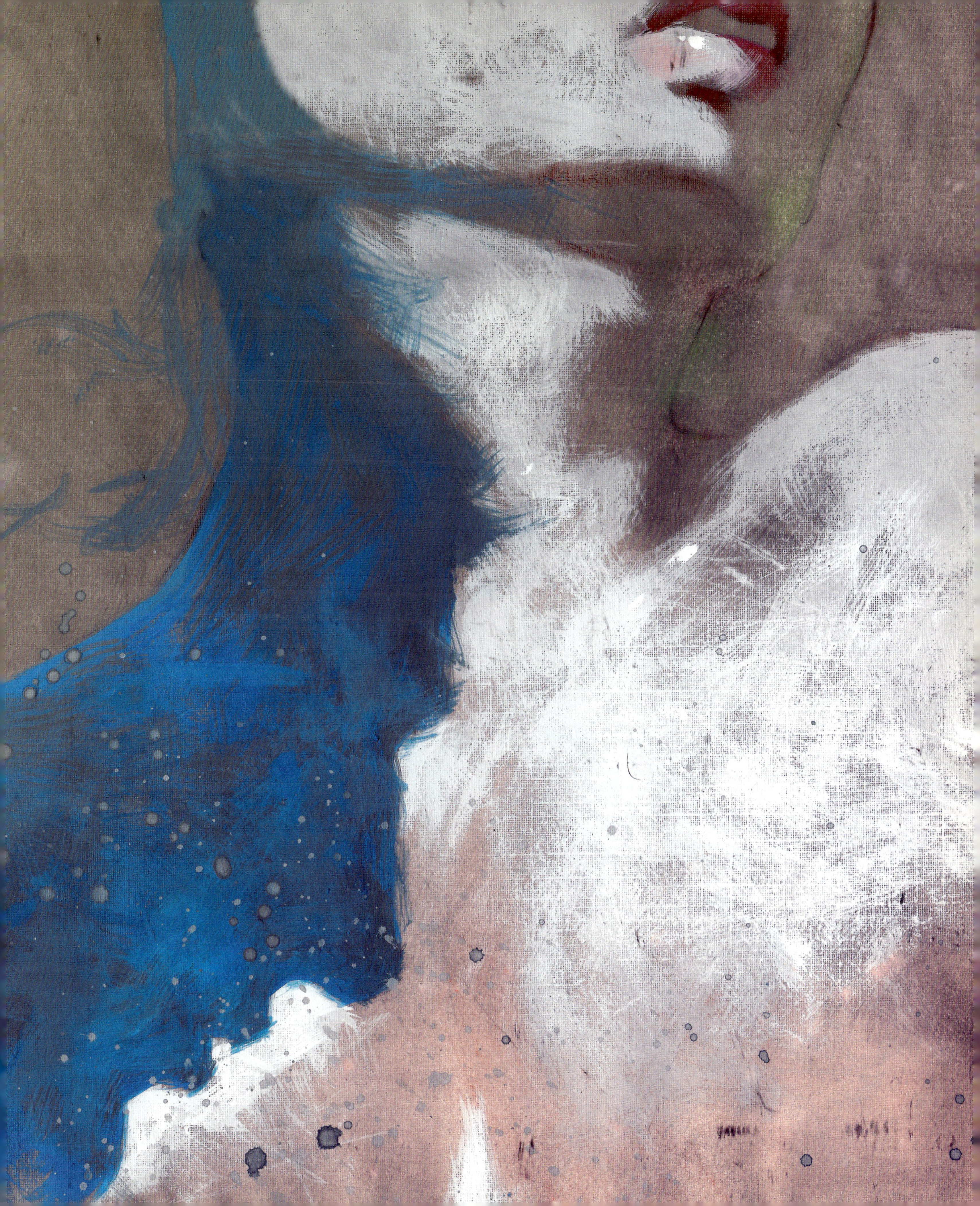

Willst du die menschliche Natur verstehen, achte genau auf jene Menschen, die lieben, und auf die, die es nicht tun. Im Schmelztiegel der Liebe gibt es keine Geheimnisse.

Das Geheimnis der Liebe liegt darin, dass es nichts gibt, was selbstsüchtiger wäre, und doch verjagt nichts die Selbstsucht so gründlich wie sie.

Du willst wissen, ob du auf dem Pfad des Wachstums heute vorwärts gekommen bist? Dann frag dich, ob du heute etwas Neues zu lieben gelernt hast.

In der Sexualität zeigen wir, wer wir wirklich sind. Liebende finden darin ihr größtes Vergnügen. Wer aber nur zu lieben vorgibt, wehrt sich dagegen.

Die Sexualität hält uns alle am Leben. Doch Sexualität ohne Liebe ist, als würde man eine Rose nur mit Sonnenlicht, aber ohne Wasser zum Gedeihen bringen wollen.

Die Vereinigung, welche Gott am wohlgefälligsten ist, ist nicht etwa die Paarung von Mann und Frau, sondern die Verbindung von Sexualität und Liebe.

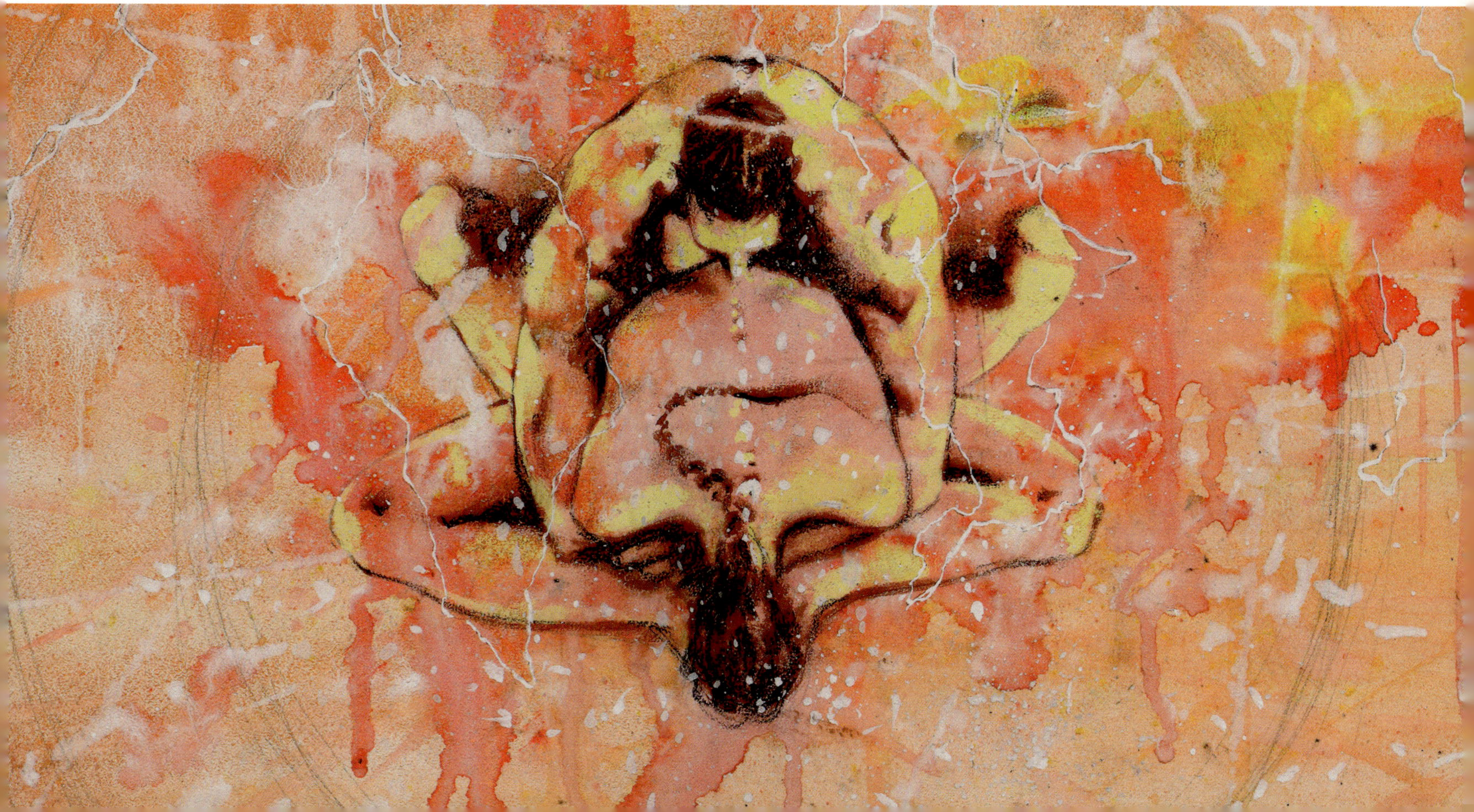

Nicht die
Sexualität
ist unsere
Erbsünde,
unsere
Schuldgefühle
sind es.

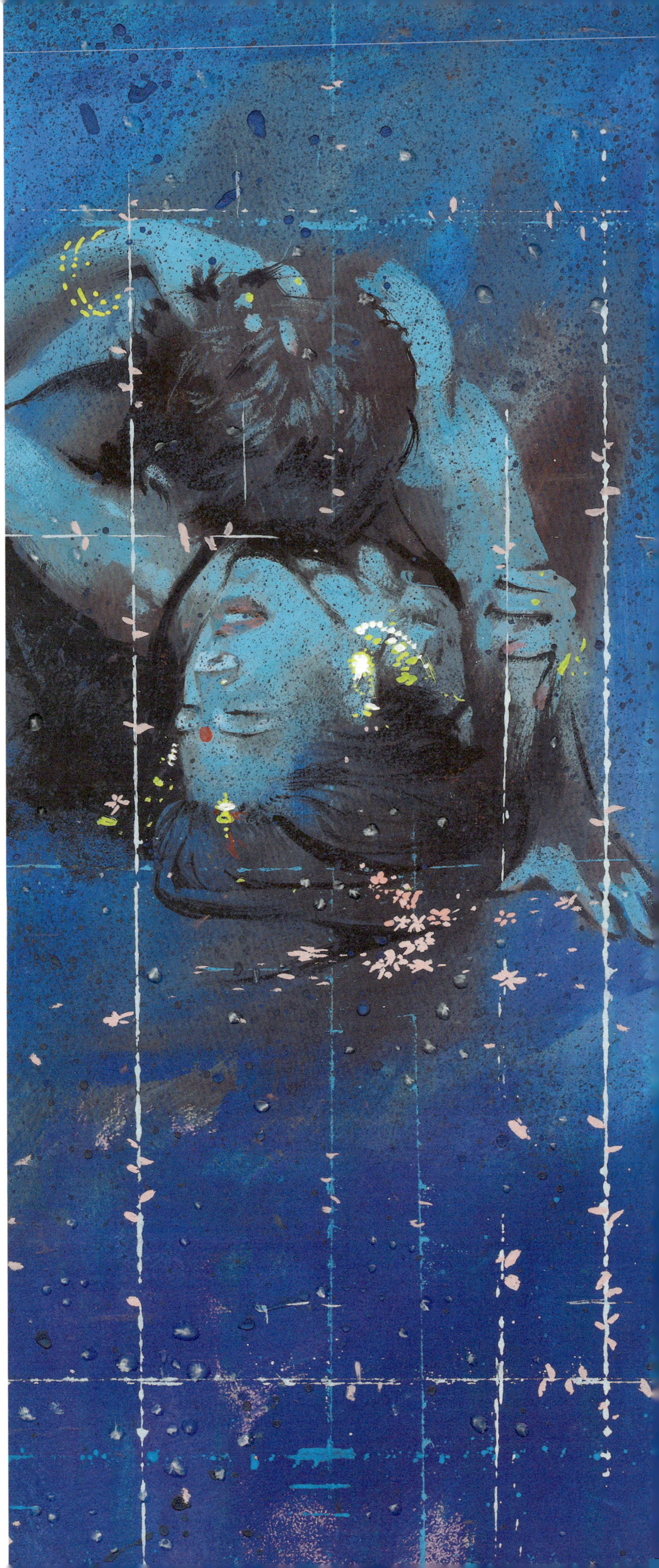

Der Orgasmus ist dieser flüchtige Moment,
in dem die Bürde unseres Selbst sich auflöst.

Der Orgasmus ist ein Segen für den Körper.
Kommt dann noch die Liebe hinzu, ist er ein
Segen für die Seele.

Einer Frau Lust zu bereiten heißt,
eine Göttin zu entzücken.
Einem Mann Lust zu schenken bedeutet,
einen Gott zu befriedigen.

Die größte Lust, die wir erfahren können,
ist nur ein Abglanz der Möglichkeiten, die die
Seele uns schenkt.

Sexualität und Segen gehören zusammen
wie die Rose und der Garten Eden.

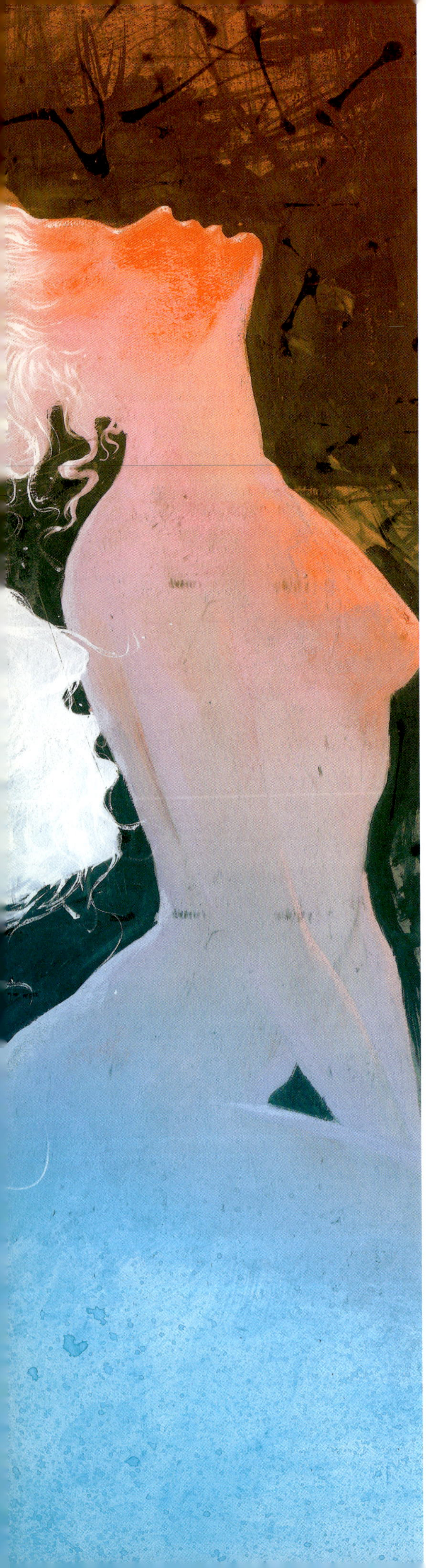

Wenn du fragst, was Lust ist,
zeigst du nur, dass du sie
nie erfahren hast.
Lust braucht nur dann Worte,
wenn sie sich nicht einstellen
will. Dasselbe gilt für das
Glück. Und für die Liebe.

Was ist Wahrheit?
Liebe in Aktion.

Im Spiel der Liebe
gibt der Liebende alles
und erwartet nichts.

Der Wahnsinn der Liebenden
lässt Gesundheit erscheinen
wie Staubwolken im Wind.

Unschuld ist die Fähigkeit,
Liebe zu geben und zu empfangen,
ohne daran zu haften.

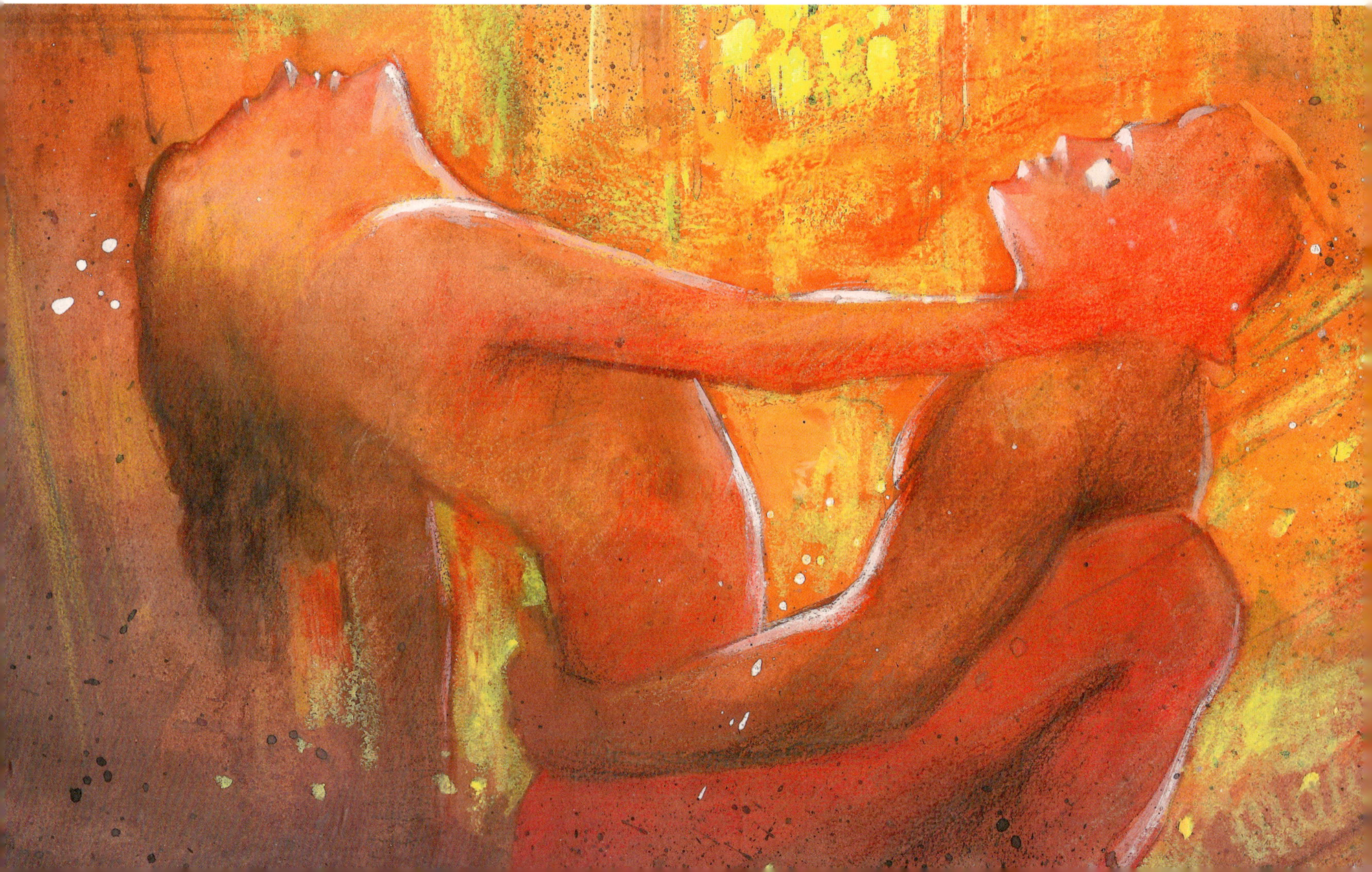

Die Sexualität ist keineswegs Gottes größte Fehlleistung. Dass die Sexualität so abgestempelt wurde, ist vielmehr die größte Fehlleistung des Menschengeschlechts. Lust ist ebenso göttlich wie eine Kathedrale oder ein Tempel.

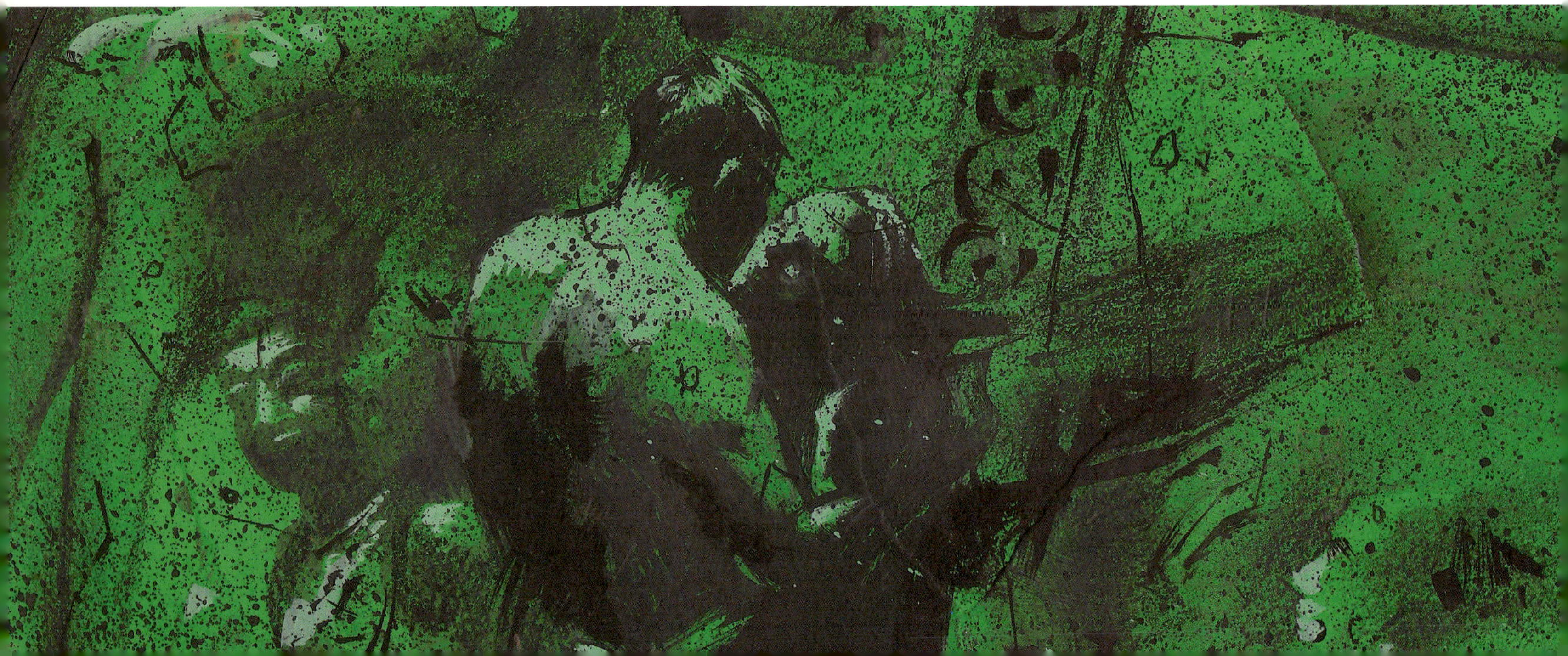

Geist und Körper waren nie voneinander getrennt. Sie halten nur Distanz, damit sie besser miteinander flirten können.

Alle Fehler dieser Welt entstehen aus dem Glauben, es gebe keine Liebe.

Du willst eine heilige Schrift, an die du glauben kannst? Lies in den Augen deines Geliebten.

Gib dich nicht der Sehnsucht nach einem fernen Himmel hin. Solange diese Welt voller Liebe ist, ist sie der Himmel auf Erden.

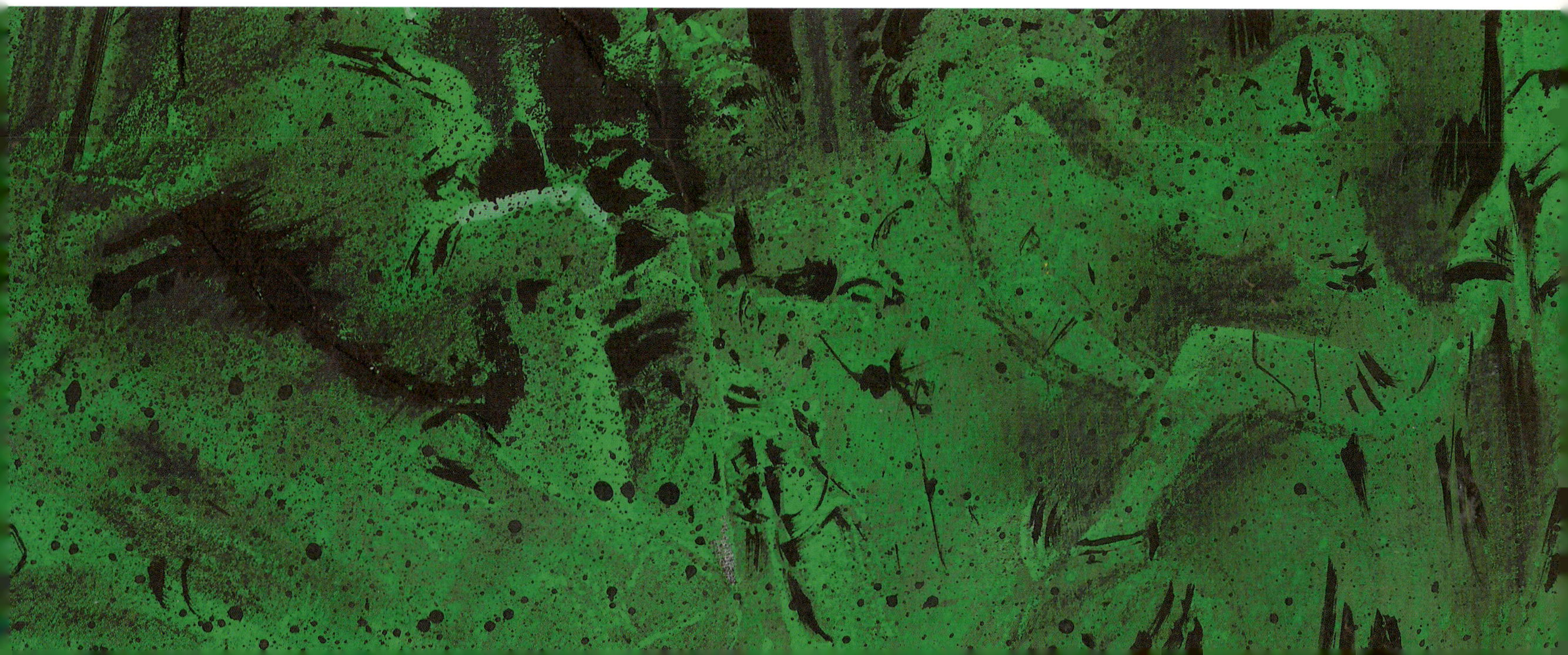

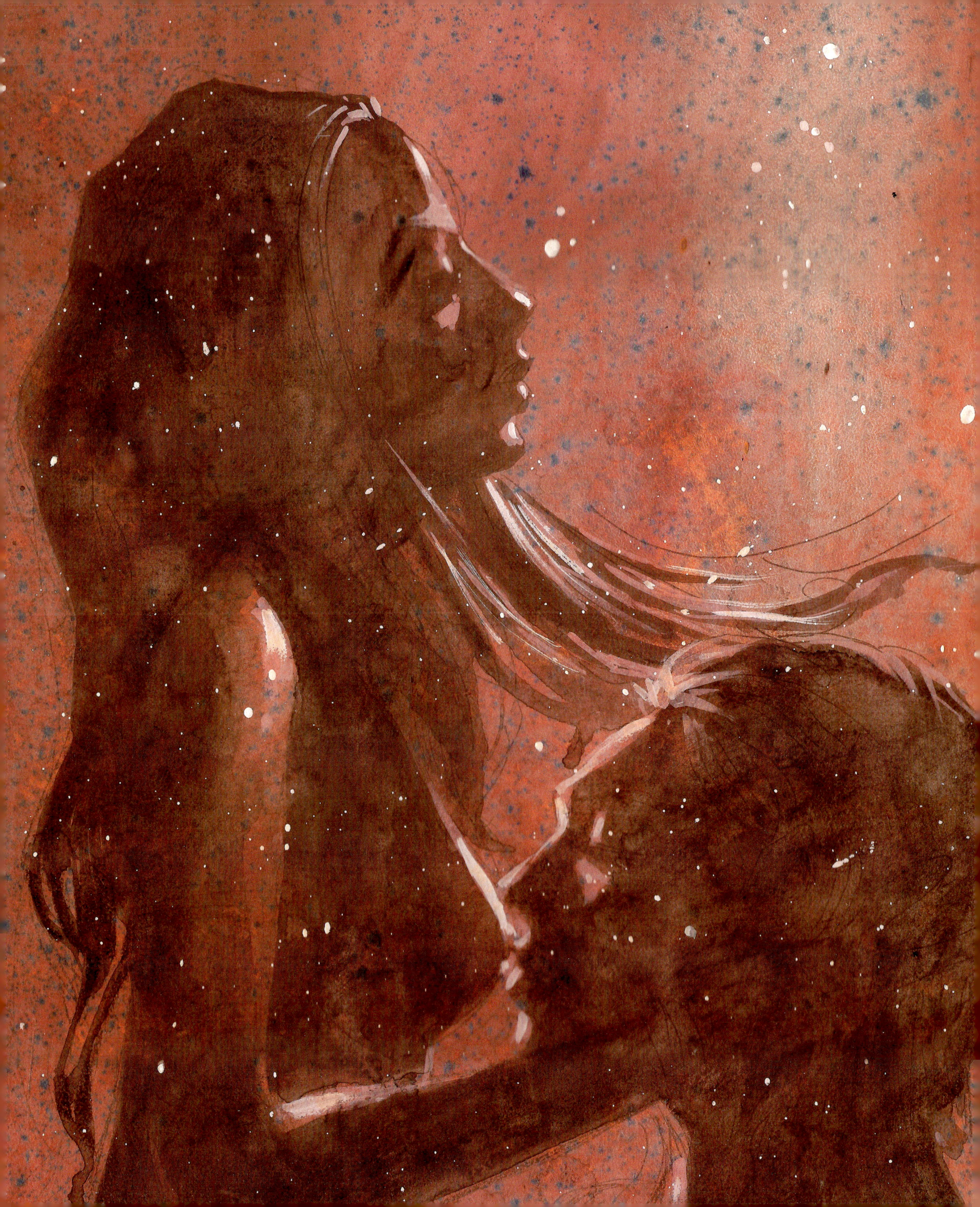

Kapitel 4

Die Vereinigung von Sex und Liebe

Es scheint fast ein Wunder, dass das Kama Sutra *uns heute noch etwas zu sagen hat. Dieses Wunder zu feiern ist reine Freude. Doch eine Gesellschaft wandelt sich mit ihren Werten und die Kunst der Liebe bildet hier keine Ausnahme.*

Das *Kama Sutra* entstammt einer Gesellschaft, in der Priester und Tempel über die Menschen herrschten. Daher gesteht es uns in sexuellen Dingen sehr viel mehr Freiheit zu als in religiösen. Möglichkeiten, als Paar spirituelle Vollendung in der sexuellen Vereinigung anzustreben, waren kaum vorgesehen. Es galt als selbstverständlich, dass Liebespartner sich ohne Scham voller Lust vereinigten, doch die tiefere Verbindung von Sexualität und Geist ist in Vatsyayanas Welt unbekannt. (Wahre spirituelle Liebende sind in seinen Augen nur die Götter.)

Ein Buch über das *Kama Sutra* sollte in meinen Augen dieses Thema ansprechen, denn in unserer Zeit wird ständig über Sex geredet und geschrieben, was mitunter für einige Verwirrung sorgt. Meiner Erfahrung nach suchen Paare einen Weg aus eben dieser Verwirrung. Da sie, anders als die Generationen vor uns, viel früher und sehr viel freier sexuelle Erfahrungen gemacht haben, flößt er ihnen keine Angst ein. Sie fragen sich vielmehr, was wirklich hinter der Sexualität steckt. Nutzt sich Sex nach dem tausendsten Orgasmus nicht irgendwie ab wie alles andere? Warum führt er so selten zur Entdeckung der wahren Werte eines Menschen, sei dies nun der Partner oder wir selbst?

Vor etwa einhundert Jahren, als die gesellschaftlichen Normen noch Unterdrückung des Sexualtriebs forderten, sollten Mann und Frau einander in einer idealisierten Form der Liebe begegnen. Die Liebe unter Eheleuten galt als heilig, solange sie nichts mit Geschlechtsorganen zu tun hatte. Der berühmte viktorianische Schriftsteller John Ruskin, der die Anatomie der Frau nur von griechischen Marmorstatuen kannte, stürmte während der Hochzeitsnacht entsetzt aus dem Schlafzimmer, als er entdeckte, dass seine Frau Schamhaar hatte. Schweißtreibender, wilder Sex durfte nicht Teil der idealen Liebe sein. Denn die fleischliche Lust, so nahm man an, mache das Geistige zunichte. Hatte nicht Shakespeare geklagt, dass Sex nichts weiter sei als »des Geistes Sturz in unermessene Schmach«?

Solche Vorstellungen haben sich in manchen Kreisen bis heute gehalten. Christliche Fundamentalisten, überzeugt davon, dass Sex nichts weiter sei als die Fortsetzung der Erbsünde, finden sich Seite an Seite mit New-Age-Anhängern östlicher Religionen, für die Reinheit und Zölibat ebenfalls als einziger Weg zur Spiritualität gelten. Sex sollte möglichst vermieden oder nur im Notfall hingenommen werden. Von Promiskuität oder gar Homosexualität wendet sich der wahre Gläubige mit Grausen ab. Jeder Mensch, der naiverweise glaubt, die östlichen Religionen hätten einen toleranteren Zugang zur Sexualität, wird sich in seinen Vorstellungen getäuscht sehen, wenn er einen orthodoxen Buddhisten oder Hindu diesbezüglich um Rat bittet. Ich kann mich noch gut an einen bekannten ayurvedischen Arzt erinnern, der Mitte der Achtzigerjahre nach Amerika kam, um die heilsamen Geheimnisse der traditionellen indischen Medizin einem breiteren Publikum vorzustellen. Auf einer Pressekonferenz fragte ein Journalist den Arzt, wie Ayurveda AIDS-Kranken helfen könne. Ein Ausdruck des Entsetzens glitt über das Gesicht des ehrenwerten Doktors. Dann antwortete er: »AIDS? Ein Mann, eine Frau. Das ist Gottes Gesetz.«

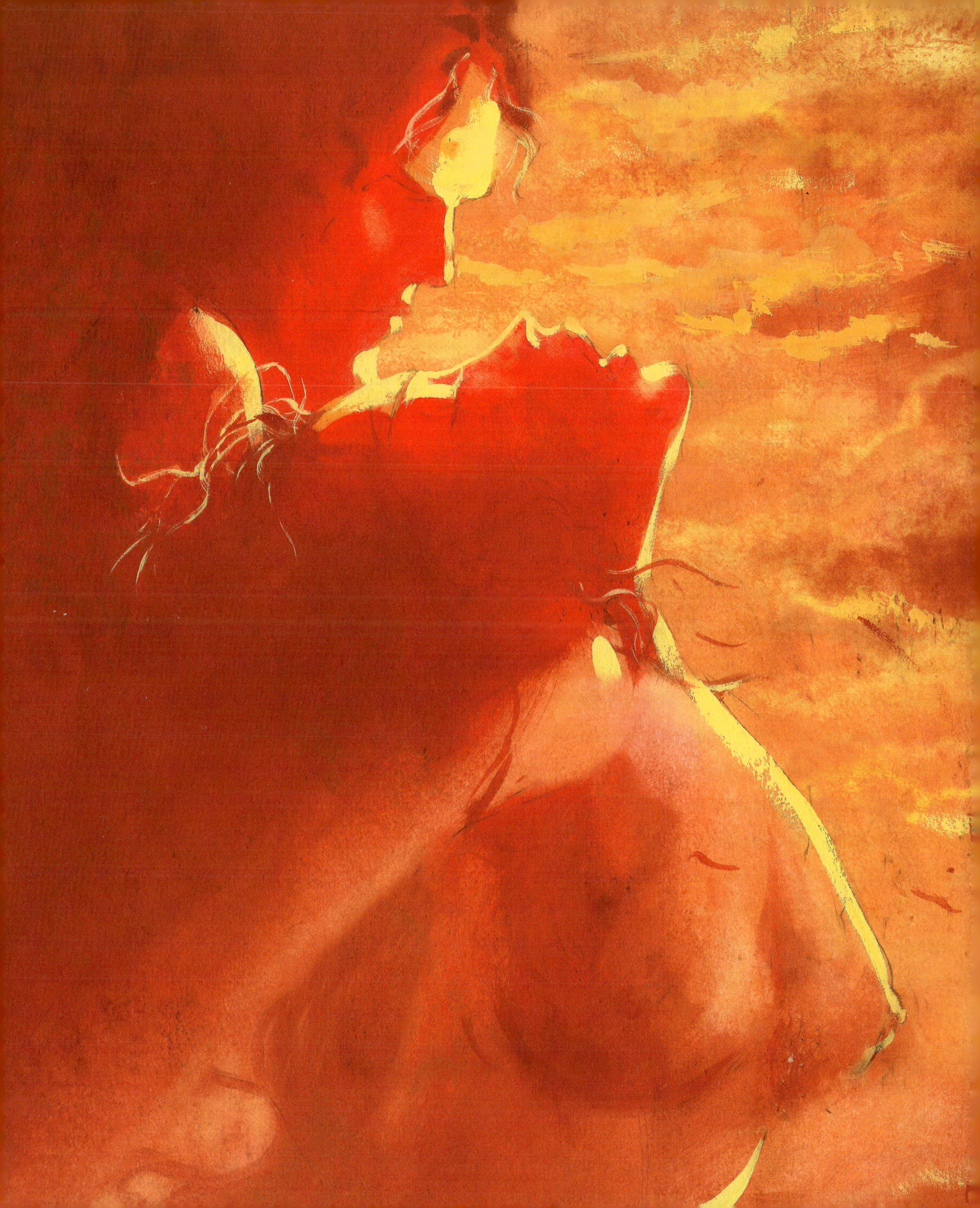

In unserer Gesellschaft aber herrscht der Grundsatz der Wahlfreiheit. Sexualität wird offen diskutiert und ist als Ausdruck des Lebens weitgehend akzeptiert. Unser Problem sind die durch Sexualkontakt übertragbaren Krankheiten, denn – wie es so schön heißt – als die Sünde sich verzweifelt aus dem Fenster stürzte, kam zur anderen Seite der Schrecken von AIDS herein. Heute quält man Kinder in den Schulen wieder mit Geschichten darüber, was ihnen passieren kann, wenn sie nur einen einzigen sexuellen Fehlgriff tun. Liebe deinen Partner, doch pass auf, dass er (oder sie) nicht dein Leben zerstört. Die einzigen Verteidiger des sexuellen Vergnügens, wie es auch im *Kama Sutra* gutgeheißen wird, scheinen sich in gewissen Herrenmagazinen zu finden, die unsere erotische Fantasie anregen sollen. Und wir haben es dem Feminismus zu verdanken, dass es solche die Fantasie anregenden Bücher und Magazine nun auch für Frauen gibt.

Wie aber können wir Sexualität nun als spirituelle Kraft erfahren? Obwohl Vatsyayana in dieser Hinsicht nicht besonders tief ging, war er dennoch von diesem Gedanken inspiriert. Er begriff aber auch, wie zerstörerisch der sexuelle Trieb sein kann. Heute, nach Tausenden von Jahren, ist Sexualität immer noch eine beängstigende Kraft, die einen Menschen dazu bringen kann, völlig die Kontrolle zu verlieren. Sie raubt uns nicht selten jedes Maß, jede Würde, jeden Frieden und vor allem den Schlaf. Sexuelle Fantasien beherrschen unser Denken, ohne dass wir etwas dagegen tun können. Wir können sie nicht kontrollieren, und wenn sie die Dunkelheit der Scham- und Schuldgefühle aufrühren, dann wird, was einstmals pures körperliches Vergnügen war, zu Leid und zur Besessenheit.

Doch das *Kama Sutra* kennt den Weg aus diesem finsteren Labyrinth. Wir haben uns nicht sexuell befreit, indem wir Sex auf die Titelseiten gebracht haben, genauso wenig wie die Zahl von Verbrechen zurückgegangen ist, weil wir jeden blutrünstigen Mord im Fernsehen zeigen. Hier gibt es für uns alle ein Geheimnis zu entdecken, und dieses lautet: Sexualität ist Freiheit. Diese Eigenschaft teilt sie mit der Liebe. Man kann nicht behaupten, dass Liebe und Sex dasselbe ist, denn Abermillionen sexueller Handlungen (und Fantasien) werden aus purer Selbstsucht ausgeführt, ohne jeden Anstrich von Liebe. Doch Sexualität macht uns frei, weil sie uns vollständig nackt macht. Sie befreit uns von unserem Ego und lässt Vorstellungen wie Würde und Selbstkontrolle als Farce erscheinen. Doch wenn Sex sich mit Liebe paart, dann wird diese Fähigkeit zur Freiheit noch stärker. Kein Wunder also, dass sich in jeder Kultur Götter und Göttinnen der Liebe in sexueller Vereinigung hingeben.

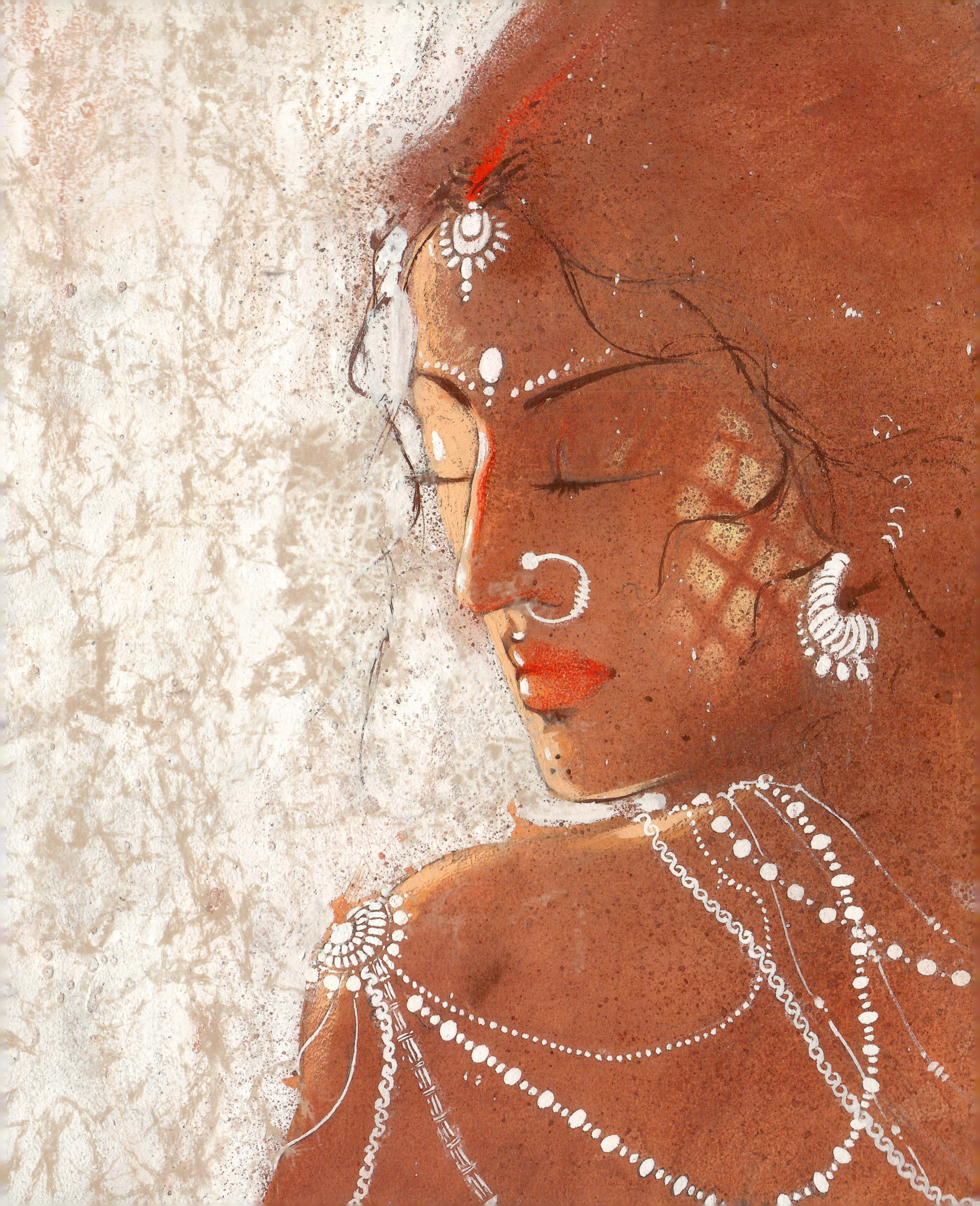

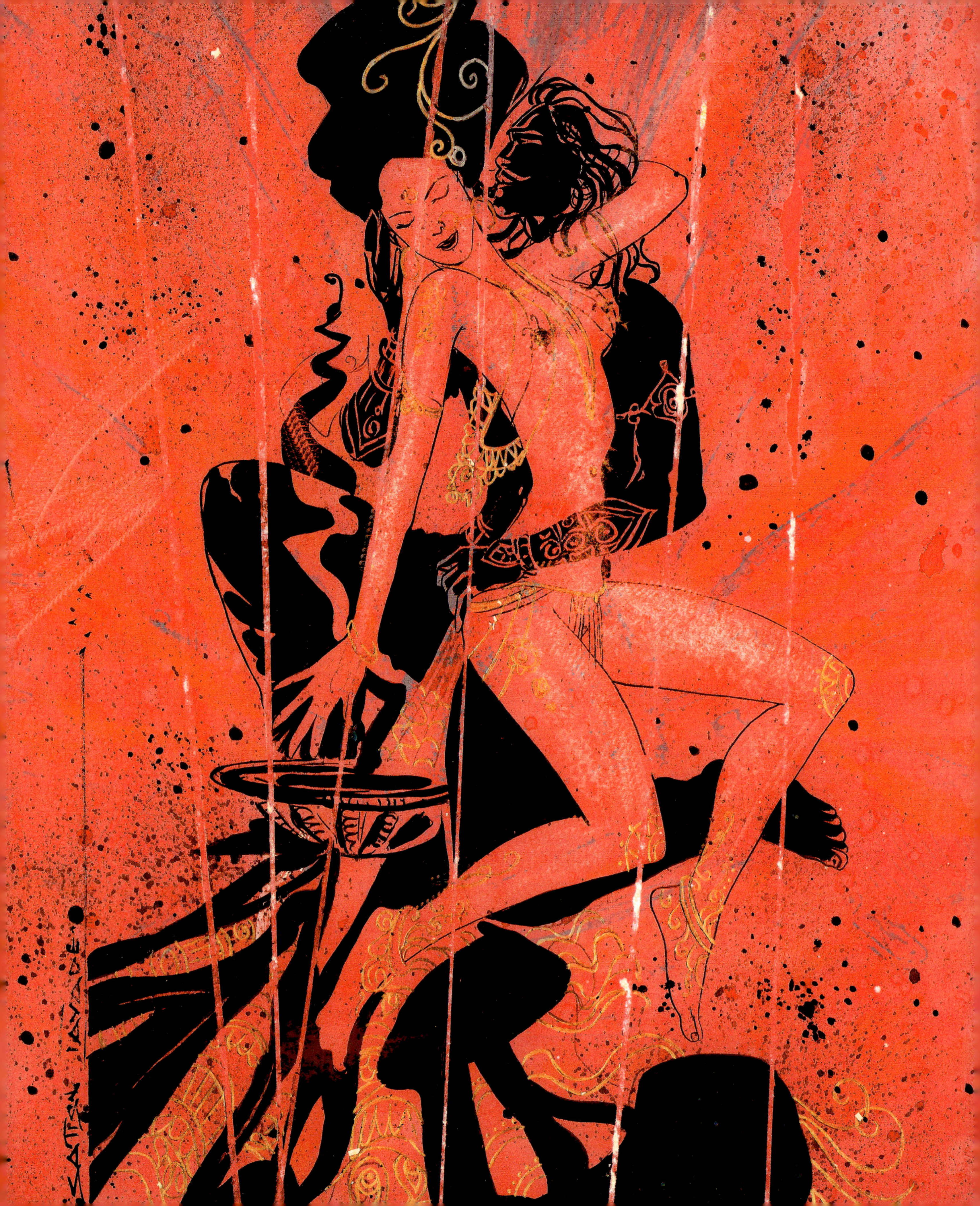

Die Erfahrung der Ekstase

Millionen von Menschen geraten nur durch Sex in Ekstase. Ekstase aber ist eine spirituelle Erfahrung, die in das Reich des Körperlichen hineinreicht.

Du hast mich gespalten, mein Herz aufgerissen. Du hast mich mit Liebe erfüllt. Deinen Geist hast du in mich einfließen lassen. Ich kenne dich, wie ich mich selbst kenne. Meine Augen leuchten in deinem Licht. Meine Ohren erfreuen sich an deiner Musik. Meine Nase füllt sich mit deinem Duft. Auf meinem Gesicht liegt dein Tau. Alles hast du neu gemacht für mich. Nun sehe ich, dass alle Dinge leuchten. Du hast mir vollkommene Ruhe geschenkt, sodass ich zum Paradies geworden bin.

Dieser hemmungslose Hymnus auf die Ekstase ist uralt. Er gehört zu einer altsyrischen Verssammlung, einer Sprache, die erst 1909 entdeckt wurde. Bibelforscher glauben, dass diese Verse vermutlich vor dem 1. Jahrhundert n. Chr. geschrieben wurden, daher werden sie häufig als *Oden des Salomo* bezeichnet. In diesen Versen drückt sich die mitreißende Ekstase der Liebe auf ihrem Höhepunkt aus. Ekstase ist ein Zustand voll ursprünglicher Energie, in den die Liebe uns versetzen soll. Gleichzeitig ist Ekstase unser aller Ursprung. In den berühmtesten vedischen Schriften Indiens, den Upanishaden, heißt es: »Diese Geschöpfe werden in Liebe und Glückseligkeit geboren. In Liebe und Glückseligkeit werden sie bewahrt, um später erneut in die Glückseligkeit einzugehen.« Alles Sehnen, alles Streben, alles, was wir im Leben tun, hat letztlich nur ein Ziel: ekstatische Liebe. Sich von der Sexualität abzuwenden hieße für einen wirklich spirituellen Menschen, sich von der wahren Natur der eigenen Seele abzukehren. Ich kann mich noch an einen Nobelpreisträger erinnern, der wehmütig sagte: »Dies ist ein Trostpreis für entgangene Liebe. Alles, was ich im Leben wollte, war Liebe. Denn all unser Forschen ist letztlich nur Suche nach Liebe.«

Liebe ist der Anfang und das Ende. T. S. Eliot schrieb einst: »Wir lassen nicht vom Suchen ab und dennoch: Am Ende unserer Suche gelangen wir zum Ausgangspunkt zurück und sehen ihn gleichsam zum ersten Mal.« Und doch müssen wir auf unserer Suche nach Liebe die Wissenschaft nicht ausklammern. Schon vor Jahren, als ich noch meine Zeit als Assistenzarzt in einem amerikanischen Krankenhaus ableistete, wurde mir die Heilkraft der Liebe bewusst. Auch schwer erkrankte Patienten erholten sich mitunter gegen jede ärztliche Prognose, wenn sie sich geliebt fühlten. Andere aber, die weit weniger gefährliche Krankheiten hatten, sich aber allein und verlassen fühlten, schienen allmählich zu verblassen, bis sie starben und in Vergessenheit gerieten. Später, als die Zusammenhänge zwischen Geist und Körper genauer untersucht wurden, bestätigte auch die Wissenschaft diese Erkenntnisse. Damals fand man heraus, dass ein Mensch, der sich geliebt fühlt, über ein aktives Immunsystem verfügt, während gleichzeitig stimmungsaufhellende Neurotransmitter wie Dopamin und Serotonin ausgeschüttet werden.

Wie viele Menschen aber wissen schon, dass beim Sex jede positive chemische Reaktion, die im Körper möglich ist, aktiviert wird? Das können nicht viele Lebensvorgänge für sich beanspruchen. Sogar jene Hormone, die stillenden Müttern ihr strahlendes Aussehen verleihen, werden bei der sexuellen Vereinigung frei. Das Immunsystem wird gestärkt, und Gefühle von Kraft, Frieden, Zufriedenheit und Zusammengehörigkeit stellen sich ein. Früher hat man diese Reaktionen nicht auf biochemische Reaktionen im Körper zurückgeführt. Heute jedoch, wo wir dies wissenschaftlich belegen können, wissen wir, dass die Unterdrückung unserer Sexualität auf allen Ebenen, auch der körperlichen, ungesund ist. Daraus lässt sich ein moderner Ratschlag ableiten: »Fühlen Sie sich wohl, genießen Sie die Ekstase.«

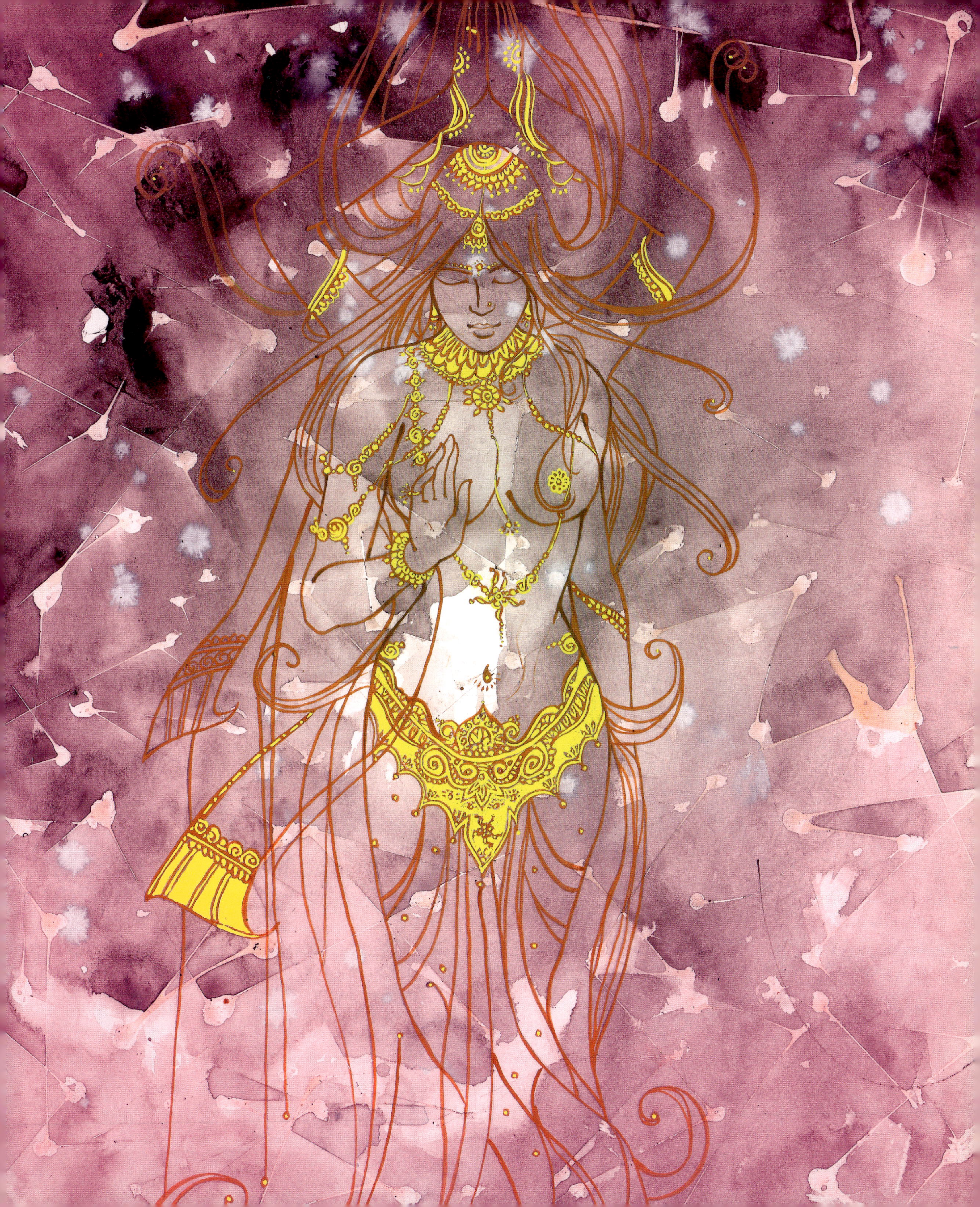

Die sieben Stufen der Liebe

Wenn Sex und Wohlbefinden schon so eng miteinander verflochten sind, können Sex und Geist einander nicht völlig fremd sein. Die Gelehrten aus aller Welt, ob nun aus dem Osten oder dem Westen, sagen uns, dass Liebe ihrem Wesen nach die Kraft des Geistes und letztlich das Spiel des Göttlichen ist. Hinter jeder Liebesgeschichte verbirgt sich das Werben der Götter und Göttinnen. Die Liebe ist einer jener Lebensbereiche, in denen sich das Mythische mit dem Alltag verbindet. Für viele Menschen ist das Erlebnis romantischer Liebe die erste wirklich spirituelle Erfahrung ihres Lebens, selbst wenn ihnen dies nicht bewusst wird. Liebe ist letztlich die Suche nach dem Geist. Liebende erfahren zutiefst die Weisheit der Unsicherheit. Staunen erfüllt sie. Sie öffnen sich und fühlen sich erneuert und verwandelt. Weltliches und Banales stoßen sie ab. Liebende sind spontan. Sie sind verletzlich und gleichzeitig sorglos. All dies sind spirituelle Qualitäten. Wenn wir sie aufrechterhalten könnten, befänden wir uns auf dem besten Weg zur inneren Befreiung.

Wie aber können wir sie aufrechterhalten? Indem wir einfach erwarten, dass sie erhalten bleibt. Nur wenn wir glauben, dass unsere Liebe zu ihrem vollen spirituellen Potenzial erblühen kann, wird sie das auch tun. Erwarten wir jedoch, dass die Liebe einfach immer so bleibt, wie sie ist, wird sie allmählich verblassen. Etwas so Machtvolles kann nicht gleich bleiben, doch wenn unsere Verliebtheit weicht, dann klagen wir über die Launen der Liebe, statt uns selbst an der Nase zu fassen. Liebe kann nur in unserem Bewusstsein wachsen. Es gibt keinen anderen Ort, an dem die Liebe so vollständig erblühen kann – wie eine wilde Orchidee im Garten Eden. Ich bin mir absolut sicher, dass der Mensch kein gefallenes Geschöpf ist. Wir sind einfach nur vergesslich. Glücklicherweise lässt sich das Bewusstsein, das gleichsam entschlafen ist, wieder erwecken. Die wahre Kunst der Liebe, von der das *Kama Sutra* nur einen Abglanz bietet, eröffnet der Liebe wieder jenen Platz in unserer Seele, der ihr eigentlich zusteht.

Um erfahren zu können, wie die Liebe sich entwickelt, ist es hilfreich, ihre verschiedenen Stufen zu verstehen. Es sind sieben an der Zahl, sie sind die physische Umsetzung der sieben spirituellen Gesetze der Liebe. Beide Ebenen gehen Hand in Hand, denn um ein spirituelles Gesetz erfahren zu können, müssen Sie es konkret erleben. Diese Gesetze existieren nicht im luftleeren Raum. Die sieben Stufen der Liebe finden sich in jeder Form der Liebe wieder: der Liebe, die ein Wissenschaftler oder Künstler für seine Berufung hegt; der Liebe zu Familie und Kindern oder der Liebe zum Göttlichen, zu Gott. Wenn wir die Dynamik der Liebe verstehen und den sieben spirituellen Gesetzen gehorchen, können wir jene Liebe schaffen, die wir in all unseren Lebensbereichen gerne erfahren möchten. Dies wird unser Schicksal sein, dem wir nicht entrinnen können.

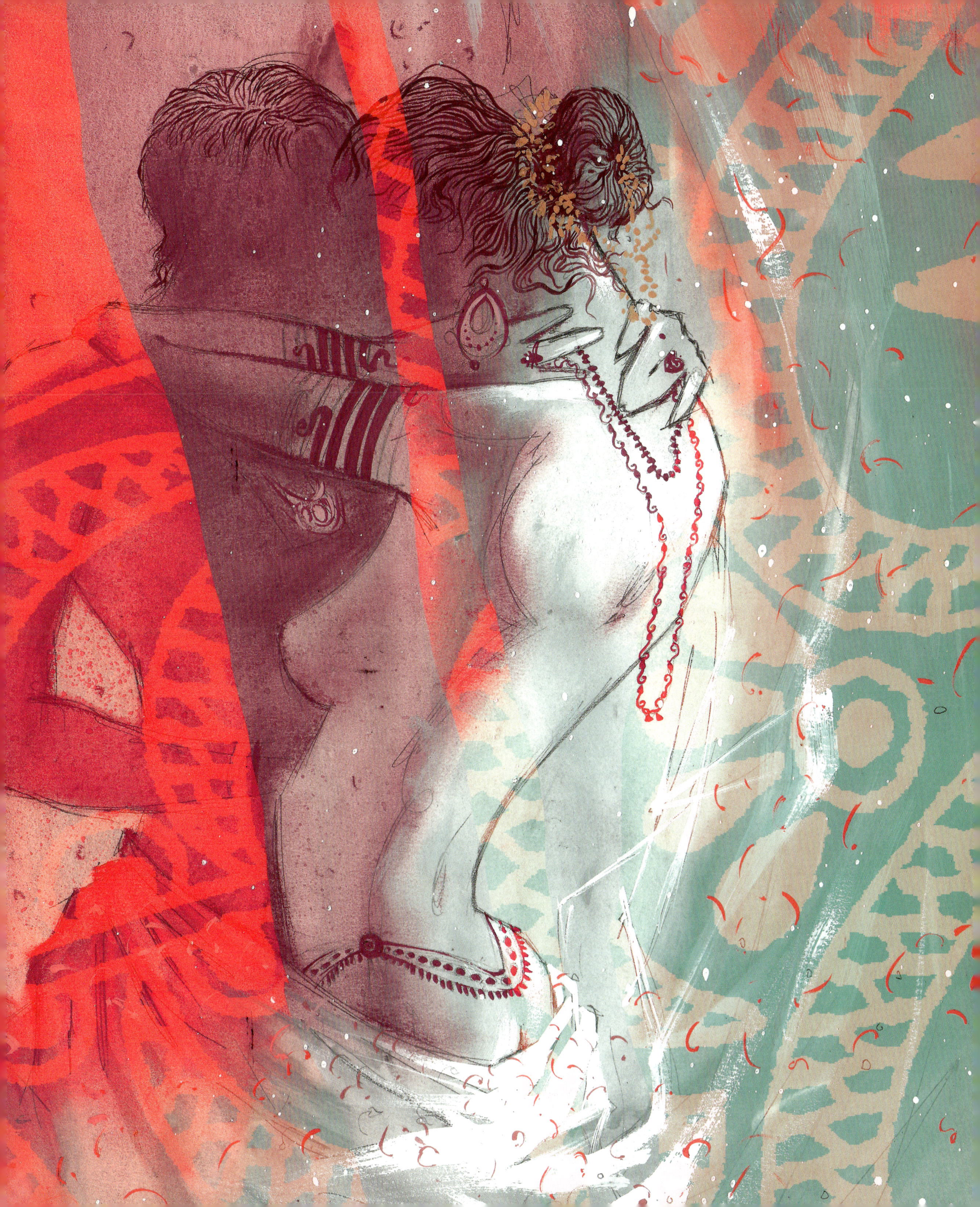

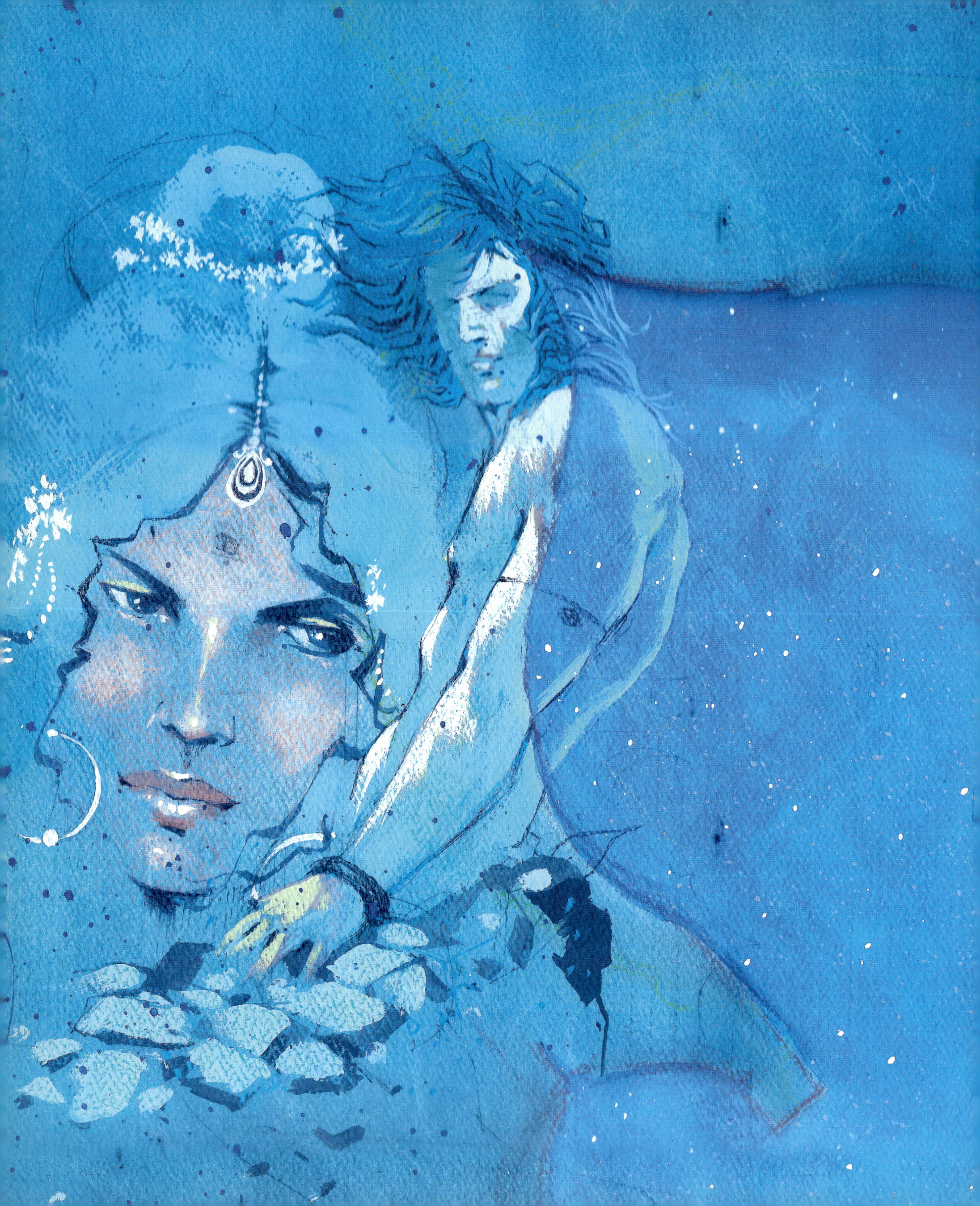

Die erste Stufe der Liebe: Anziehung

Das Gesetz der Anziehung lautet: »Um anziehend zu wirken, müssen wir authentisch sein.« Was macht einen Menschen nun wirklich anziehend? Die Gelehrten aller Länder wissen auch darauf eine Antwort: Attraktivität ist zuallererst eine Frage der Natürlichkeit. Nichts wirkt anziehender als Natürlichkeit. Darin liegt die Verlockung, die am Ende zum Verliebtsein führt. Natürlichkeit aber heißt, dass wir uns mit unseren widersprüchlichen Seiten angefreundet haben. Unser wahres Sein, unsere Seele, besteht aus unterschiedlichen Energien, die den Funken der Lebensenergie in uns entfachen. In jedem von uns stecken Göttliches und Teuflisches zugleich. Wir sind Sünder und Heilige, weil wir ebenso im Alltag verwurzelt sind wie im Göttlichen. Wir kennen verbotene Lust und bedingungslose Liebe, die Glückseligkeit des Paradieses und die düstere Nacht der Seele.

Sich mit den eigenen widersprüchlichen Seiten anzufreunden heißt einfach, dass wir diese Tatsache akzeptieren. Wir wissen, dass dem so ist, dass Gott uns so geschaffen hat. Eben dies macht das Leben interessant. Ein Mensch, der positive und negative Eigenschaften besitzt, Stärken und Schwächen hat, ist nicht etwa charakterlos, sondern vollständig und ganz. Wenn Sie dies annehmen können, wenn Sie Ihre ewigen Schuldgefühle, Ihre ewige Scham loslassen können (welche die wahren Schuldigen sind), anstatt an Ihren Schwächen zu arbeiten, dann steht Ihrer Attraktivität nichts mehr im Wege. Nichts ist anziehender als eine natürliche Ausstrahlung, in der sich der Mensch ungekünstelt und mit all seinen Fehlern zeigt. Das Menschsein wurde lange als tragisches Los betrachtet. Mittlerweile aber findet hier ein Wandel in der Wahrnehmung statt, denn Mensch zu sein bedeutet auch, liebenswert zu sein.

Wenn Sie Ihre Widersprüche annehmen, verfallen Sie erst gar nicht in Verhaltensweisen, die die Liebe aus Ihrem Leben vertreiben. Solche Verhaltensweisen nämlich entstehen aus einem dauerhaften inneren Dialog, in dem Sie sich mit einem Ideal vergleichen, das nicht existiert. Dieser innere Dialog, der auf den Ängsten des Ego beruht, sagt Ihnen ständig: »Ich bin nicht gut genug. Ich bin nicht schlank genug. Ich bin nicht anziehend genug. Ich bin nicht selbstsicher genug. Ich bin nicht reich genug.« Attraktive Menschen pflegen diesen inneren Dialog nicht. Gut aussehende Menschen, deren innere Stimme ihnen ähnlich belastende Dinge sagt, sind nicht wirklich attraktiv, zumindest nicht in ihren eigenen Augen.

Wirklich anziehende Menschen verfügen über bestimmte Charakterzüge, die ihre Träger unwiderstehlich machen. So lassen sie ihre Liebe zum Beispiel unterschiedslos allen Menschen zukommen und haben keine Angst, sie in jeder Situation auszudrücken. Attraktive Menschen suchen nicht ständig nach Bestätigung, wie angstvolle Menschen es tun. Attraktive Menschen stehen den Zeichen der Liebe, die sich stets im Alltag zeigen, nicht gleichgültig gegenüber. Diese Zeichen geschehen in vielerlei Gestalt: das Lächeln eines Fremden oder eines Kindes, das Augenzwinkern eines Unbekannten, ein warmer Händedruck, eine liebevolle Umarmung, ein Schulterklopfen, ein Kompliment. Attraktive Menschen nutzen solche Augenblicke und reagieren darauf mit schöpferischem Enthusiasmus. Wirklich anziehende Menschen tun vor allem eines nicht: Sie vergleichen sich niemals mit anderen Menschen oder mit irgendwelchen Idealen.

- *Wenn Sie Liebe anziehen und attraktiv sein wollen, dann sollten Sie so natürlich wie möglich sein.*
- *Hören Sie auf, nach Bestätigung zu suchen.*
- *Lassen Sie Ihre Liebe unterschiedslos allen Menschen zuteil werden. Verströmen Sie Ihre Liebe in die Welt.*
- *Hören Sie auf, passiv zu bleiben.*
- *Antworten Sie kreativ auf jede liebevolle Geste.*
- *Vergleichen Sie sich nicht mit anderen Menschen oder mit Idealen.*

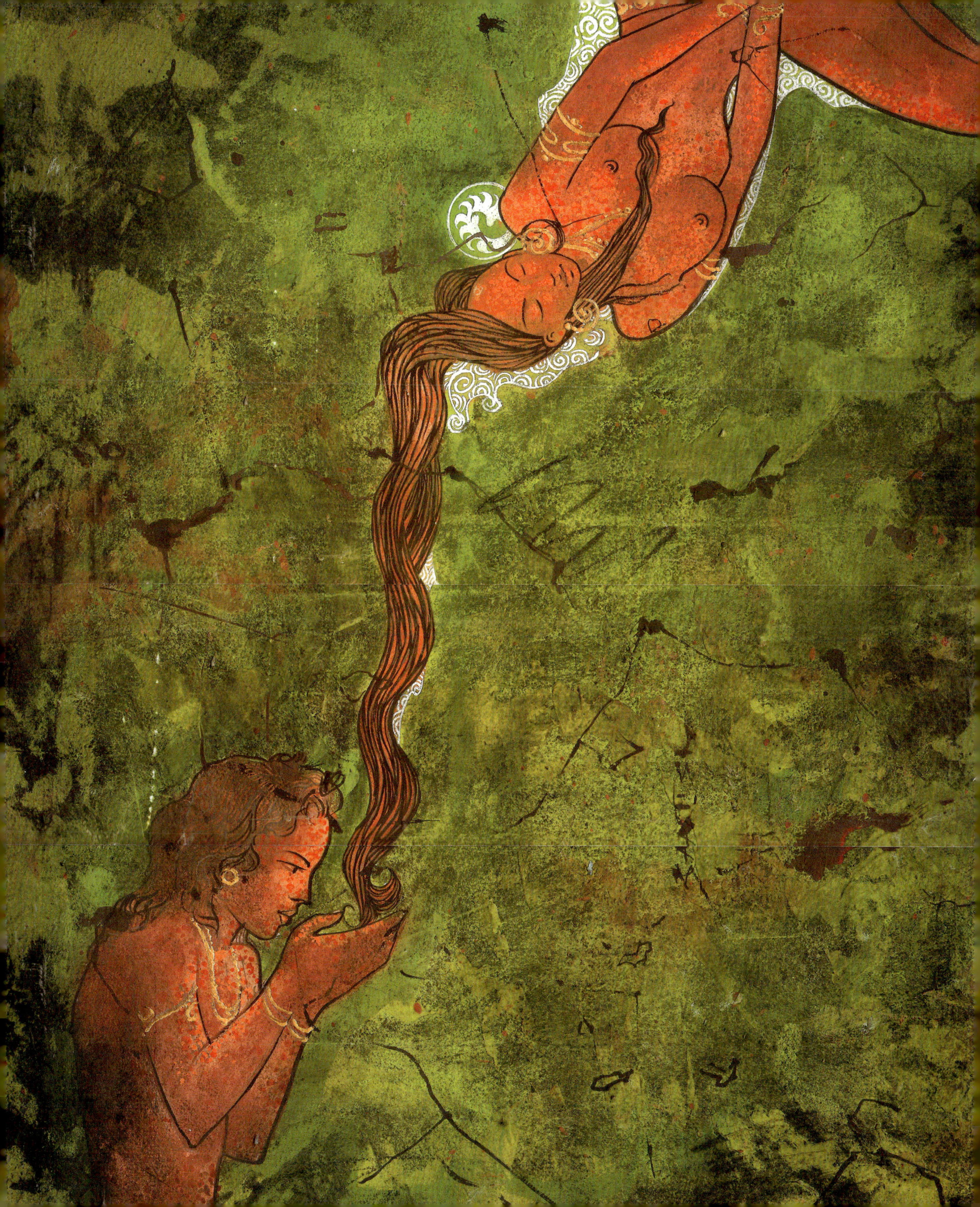

Die zweite Stufe der Liebe: Verliebtsein

Verliebtsein weist uns den Weg zu einer tieferen Ebene der Wirklichkeit. Verliebtheit stellt sich ein, wenn die Anziehung zwischen zwei Menschen so stark ist, dass sie sie über die Grenzen normaler Wahrnehmung hinauskatapultiert. Dann nimmt der Alltag etwas Magisches an.

Jeder Mensch war schon einmal verliebt und weiß daher, welche Veränderungen dies mit sich bringt. Wir lassen den banalen Kleinkram hinter uns. Die gewöhnlichen Alltagssorgen berühren uns nicht mehr. (Eine wunderbare Sache, bei der die wohlmeinende Umwelt sich allerdings zu fragen beginnt, ob wir die Miete noch bezahlen können oder den Vierteljahresbericht rechtzeitig abliefern werden.) Spirituell betrachtet gleicht die verzauberte Sicht der Dinge, welche der Liebende an den Tag legt, der heiligen Vision der Mystiker. Im Delirium des Verliebtseins erscheint alles in neuem Licht. Das liegt vor allem daran, dass Verliebte ihre alten Begrenzungen aufheben. Liebende in diesem Stadium beten einander an. Wenn Verliebtheit Wahnsinn ist, dann verliert die geistige Gesundheit plötzlich jede Anziehungskraft. Im Verliebtsein wird die Unschuld neu geboren. Der Verliebte sieht die Welt wie ein Kind, mit Augen, die sie heilig erscheinen lassen.

Obwohl Verliebte sich durch die Liebe wie neugeboren fühlen, ist es nicht die Person, die sich erneuert hat, sondern deren Wahrnehmung. Es findet ein Perspektivenwechsel statt: vom Getrenntsein zur Einheit. Der Verliebte sieht die Welt sowohl in ihrer Immanenz als auch in ihrer Transzendenz. Er begreift, dass Gott in den Bäumen und Blumen ebenso liebt wie im Körper des Verliebten. Trotzdem empfindet er das Göttliche natürlich in erster Linie in seinem eigenen Körper. Die immanente Welt ist die gewöhnliche Welt, die wir mit unseren Sinnen wahrnehmen: materiell, unbeständig und dem Lauf der Zeit unterworfen. Die transzendente Welt aber geht über das Materielle hinaus. Sie ist ewig und zeitlos. Das Verliebtsein öffnet uns das Tor zu dieser Welt.

Zyniker äußern über Verliebte häufig Dinge wie: »Ich weiß gar nicht, was die beiden aneinander finden.« Natürlich nehmen Außenseiter die Liebenden als ganz normale Menschen wahr. Und doch sind es die Liebenden, die Verliebten, die sich in der wahren Realität aufhalten. Sie haben das Außergewöhnliche dort entdeckt, wo alle anderen nur das Gewohnte sehen. Sie sehen durch die Maske der äußeren Erscheinung hindurch in die grenzenlose, ursachenlose, zeitlose Welt.

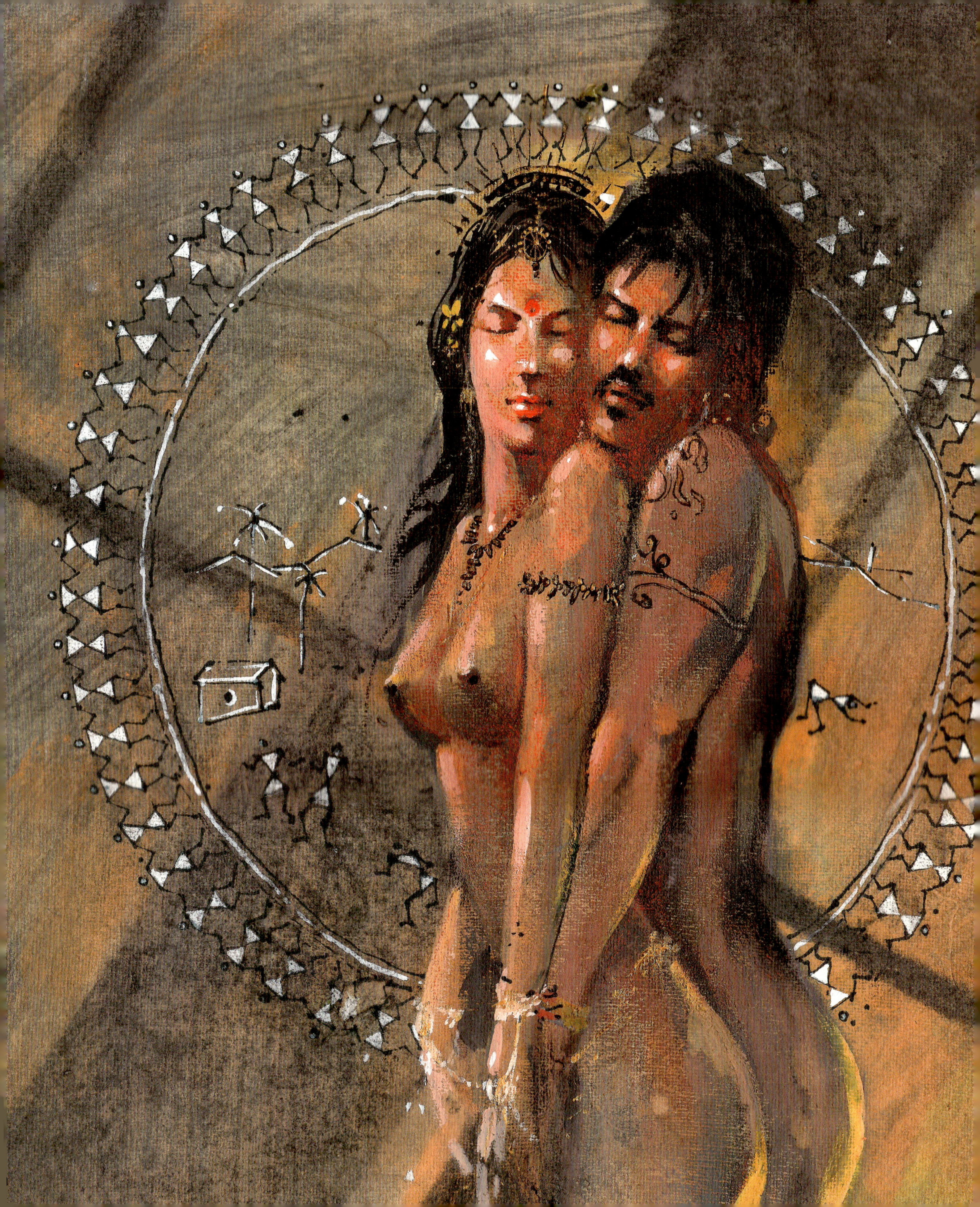

Rumi, der größte unter den Sufidichtern, sagt: »Jenseits aller Vorstellungen von rechtem und falschem Tun liegt ein weites Feld. Dort warte ich auf dich.« Wer dort hin will, braucht eine neue Art von Achtsamkeit, die man auch als »zweites Bewusstsein« bezeichnet. Unser erstes Bewusstsein, also unsere Alltagswahrnehmung, richtet sich auf das Offensichtliche, den Augenschein, den jeder andere ebenfalls wahrnimmt. Das zweite Bewusstsein aber ist das außerordentliche Gewahrsein. Es erlaubt uns, durch die Masken der Erscheinungswelt hindurchzublicken, dorthin, wo das Feld des Lichts liegt, wo alles auf magische Weise miteinander verbunden ist. Jeder von uns hat dieses zweite Bewusstsein schon erfahren: in Momenten, in denen ein Musikstück uns mitreißt oder wir uns von den Wogen der Lust tragen lassen.

Ich möchte Ihnen hier einige Wirkungen dieses verborgenen Bewusstseins nennen, das uns die Welt in neuem Licht erscheinen lässt.

- Sie sind in großer Gefahr und fühlen sich trotz alledem sicher und beschützt.
- Um Sie herrschen Chaos, Angst und Unruhe. Sie selbst aber sind von tiefem Frieden erfüllt.
- Sie wissen, dass jemand an einer »unheilbaren« Krankheit erkrankt ist, und trotzdem lässt der Prozess der Selbstheilung diesen Menschen kurzfristig oder dauerhaft gesunden.
- Umgeben vom Lärm der Alltagswelt empfinden Sie eine unerschütterliche innere Ruhe.
- Eine innere Stimme spricht zu Ihnen. Diese Stimme hat keine Worte, sie ist intuitiv und führt Sie zu spontanen, richtigen Entscheidungen.
- Sie betrachten einen Menschen und sehen das Licht seines Bewusstseins, das Leuchten seines feinstofflichen Körpers.
- Ein Gebet wird erhört, und Sie fühlen sich, scheinbar ohne Grund, behütet.
- Sie sehen ein neugeborenes Kind, und erleben einen Moment lang das Wunder des Lebens.
- Sie sehen sich selbst als Bewusstseinsfunke im Meer des universellen Bewusstseins. Sie dehnen sich aus, bis Sie grenzenlos werden und Raum und Zeit ihre Bedeutung verlieren.

Dies alles sind Beispiele für die verborgene Realität, die sich nur dem zweiten Bewusstsein eröffnet. Die Verliebtheit öffnet uns das Tor in diese Welt.

- *Wenn Sie die magische Welt der Liebenden kennen lernen wollen, suchen Sie das Außergewöhnliche im Gewohnten.*
- *Lernen Sie, die Welt der Erscheinungen hinter sich zu lassen. Suchen Sie nach dem Wunderbaren im Alltag.*
- *Kultivieren Sie die Achtsamkeit, die sich im zweiten Bewusstsein einstellt. Beim nächsten Mal, wenn Sie eine Blume sehen, schenken Sie ihr einen zweiten Blick. Sehen Sie sie so lange an, bis Sie dahinter die Sonne, den Regen, den Regenbogen, die Erde, den Wind, das Feuer und den Staub sehen, woraus sie hervorgegangen ist. Bis Sie die unbegrenzte Leere des Raumes und die Schöpfungsgeschichte dieser Blume erkennen. Dann können auch Sie sagen: »Jenseits aller Vorstellungen von rechtem und falschem Tun liegt ein weites Feld. Dort warte ich auf dich.«*

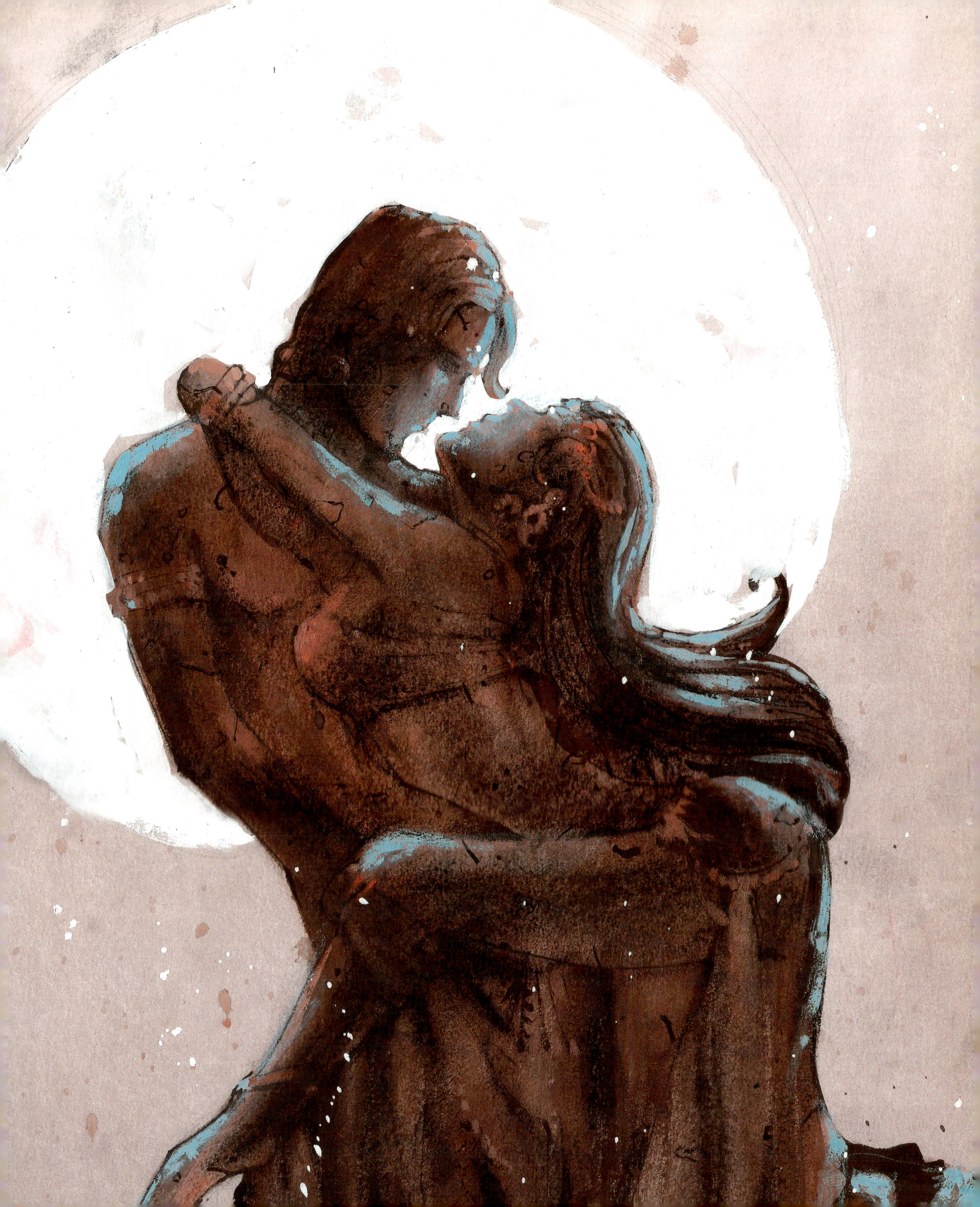

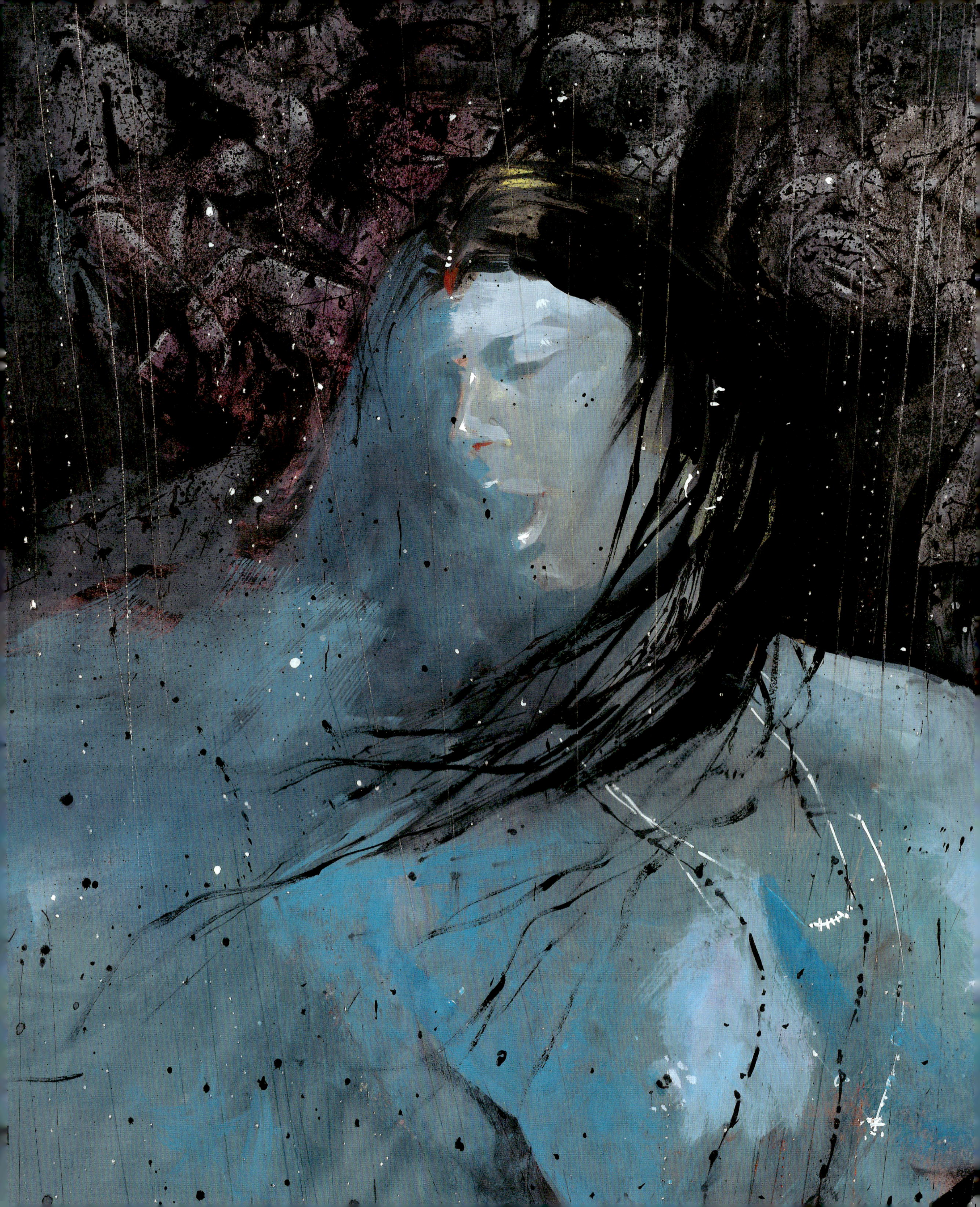

Die dritte Stufe der Liebe: Gemeinschaft

Das Gesetz der Gemeinschaft beschreibt Gemeinschaft als die Verbindung zweier Seelen. Diese Verbindung ist eine Gemeinschaft im Geiste, sie schafft die Voraussetzung für gegenseitiges Vertrauen. In dieser Phase segeln die Liebenden hinaus ins Unbekannte. Sie nehmen vom anderen an, was sie selbst nicht haben. Ist ihre Gemeinschaft tief genug, dann werden alle Vorstellungen und Wünsche des Verliebtseins Wirklichkeit. Man wird tatsächlich zu dem Menschen, den man liebt.

Bevor sich jedoch die Gemeinschaft einstellt, erhebt das Ego sein hässliches Haupt. Das Ego nämlich möchte die Verbindung von Seele zu Seele zerstören. Es zieht die Ansprüche des »Ich« und »Mein« vor. Vor diesem Hintergrund ist ein »Wir« nur in zeitlicher Begrenzung möglich. Auf der dritten Stufe kommt es zum Kampf zwischen Ego und Liebe, bei dem es in erster Linie um Grenzen geht. Wenn das Ego gewinnt, dann hat die Angst es geschafft, sich aus der Vergangenheit (und der Erinnerung) in die Gegenwart zu bringen. Damit aber treten auch die alten Begrenzungen wieder in Kraft. Das »Ich« ist etwas, was wir aus der Vergangenheit sehr gut kennen. Das »Wir« hingegen lernen wir gerade erst kennen. Gerade in diesem bislang unbekannten Bereich aber kann sich eine neue Zukunft entfalten. Dass das Ego wieder auftaucht, macht es der Gemeinschaft schwer zu wachsen.

In der Phase der Gemeinschaft werden wir geprüft. Sie werden Erfolg haben, wenn Sie und Ihr Partner Ihre Selbstschutzmechanismen loslassen können. Bauen Sie jedoch neue auf, so wird die Gemeinschaft nicht zustande kommen oder wieder auseinander brechen. Sie müssen sich also entscheiden, ob Sie sich vom Partner inspirieren lassen und einige seiner Charakterzüge annehmen. Die Sanftheit, Weichheit und Geborgenheit, die von einer Frau ausgeht, ist für den Mann nur geliehen, solange er diese Züge nicht in sich selbst entwickelt hat. Eine Frau kann von der Stärke, Willenskraft und Macht eines Mannes profitieren, doch ist das nicht das Gleiche, wie diese Qualitäten selbst zu entwickeln. In der Gemeinschaft aber wird man zu dem, was man sieht – zumindest wenn die Verbindung tiefer geht.

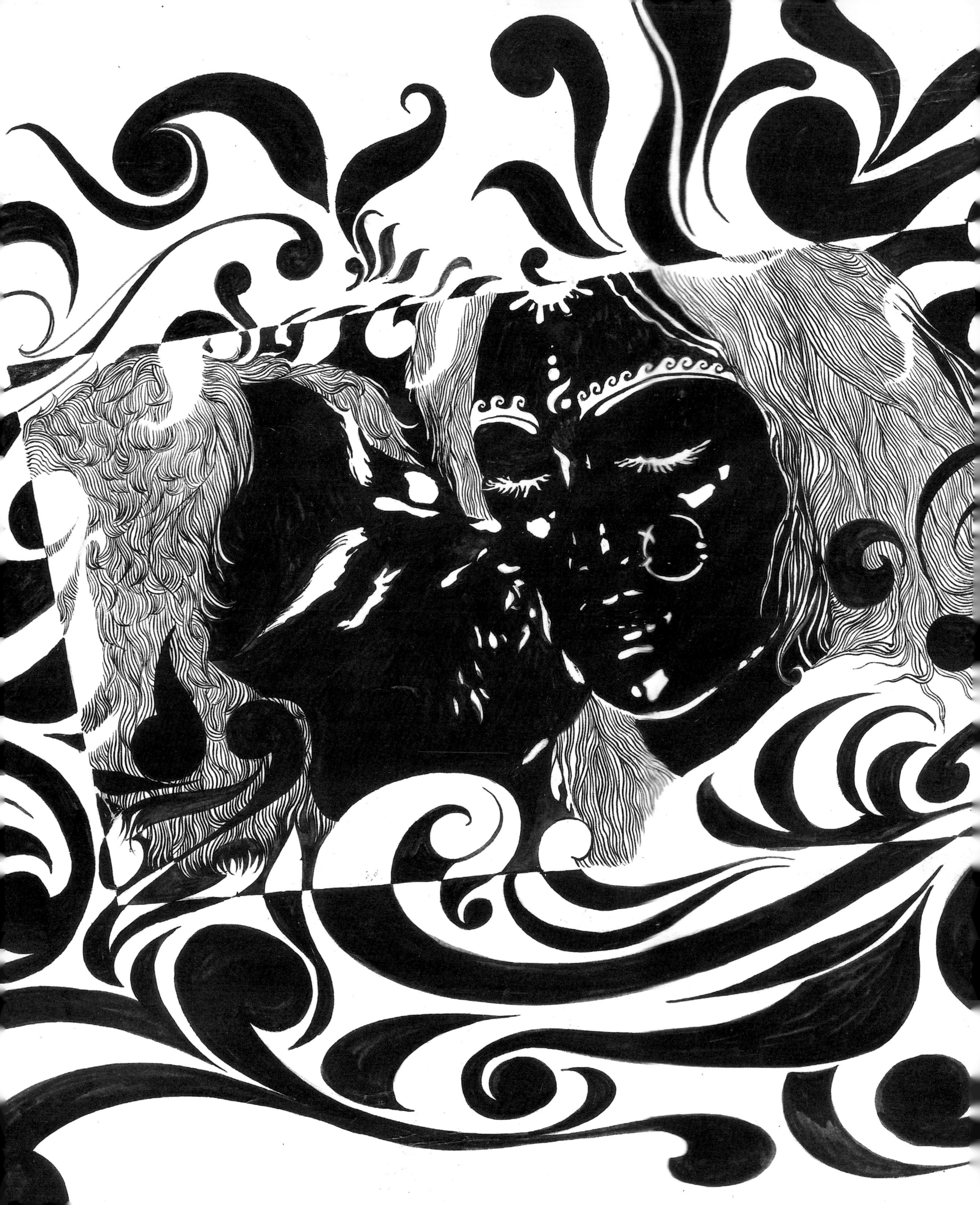

Ein anderer Grund, weshalb die Gemeinschaft manchmal zerbricht, ist die Projektion. Zur Projektion kommt es, wenn wir einem anderen Menschen unsere Glaubenssätze überstülpen. Meist sind wir uns dieser Projektionen gar nicht bewusst. Wenn Sie eine der folgenden Verhaltensweisen zeigen, dann sind Sie in einer Projektion befangen:

- Sie beenden anderer Leute Sätze.
- Sie verteidigen sich, bevor man Sie angegriffen hat.
- Sie benutzen häufig Formulierungen wie: »Er ist einfach der Typ, der klatscht, übertreibt und lügt.« Sie denken also in Stereotypen.
- Sie bitten jemanden um seine Meinung und werden wütend, wenn sie von Ihrer abweicht.
- Das Gesicht anderer Menschen sagt Ihnen wenig. Sie können nicht erkennen, was in diesem Menschen vorgeht.
- Sie fühlen sich häufig missverstanden.
- Sie empfinden den Gesichtsausdruck von Autoritätsträgern wie Polizisten als bedrohlich.
- Sie glauben, dass Ihr Partner sexuelles Interesse zeigt, wenn er oder sie einer anderen Person einen Blick zuwirft.
- Sie hegen starke Sympathie oder Antipathie für Menschen, die Sie kaum kennen.

Wenn Sie wahre Liebe von falscher unterscheiden lernen wollen, ob Sie nun ein aktiv oder passiv Liebender sind, müssen Sie diese Projektionen loswerden. Projektionen verbergen immer tiefer gehende Gefühle, die Sie verdrängen möchten. Wenn Sie sich immer wieder verteidigen, ohne angegriffen worden zu sein, hegen Sie Schuldgefühle, mit denen Sie sich auseinander setzen müssen, bevor Sie die Projektion wirklich auflösen können.

Projektionen lassen uns die Tatsachen verdrehen. Insofern verdecken sie, was wirklich geschieht. Wenn Sie das Gefühl haben, dass Ihr Partner sich ständig nach anderen möglichen Partnern umsieht, dann sind vermutlich Sie es, dem bzw. der man nicht vertrauen kann. Glauben Sie, Ihr Vorgesetzter hätte etwas gegen Sie, dann können Sie davon ausgehen, dass Sie heimliche Vorbehalte gegenüber seiner Autorität haben. Wenn Sie die Gefühle, die Sie auf andere Menschen projizieren, »heimholen«, werden Sie sich bald befreit fühlen und müssen nicht länger harsche Urteile über andere Menschen fällen.

Doch beim Thema »Gemeinschaft« geht es nicht nur um Projektionen. Wir müssen drei wichtige Qualitäten entwickeln, wenn wir Gemeinschaft leben wollen:

- Gleichberechtigung
- Sensibilität
- Kommunikation

Gleichberechtigung bedeutet hier die Einsicht, dass der Geist in allen Menschen gleich ist. Wenn ich mich Ihnen überlegen fühle, dann wurzelt dieses Gefühl in meinem Selbstbild oder Ego.

Sensibilität heißt, dass wir in der Lage sind zu fühlen, was in anderen Menschen vorgeht. Die wichtigste Voraussetzung dafür ist die Bereitschaft zu akzeptieren, dass Gefühle nun einmal vielschichtig, widersprüchlich, verwirrend und irrational sein können. Wenn wir Dinge sagen wie: »Ich weiß gar nicht, was du willst« oder »Ich begreife einfach nicht, was mit dir los ist«, dann sind wir weit von jeder Sensibilität entfernt. Sensibilität stellt sich nur ein, wenn wir bestimmte innere Einstellungen kultivieren, die alle mit Empathie zu tun haben. Empathie oder Einfühlungsvermögen bedeutet, dass wir uns in die Lage eines anderen Menschen versetzen können. Menschen mit Einfühlungsvermögen wissen:

- Ich muss nicht immer Recht haben.
- Ich muss nicht ständig alles im Griff haben.
- Ich kann für einen Augenblick auf die Befriedigung meiner Bedürfnisse verzichten.

Schließlich gibt es noch eine weitere Voraussetzung für das Stadium der Gemeinschaft: Kommunikation. Wahre Kommunikation findet nur jenseits sozialer Konventionen und Erwartungen statt. Vor allem für Männer gilt das Gebot, dass nur der stark ist, der seine innersten Gefühle für sich behält. Doch Kommunikation ist unmöglich, wenn Sie weder willens noch fähig sind, sich zu öffnen und Ihre wunden Punkte und Ihre Schwächen zu zeigen. Bei Frauen erstirbt die Kommunikation meist dann, wenn sie sich zu sehr auf die Opferrolle festlegen: »Ich Arme, du redest ja nicht mehr mit mir.« Diese Art von Lamento ist nichts weiter als Gejammer. Und jeder Mensch findet es wohl schwierig, sich jemandem zu öffnen, der sich dauernd beklagt. Diese Menschen konzentrieren sich nur auf sich selbst, sodass sie für nichts anderes mehr Platz haben. Wenn die Frau sich also beklagt, dass der Mann nie über seine Emotionen spricht, meint sie vielleicht eher: »Sprich über deine Gefühle, weil ich das brauche. Eigentlich ist es mir nicht wichtig, was du sagst, aber ich fühle mich dann einfach besser.«

Wahre Kommunikation erwächst aus der Freude des Zusammenlebens mit anderen Menschen, die ebenso interessant sind wie man selbst. Jede Seele der Schöpfung ist faszinierend, denn auf dieser Ebene sind wir alle gleich: Wir erforschen, jeder auf seine Weise, unbekannte Weiten. Wenn Ihnen dies erst bewusst ist, wird Kommunikation ganz einfach. Möglicherweise haben Sie und Ihr Geliebter als Menschen nicht viel gemeinsam, doch als Seelenwesen teilen Sie die Ewigkeit miteinander.

- *Wenn Sie Gemeinschaft erfahren wollen, stellen Sie fest, welche Seiten Sie an Ihrem Partner attraktiv finden.*
- *Statt sich diese einfach nur zu »leihen« beziehungsweise zu nehmen, beschließen Sie, selbst so zu werden. Finden Sie heraus, in welchen Lebensbereichen Sie projizieren. Hören Sie auf damit.*
- *Kultivieren Sie Gleichberechtigung und Kommunikation sowie Sensibilität.*

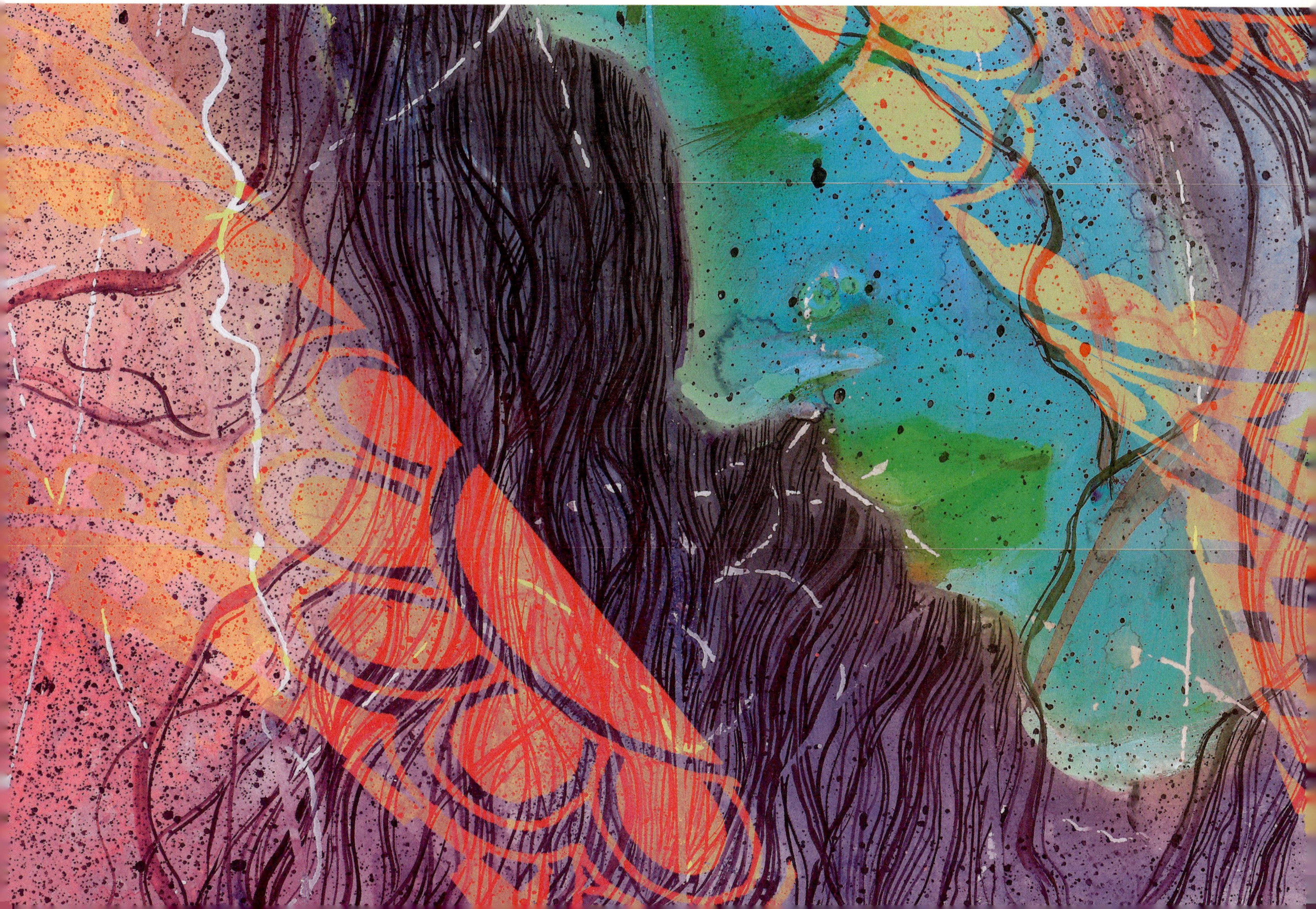

Die vierte Stufe der Liebe: Vertrautheit

Das Gesetz der Vertrautheit besagt, dass wahre Vertrautheit entsteht, wenn sich Körper zu Körper und Geist zu Geist gesellen. Vertrautheit heißt, dass die sexuelle und die spirituelle Energie verschmelzen. Sexuelle Energie ist die schöpferische Energie des Universums. Durch die Vertrautheit verschmelzen auch die feinstofflichen Körper der Liebenden miteinander. Diese Verschmelzung stellt sich erst auf der vierten Stufe ein. Anziehung verspricht sexuelle Erfüllung, die als Lust-Fantasie am Horizont auftaucht. Verliebtheit bringt diese Fantasie näher. Gemeinschaft bedeutet, dass man beginnt, sich mehr zu wünschen als nur die zeitweise Vereinigung der Körper. Die ersten drei Stufen können sich innerhalb eines einzigen Tages abspielen, ja sogar schon beim ersten Kennenlernen.

Vertrautheit aber stellt die Fantasie auf die Probe. Sie vereint zwei vollkommen unterschiedliche Menschen. Dabei geht es nicht nur um Sex, sondern um Sex ohne Begrenzungen, mit einem Orgasmus, der nicht nur auf die eigene Befriedigung abzielt. Jede Stufe der Liebe hat ihre eigenen Herausforderungen. Die Stufe der Vertrautheit wird nicht erreicht, wenn zwei Menschen miteinander ins Bett gehen und zwei getrennte Persönlichkeiten bleiben. Das bedeutet, dass sie sogar während der geschlechtlichen Vereinigung ihre Grenzen aufrechterhalten. Werden diese Begrenzungen aber aufgegeben, so stellt sich Vertrautheit ein. Dies ist ein Vorgang, der sich vor allem auf energetischer Ebene abspielt, daher möchte ich Ihnen hier den feinstofflichen Körper des Menschen vorstellen.

Die Idee vom feinstofflichen Körper ist Jahrtausende alt. Er hat viele Namen, der älteste davon stammt aus dem Sanskrit: Sukshma Sharira. Andere Traditionen sprechen vom Lichtkörper, vom Gotteskörper, vom Heiligen Geist, vom Geheiligten Atem. Sie alle bezeichnen den Punkt, an dem Körper und Seele »zusammenhalten«. In Ihrem feinstofflichen Körper sind Sie ganz Sie selbst – und gleichzeitig mehr. Sie wissen mehr, empfinden mehr. Wenn Sie einen Raum betreten und die Anspannung der Menschen dort spüren, wenn Sie fühlen, dass jemand ein gutes Herz hat, wenn Sie erraten, dass gleich etwas Unerwartetes passieren wird, dann ist es Ihr feinstofflicher Körper, der Ihnen diese schattenhaften Formen des Wissens übermittelt. In Ihrer feinstofflichen »Schale« entscheidet sich, ob Sie krank sind oder gesund, geliebt werden oder nicht, ein positives oder ein negatives Weltbild haben.

Wenn Sie ein Vertrauensverhältnis zu einem anderen Menschen aufbauen wollen, müssen Sie all dies teilen können. Und das geht nicht einfach nur mit Worten oder Taten. Ihr feinstofflicher Körper muss mit dem Körper des anderen in Kontakt kommen. In unserer Gesellschaft findet der Begriff »feinstofflicher Körper« keine Verwendung, doch wir sagen, dass wir uns einem anderen Menschen »schenken«. Bei einer Hochzeit versprechen Mann und Frau, sich einander ganz zu geben. Hinter diesen Sätzen steht die Realität des feinstofflichen Körpers, der nur ganz gegeben werden kann.

Ist diese Vertrautheit erst einmal da, dann sind wir mit der geliebten Person so eng verbunden, dass wir ihr Wohlbefinden ebenso spüren wie ihr Unwohlsein. Wir fühlen ihre Emotionen, lesen ihre Gedanken, wissen instinktiv, was sie will. Diese Verbundenheit könnte man auch als »Aufeinander-Eingestimmtsein« oder »Mit-dem-anderen-Mitgehen« bezeichnen. Die Beziehung findet auf allen Ebenen statt: der sinnlichen und sexuellen, der emotionalen und spirituellen. Der feinstoffliche Körper ist mit allen Ebenen durch Kanäle verbunden. Wenn Sie diese Kanäle öffnen wollen, müssen Sie bestimmte gesellschaftlich geprägte Vorstellungen über körperliche Beziehungen, Sexualität und Spiritualität aufgeben. Ich möchte Ihnen zeigen, wie Sie sich dem Thema »sexuelle Energie« auf spirituelle Weise nähern können, wenn Sie bereit sind, sich mit einem geliebten Menschen zu vereinen.

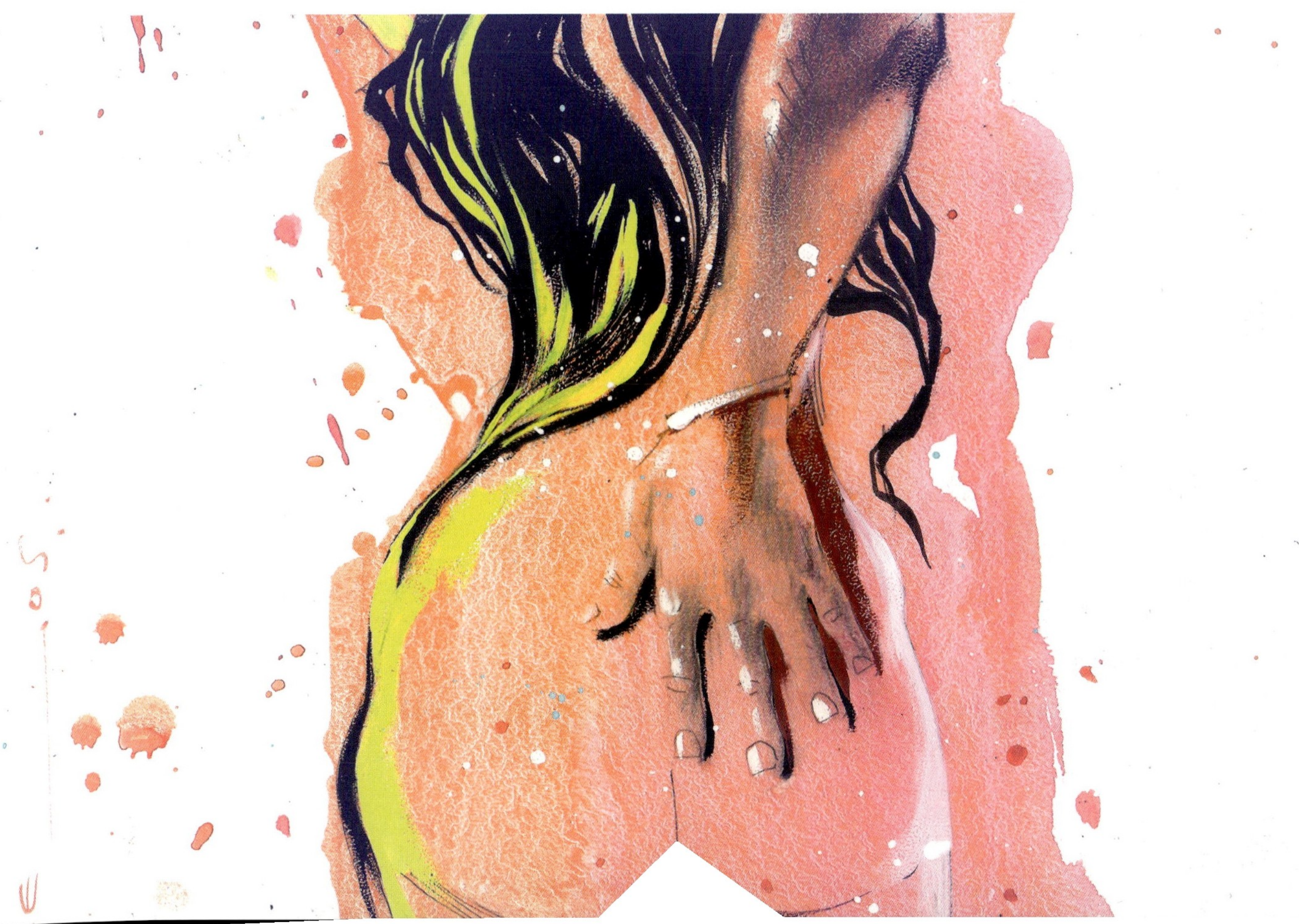

- Sexuelle Energie ist die ursprüngliche Schöpfungsenergie des Universums. Alles, was lebt, ist durch sexuelle Energie entstanden. Bei Tieren und anderen Lebensformen drückt sich diese Energie in biologischer Schöpfungskraft aus. Bei Menschen aber ist Kreativität auf allen Ebenen möglich – körperlich, emotional, geistig. Wann immer wir Anziehung, Erregung, erwachende Aufmerksamkeit, Elan, Leidenschaft, Interesse, Inspiration, Begeisterung, Kreativität oder Schwung spüren, ist sexuelle Energie am Werk. Wann immer wir diese Bewusstseinszustände erfahren, müssen wir unsere Aufmerksamkeit auf diese Energie richten, sie mit unserer Achtsamkeit stärken, voller Freude annehmen und sie wach halten.
- Sexuelle Erregung ist heilig und voller Unschuld. Die Unterdrückung sexueller Energie ist falsch, hässlich und anstößig.
- Während der sexuellen Vereinigung bringt diese Energie Körper und Geist zusammen. Es findet ein Austausch auf der feinstofflichen Ebene statt.
- Glückseligkeit, Sorglosigkeit und ein spielerisches Herangehen sind die Grundpfeiler der sexuellen Energie in ihrer subtilsten Form.
- Wenn Sie Ihre sexuellen Erfahrungen verbessern wollen, müssen Sie Ihre vorgefertigten Erwartungen loswerden. Erwartungen sind stets Überbleibsel aus der Vergangenheit. Sie entstehen vor allem im Hinblick auf drei Bereiche im Sexualleben: Leistung (ausgedrückt in der Frage »Wie war ich?«), Gefühle (was sich in der Frage »Wie fühle ich mich?« zeigt) und Sicherheit (wozu die Frage »Liebst du mich?« gehört).
- In der Sexualität entsteht – wie in allen anderen Lebensbereichen – Widerstand immer aus Angst. Angst ist blockierte Energie, Energie, von der wir glauben: »Wenn ich diese Energie erfahre, werde ich verletzt oder muss sterben.« Widerstände sind immer mentaler Natur, weil nur der Verstand entscheiden kann, was erfahren und was unterdrückt wird. Wir verurteilen also unsere eigenen Gefühle. Sex wird gewöhnlich erst dann zum Problem, wenn er sich mit Emotionen vermischt, vor denen wir uns fürchten, wie Scham, Schuld und Zorn.
- Sexuelle Vertrautheit aber ist der Königsweg zu wahrer Freiheit, denn nur in diesem Lebensbereich können wir völlig ungezügelt sein.
- Sexuelle Erfüllung kann nur dann entstehen, wenn die sexuelle Erfahrung aus spielerischem Trieb erwächst, nicht aus Bedürftigkeit. Häufig tragen Menschen all ihre Konflikte in die sexuelle Erfahrung hinein. Dient Sex zum Ausfüllen seelischer Mängel, führt er nur zur Sucht. Entsteht er jedoch aus der Lust am Spiel, bringt er die Beteiligten zur Ekstase.
- Alle Probleme, die mit Sex zu tun haben, also Neurosen, Abweichungen, sexuelles Fehlverhalten, Gewalt und Missbrauch, können letztlich auf innere Widerstände und Unterdrückung zurückgeführt werden. Mit dem sexuellen Trieb an sich haben sie nichts zu tun. Wenn wir uns gestatten, unsere Bedürfnisse, Wünsche und Gefühle ohne Behinderung von außen zu entdecken, nehmen sie gewöhnlich keine extreme Form an. Immer wenn Sexualität zu extremen Auswüchsen führt, hat dies etwas mit Unterdrückung zu tun. Gewalt und Aggression sind die Schattenseiten von Angst und Ohnmacht.

- Sex ist ein Mittel, wie wir unserem kleinen Ego entkommen können. Meist ist er die einzige meditative Erfahrung, die ein Mensch macht.
- Erfüllende sexuelle Erfahrung beruht immer auf Werten. Werte sind etwas sehr Persönliches. Jede Situation, die auf sexueller Energie beruht, bezieht den ganzen Menschen mit seinem Wertesystem ein. Meine Werte können sich von den Ihren unterscheiden. Daher habe ich kein Recht, mich zum moralischen Richter über einen anderen Menschen aufzuwerfen. Doch es ist wichtig, persönliche Werte zu besitzen und diese zu pflegen. Ohne Wertesystem müssen wir in spiritueller Hinsicht Bankrott anmelden. Teilen die Liebenden dieselben Werte, so wird die sexuelle Erfahrung Freude bereiten und tiefe Erfüllung bringen.

Diese Punkte sind die Prüfsteine, an denen sich letztlich erweist, ob zwei Menschen wirklich miteinander vertraut sind. Ich habe sie nicht aus heiligen Texten entnommen. Sie beruhen einzig und allein auf persönlichen Erfahrungen, die sich in jeder Generation wiederholen. Sie sind die Essenz aus unserer Erfahrung als sexuelle Wesen, die eine Seele besitzen. Für diese Einsichten gibt es keine zeitlichen Vorgaben. Zwei Jugendliche in ihrer ersten Liebe kommen dem hier formulierten Ideal vielleicht näher als ein seit fünfzig Jahren verheiratetes Paar, das sich längst miteinander langweilt und Liebe nur noch als schale Routine empfindet. Auch hier sind die Erwartungen alles. Wenn Sie erwarten, in der Vertrautheit Glück und Erfüllung zu finden, dann wird sich dies bewahrheiten, egal, wie alt Sie sind.

- *Wahre Vertrautheit entsteht aus der Vereinigung des Körpers, des feinstofflichen Körpers und der Seele.*
- *Sexuelle Energie ist heilige Energie. Wenn wir die sexuelle Erfahrung wieder ins göttliche Reich zurückbringen, wird unsere Welt rein und herrlich, heilig und geheilt.*

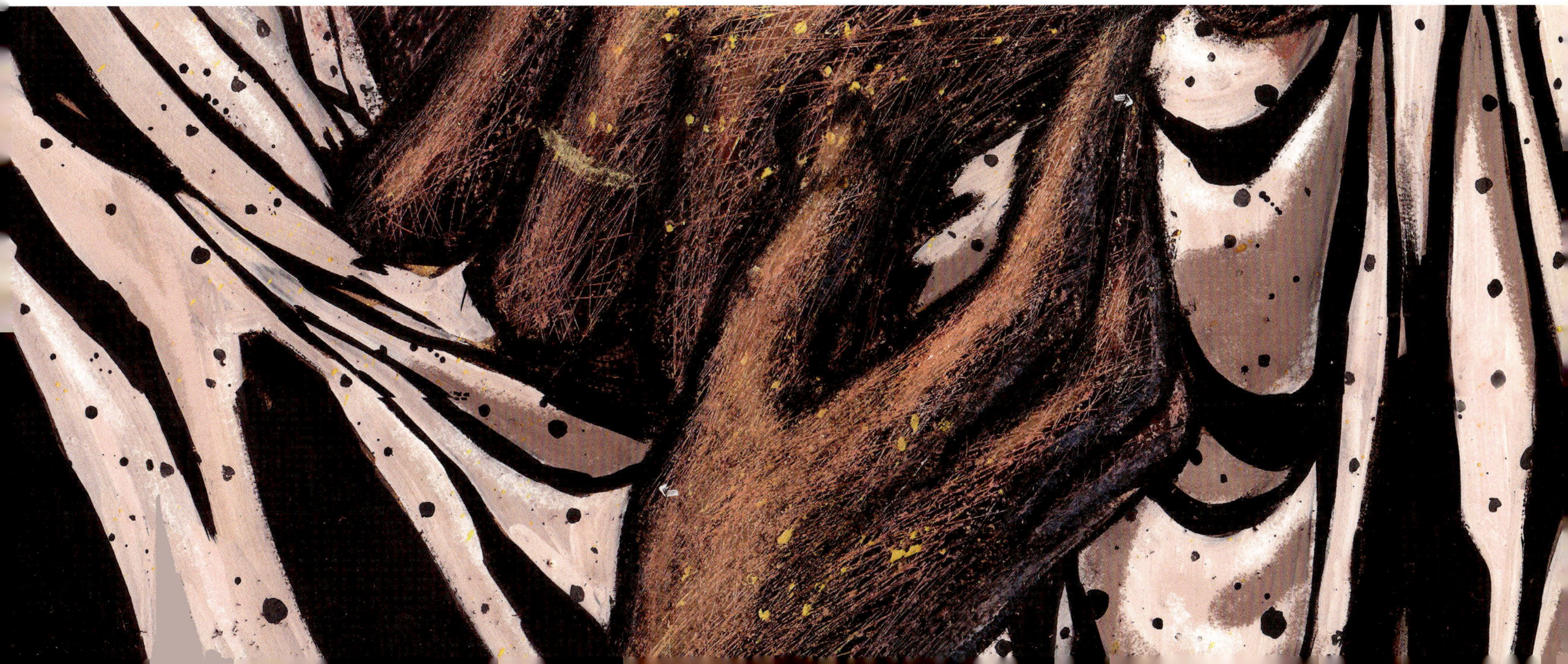

Die fünfte Stufe der Liebe: Hingabe und Loslassen

Das Gesetz der Hingabe lehrt, dass der beste Weg, sich selbst zu finden, der ist, sich in einem anderen Menschen zu verlieren. Hingabe kann nur dann geschehen, wenn wir die letzten Umklammerungen des Egos lösen, die uns an die Vorstellung des Voneinander-Getrenntseins ketten. Hingabe und Loslassen öffnen das Tor zum Wunder, denn Wunder können nur außerhalb des Bereiches von »Ich« und »Mein« geschehen. Viele Menschen halten Anhaftung fälschlich für Liebe, in Wahrheit beraubt uns die Anhaftung aller Liebe. Sind Sie voller Anhaftung, so fragen Sie in jeder Lebenssituation nur: »Was kann ich für mich herausholen? Was bringt mir das?« Dieser Besitztrieb entsteht aus Angst, und Angst ist das Gegenteil von Liebe. Anhaftung schließt alles Nicht-Gewünschte aus, die Liebe hingegen richtet sich nicht nur auf einen Gegenstand. Anhaftung ist Fessel, Liebe ist Freiheit. Anhaftung ist besitzergreifend, Liebe hingegen stellt keine Forderungen. Loslassen aber ist ein Zustand der Freiheit, der unsere Liebe füreinander stärkt und bewahrt. Anhaftung strebt nach Kontrolle. Ein Mensch jedoch, der stets alles im Griff haben will, hat letztlich nur Angst davor loszulassen. Wahre Hingabe braucht keine Kontrolle. Sie versucht nicht, anderen etwas einzureden, sie von etwas zu überzeugen, zu etwas zu bringen, zu manipulieren, zu betteln oder zu verführen. Wahre Hingabe lässt los und in diesem Loslassen lädt sie die Liebe ein, Wunder zu wirken.

Liebende, die zur wahren Hingabe und Loslassen fähig sind, zeigen gewöhnlich folgende Charakterzüge:

- Sie lehnen es ab, den Impulsen von Angst und Wut zu folgen.
- Sie vertrauen darauf, dass das Universum ihnen zur Seite steht.
- Sie lassen ihre Wünsche im Herzen wachsen und sehen zu, wie das höhere Selbst sie erfüllt.
- Sie glauben, dass sie so, wie sie sind, in Ordnung sind.
- Sie öffnen sich in ihrer Liebe für andere für Zärtlichkeit und Empfindsamkeit.
- Sie begegnen jeder Situation mit der gesamten Energie der Liebe.
- Sie kultivieren den Frieden der inneren Stille.
- Sie wissen, dass nichts je verloren geht, sondern höchstens umgewandelt wird. Die Ingredienzien des Lebens gehen von einer Ebene auf eine andere über, ohne dabei das erlesene Gleichgewicht des Lebens zu stören.

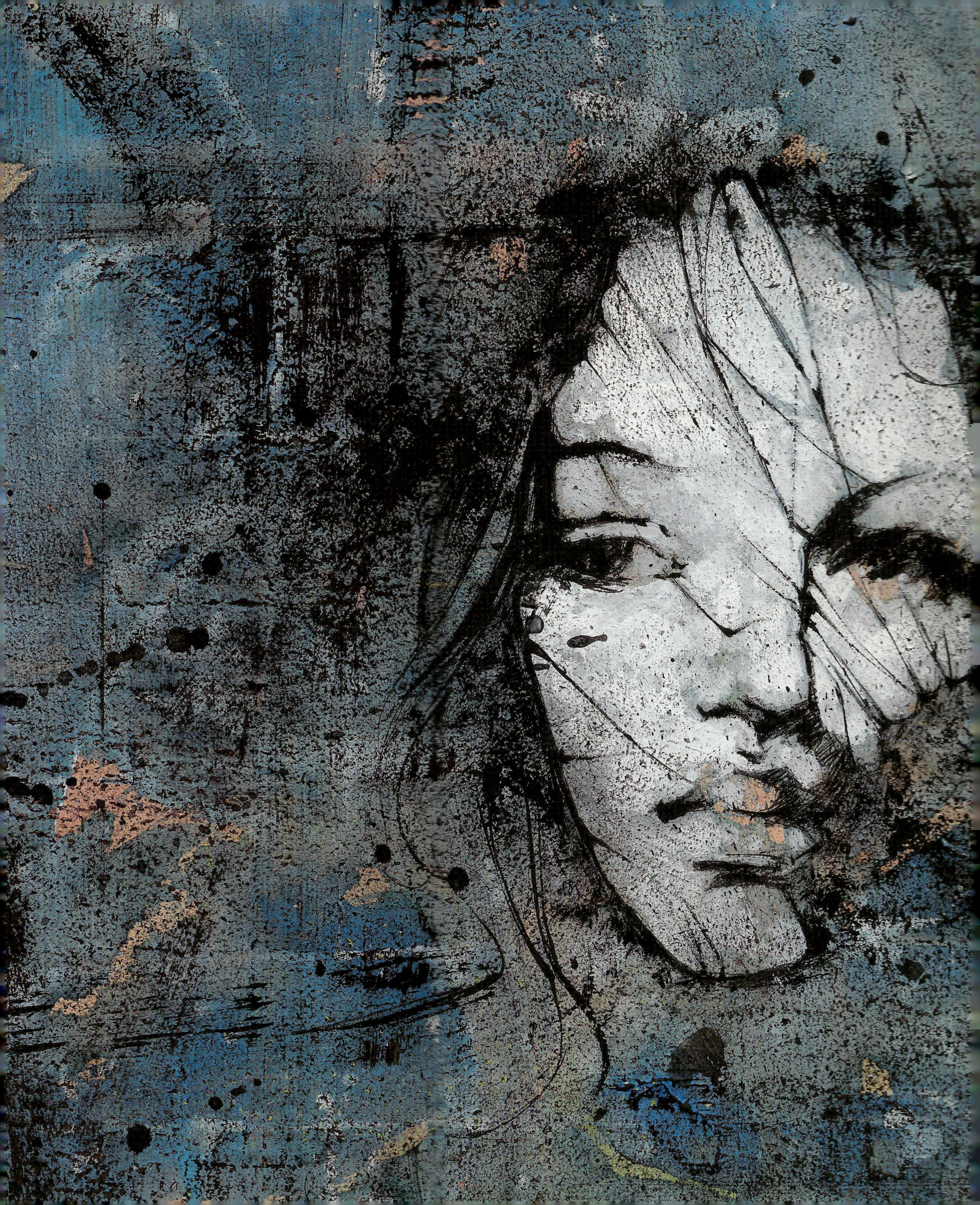

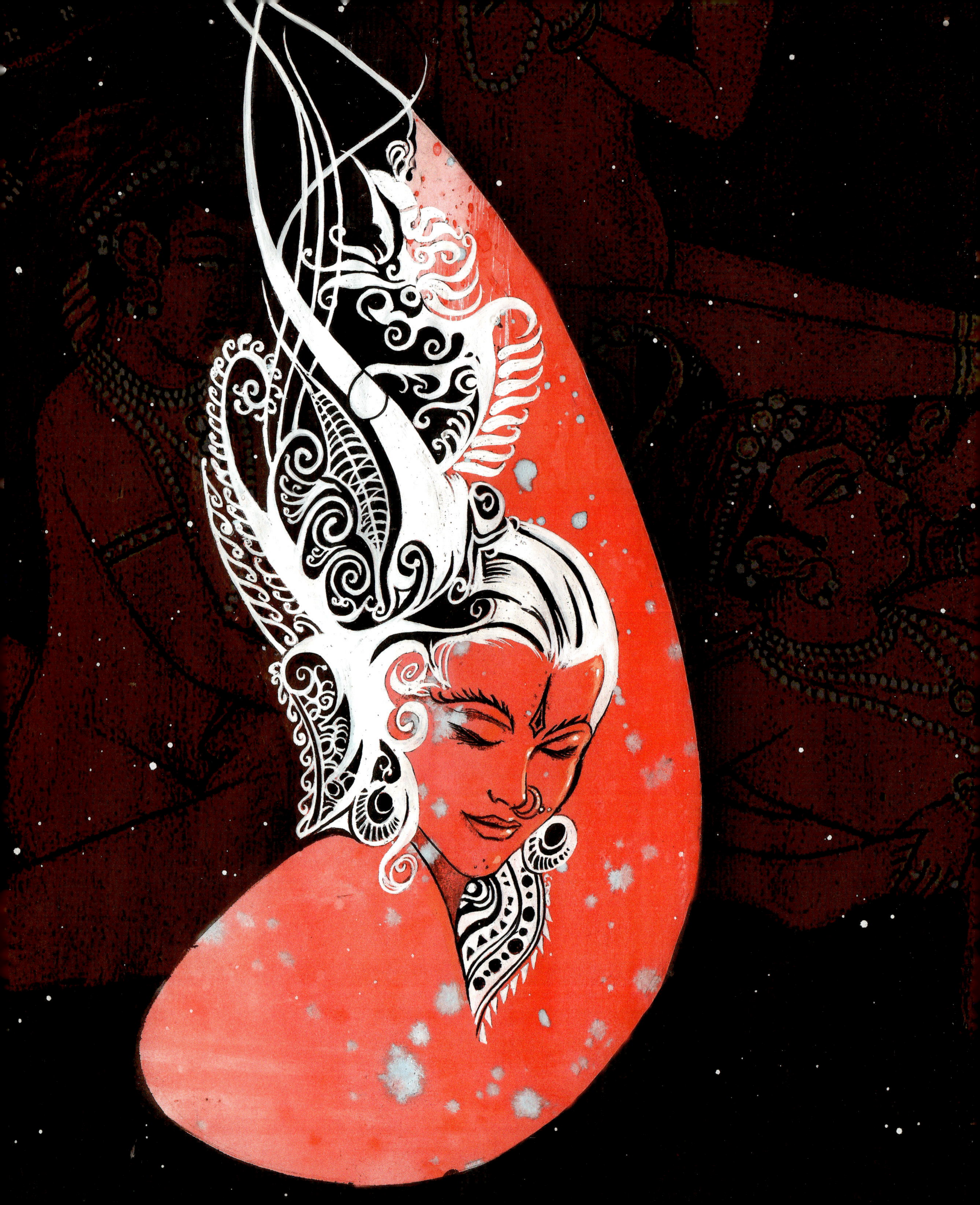

Wann immer jemand mich fragt, wie er seine Beziehung »spiritueller« gestalten könne, habe ich dieses Modell im Hinterkopf. Hingabe kommt in meinen Augen dem Zustand der Heiligkeit sehr nahe. Herrscht Hingabe zwischen den Partnern, so gibt es keine Grenzen zwischen den beiden. Dies gilt umso mehr, als die westliche Spiritualität diese beiden Lebensbereiche voneinander getrennt und Liebende und Heilige oder Mystiker zu zwei verschiedenen Menschentypen erklärt hat. Wenn Sie Glück haben und dem Pfad der Liebe so weit folgen können, bis Sie das Stadium der Hingabe erreicht haben, dann werden Sie begreifen, wie falsch diese strikte Trennung ist und wie sehr sie der Liebe schadet. Sich einem anderen Menschen hinzugeben bedeutet, sich dem Geist hinzugeben, denn wenn Sie sich einem anderen Menschen gleichsam »überlassen«, ohne die Ebene des Egos hinter sich zu lassen, dann führt dies nur zu einer Art Versklavung, in der ein Mensch vom anderen und ein Ego vom anderen abhängig werden. Geben Sie sich jedoch in einer Atmosphäre der Vertrautheit hin, in der man sich kennt und akzeptiert, dann geht es nicht mehr um Ihre Person oder um die des Partners. Sie geben sich selbst dem Herz des Daseins, das traditionell das Selbst genannt wird. In der *Brihadarunyaka Upanishad*, in der König und Königin sich über die ideale Liebe unterhalten, sagt der Gatte zu seiner Gemahlin: »Denk daran, du liebst nicht mich. Du liebst mich um des Selbst willen. Du tust nichts für mich. Alles, was du tust, tust du für das Selbst.« Vor diesem Hintergrund ist die Hingabe an einen anderen Menschen eine vollkommen vom Selbst erfüllte Handlung. Das Geheimnis dabei ist, dass Ihr Selbst und das Ihres Partners eins sind.

- *Hingabe lässt uns die Erfahrung der Zeitlosigkeit machen. Sie lässt das Ego sich auflösen.*
- *Hingabe öffnet uns das Tor in die Welt der Mysterien, welche das Reich der Liebenden zu sein scheint. In Wirklichkeit aber steht sie jedem offen, der in der Lage ist, zu lernen loszulassen.*

Die sechste Stufe der Liebe: Leidenschaft

Das Gesetz der Leidenschaft lehrt, dass eine höhere Wirklichkeit erfahren werden kann, wenn sich männliche und weibliche Eigenschaften in der eigenen Seele vereinen. Leidenschaft für das Leben und Leidenschaft in der Liebe sind letztlich nämlich dasselbe. Der Grund dafür ist, dass das Leben Liebe ist. Rumi sagte einmal: »Das Wichtigste im Leben ist, ein leidenschaftlicher Liebhaber zu werden. Warst du im Leben ein leidenschaftlicher Liebhaber, wirst du dies auch im Tod sein, im Grab, in der Wiederauferstehung, im Paradies, für immer und ewig. Warst du jedoch kein leidenschaftlicher Liebhaber, so ist dies, als hättest du dein Leben nicht gelebt. Am Tag des Jüngsten Gerichts zählt so ein Leben nichts.«

Wir sollten Leidenschaft nicht mit körperlichem Begehren verwechseln. Leidenschaft ist wahre Stärke. Sie kann alles schaffen, was Sie wollen. Sie kann Sie und Ihren Geliebten inspirieren, das Unmögliche zu vollbringen. Leidenschaft versetzt Berge. Das Mysterium der Leidenschaft ist, dass sie zwar selbst immateriell und subjektiv ist, trotzdem aber in der materiellen Welt alles erreichen kann. Die Ereignisse gestalten sich mit der Unaufhaltsamkeit eines Traums, wenn die Leidenschaft sie beherrscht. In der vedischen Tradition wird das gesamte Universum als Lied der Leidenschaft betrachtet. Es ist der kosmische Tanz Shivas, der männlichen Schöpfungsenergie, mit Shakti, der weiblichen Schöpfungsenergie. Die menschliche Leidenschaft entzündet sich an diesen archaischen männlichen und weiblichen Energien, die Tag für Tag miteinander in Verbindung treten. Damit sich Leidenschaft entwickeln kann, müssen gegensätzliche Energien sich vermischen. Diese Durchmischung bringt den Menschen mit seiner Seele in Einklang, da alle Gegensätze miteinander verschmelzen.

- Gewinn und Verlust werden eins, sie sind die Zwillingsaspekte der Fülle.
- Anziehung und Abstoßung sind dieselbe Energie, die nur davon abhängt, was gerade gebraucht wird.
- Ruhe und Aktivität sind das Ein- und Ausatmen der Schöpfung.
- Schöpfung und Zerstörung dienen demselben Ziel, dem ständigen Sich-Entfalten neuer Lebensformen.

Ohne allzu mystisch zu werden, kann man sich leicht vorstellen, dass das Universum so arbeitet – mit Hilfe gegensätzlicher Kräfte, die als Zwillingsaspekte der Schöpfung wirken. Vor diesem Hintergrund wird es auch möglich, den Tod selbst zu lieben, ist er doch nur das andere Gesicht der Geburt. Wir können Männliches und Weibliches in uns selbst wahrnehmen, da beides in jedem Menschen existiert, in Mann und Frau. In der indischen Tradition sind die fünf männlichen Energien Shivas Schöpfung, Bewahrung, Zerstörung, Verhüllung und Offenbarung. Um lebendig zu bleiben – und Lebendigkeit ist die entscheidende Voraussetzung der Leidenschaft –, erschafft, bewahrt und zerstört der Geist, er verhüllt und offenbart in steter Abfolge.

All diese Handlungen sind absolut nötig. Ohne sie gäbe es kein Leben. Denken Sie nur einmal an ein Kleinkind von etwa zwei Jahren. In diesem Wesen entstehen ständig neue Zellen, es erwirbt neue Fähigkeiten. Diese Fähigkeiten werden bewahrt, das heißt im Gedächtnis abgespeichert, damit das Kind sich weiterentwickeln kann. Gleichzeitig aber gehen andere Verhaltensweisen wieder verloren, sie werden zerstört. Dies fällt uns gewöhnlich nicht so auf, weil wir fasziniert sind von all dem Neuen, das das Kind lernt. Verhüllt, aber deshalb nicht weniger einflussreich, sind beispielsweise genetische Programme, die sich erst in der Zukunft auswirken werden, zum Beispiel der Verlust der Milchzähne oder die Pubertät. Die Offenbarung zeigt sich in der immer stärker werdenden Fähigkeit zur Wahrnehmung, die sich im Bewusstsein des Kindes ausbreitet. So wird eine neue Welt geboren, die an jeder Ecke überraschende Entdeckungen bietet.

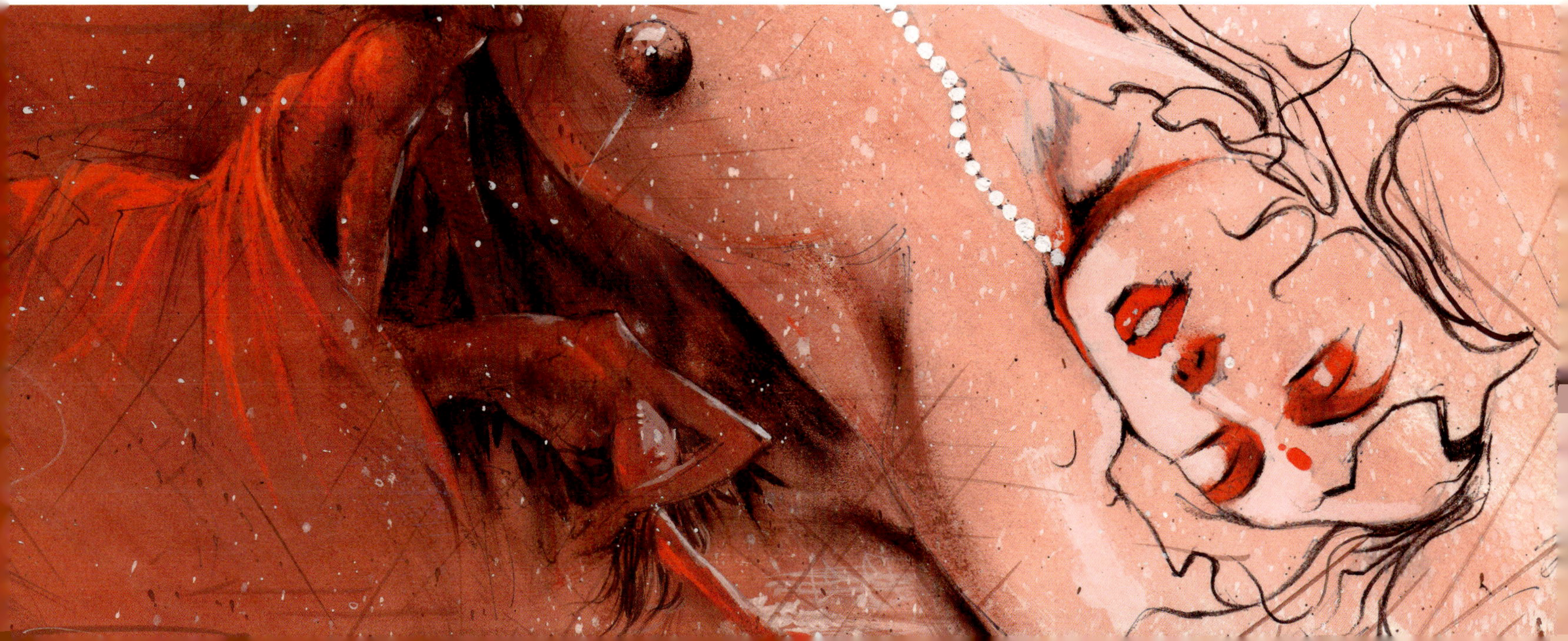

Erkennen Sie diese fünf grundlegenden Vorgänge auch in Ihrem eigenen Leben? Wenn einer dieser Prozesse in Ihrem Leben zum Stillstand gekommen ist, dann unterdrücken Sie kosmische Energien, die göttliche Kraft. Bei Erwachsenen macht sich der Verlust der Leidenschaft auf dreifache Weise bemerkbar:

- Die schöpferische Kraft ist verloren gegangen, wenn nichts Neues mehr zu passieren scheint.
- Die Kraft des Bewahrens kann zum Wunsch nach simpler Erhaltung des Status quo werden. Wenn dieser uns beherrscht, wird das Leben zur Gewohnheit.
- Die Offenbarung wird unmöglich, wenn wir die Tore der Wahrnehmung schließen. Dann sehen wir nur noch die materielle Welt im Licht der vergangenen Erfahrungen.

Leidenschaft heißt nur, dass wir die fünf göttlichen Energien lebendig halten. Daher sollten wir uns auf unserem Lebensweg beständig fragen: »Erschaffe ich etwas? Was bewahre ich? Welche Gewohnheiten in meinem Leben muss ich loswerden, damit ich mich erneuern kann? Welche Anteile meiner selbst werde ich meiner Umwelt enthüllen? Wie kann ich den Geist entdecken, der in mir verborgen liegt?«

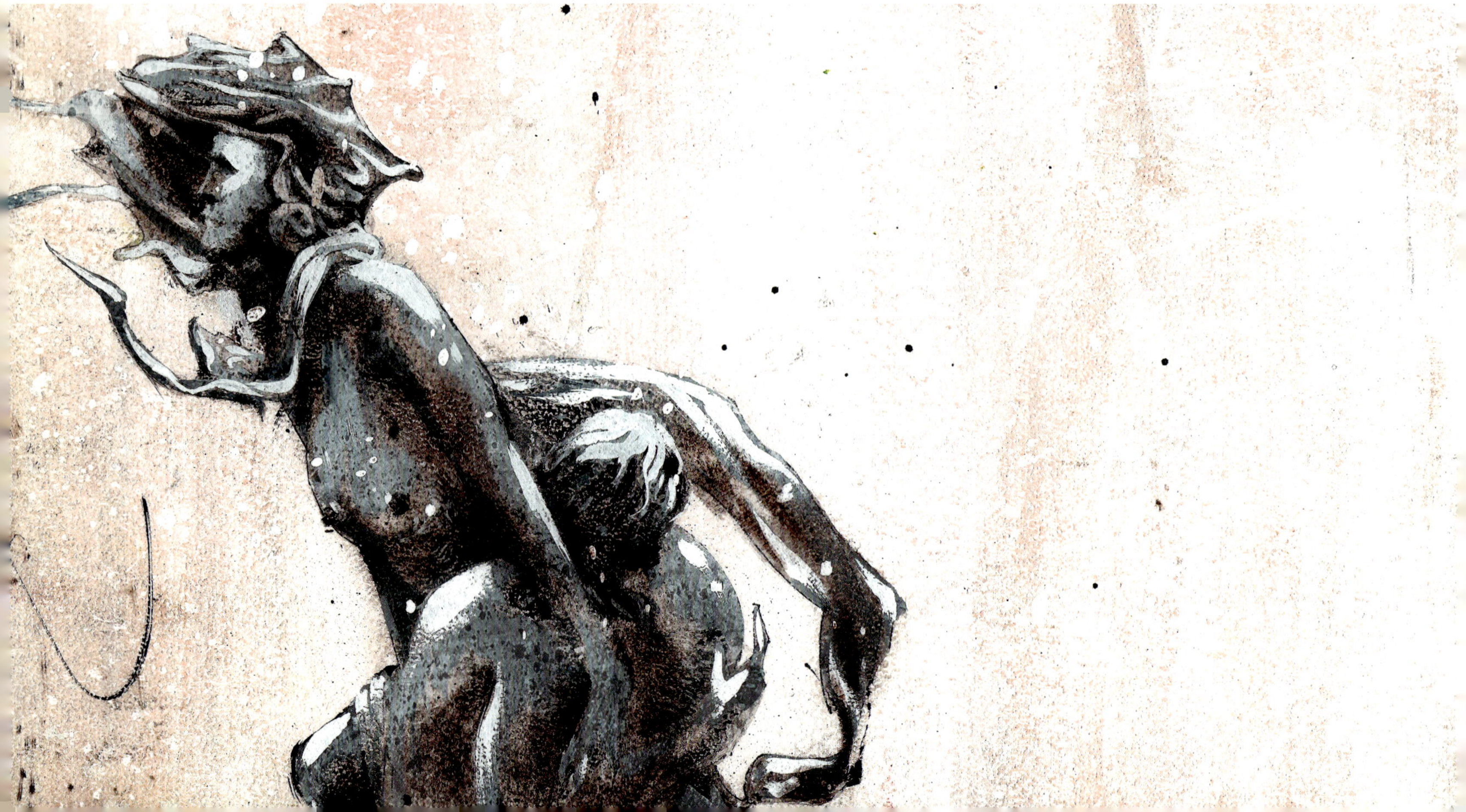

Das indische Denken aber kennt darüber hinaus fünf weibliche Energien, die man zusammengefasst als Shakti bezeichnet. Diese sind:

- Reines Bewusstsein. Die ungeschaffene Kraft, die im reinen Gewahrsein liegt: Chitta Shakti. Dies ist der Ort, an dem es kein Wünschen und Denken mehr gibt. Die Affirmation (das Mantra), die diese Kraft aktiviert, ist: »Ich bin.«
- Glückseligkeit oder Ananda Shakti. Dies ist das Bewusstsein, dass Glückseligkeit unser Urzustand ist, dass man nichts tun muss und nichts braucht, um ihn zu erfahren. Die Affirmation, die diese Kraft aktiviert, ist: »Ich bin Glückseligkeit.«
- Reine Absicht. Die Energie, die im Begehren liegt, in der Absicht, Freude und Erfüllung in die Welt zu bringen. Die Affirmation, die diese Energie aktiviert, ist: »Ich will bewirken.«
- Reines Wissen jenseits des Denkens. Dies ist die Intuition, die uns erlaubt, zur rechten Zeit das Richtige zu tun. Hier zapft unser Bewusstsein gleichsam den kosmischen Geist an. Die Affirmation, die diese Kraft verstärkt, ist: »Ich weiß.«
- Die Kraft des reinen Handelns oder Kriya Shakti. Als *kriya* wird eine Handlung bezeichnet, die unabhängig von Glaubenssätzen, Erwartungen, Meinungen, Erinnerungen oder Angst ist. Eine Handlung, die in Achtsamkeit und Kreativität wurzelt. Die Affirmation, mit der man diese Energie erweckt, ist: »Ich handle.«

Wenn wir diese fünf männlichen und weiblichen Energien im Bewusstsein bewahren, beginnen wir, echte Leidenschaft zu erleben. Zusätzlich zu den fünf männlichen und weiblichen Energien auf der spirituellen Ebene gibt es noch deren Ausprägung in der emotionalen Sphäre. Die fünf männlichen emotionalen Energien sind: Mut, Disziplin, Entscheidungsfreude, Stärke und Ritterlichkeit. Auf der weiblichen Seite finden sich hier: Schönheit, Intuition, Fürsorge, Zuneigung und Zärtlichkeit.

- *Leidenschaft ist die Vereinigung von männlichen und weiblichen Energien in unserer Seele.*
- *Leidenschaft im Leben und in der Liebe hält das Feuer des Lebens am Lodern, sodass daraus Neues entstehen kann.*

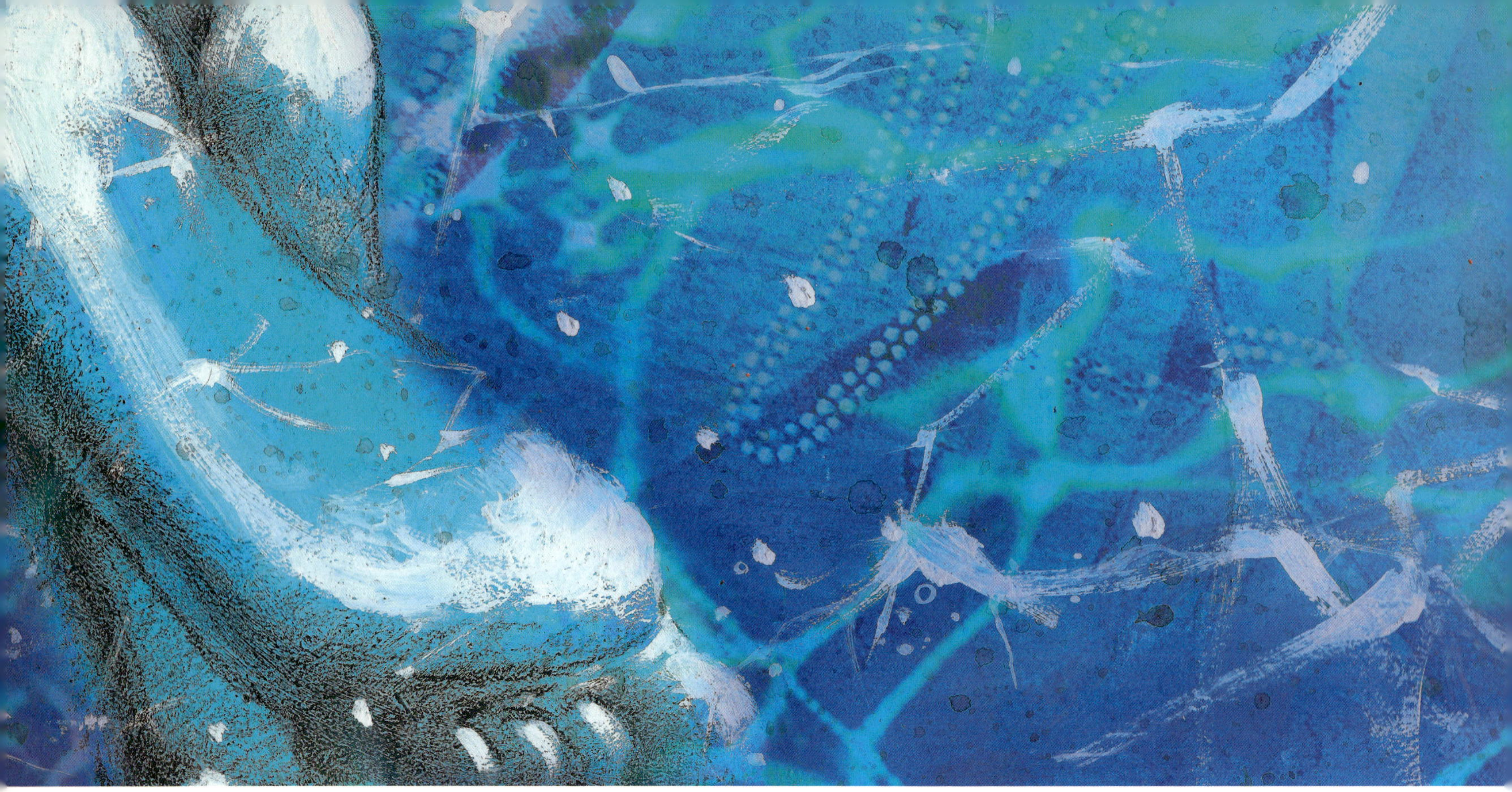

Die siebte Stufe der Liebe: Ekstase

Ekstase ist unser natürlicher Zustand– das ist das Gesetz der Ekstase. Aus Ekstase sind wir hervorgegangen – der Garten Eden, der Zustand der Gnade, in den wir alle eines Tages zurückkehren werden. Ekstase ist die höchste Stufe der Nähe, auf welcher der Geist von Liebe durchwirkt ist. Angesichts der Ekstase sind sogar Entzücken, Freude, Ausgelassenheit und tiefe Befriedigung nur Schatten der Wirklichkeit. Ekstase ist wie eine gewaltige Schwingung, die alles umfasst, denn die ganze Natur drängt danach, sie auszudrücken.

In diesem Zustand gibt es kein höheres oder niederes Selbst mehr. In der Ekstase verschmilzt der Einzelne mit dem kosmischen Ich, und es stellt sich ein spontanes Wissen ein: »Ich bin das. Du bist das. Alles ist das. Und nur das allein existiert.« *Tat tvam asi*. In diesem Stadium werden individuelle und universelle, menschliche und göttliche Liebe eins. Sie werden reine, bedingungslose, einfache Liebe. Dieser göttliche Zustand umfasst drei Ebenen:

Körperliche Ekstase Die körperliche Ekstase entspringt der Welt der Sinne. Dies geschieht, wenn wir vollkommen zentriert sind – im Leben, im gegenwärtigen Augenblick. Dann öffnen unsere Sinne sich auch der kleinsten Nuance einer Berührung, eines Klangs oder Anblicks, eines Geruchs oder Geschmacks. Wenn wir dem Geschmack des Lebens und seiner Beschaffenheit volle Aufmerksamkeit widmen, wenn wir jeden Aspekt unseres Seins lieben lernen, wird das Leben äußerst sinnlich. Dann erfahren wir erst wirklich, dass Gott dieses Universum als Reich der Sinne geschaffen hat, das sich ständig erneuert, um unseren Geist zu nähren. Wir empfinden Entzücken, wenn wir berühren und berührt werden. Wir lassen zu, dass unsere Augen sich an der Anmut eines Körpers oder der Schönheit der Welt laben. Jede Pore unseres Seins öffnet sich für die sinnliche Erfahrung. Unsere Sinne weisen uns den Weg zu Gott.

Mythen und Archetypen In unserer gewöhnlichen Wahrnehmung sehen wir uns selbst nicht als mythische Wesen. Unser natürlicher Zustand der Ekstase wird überschattet von Alltagssorgen, Stress und Hektik. In Wirklichkeit aber liegen unter all unseren täglichen Geschäftigkeiten unsere wahren, unbewussten Beweggründe verborgen, und diese gehören zur mythischen Welt. In uns leben die Götter und Göttinnen der Urzeit. Wir gehorchen unserem mythischen Trieb instinktiv, ohne ihn uns bewusst zu machen. Wann immer wir große Dinge tun, Kathedralen bauen, Kunstwerke schaffen, Entdeckungen machen, wann immer wir uns an großen Unternehmungen beteiligen, erlauben wir den Göttern und Göttinnen, ins Leben zu treten. Selbst wenn wir nach Erfolg im Geschäftsleben streben ist dies Teil einer Heldenfahrt, wie die Männer der Argo sie unternommen haben, als sie nach dem Goldenen Vlies suchten. Besteigt jemand den Mount Everest, so sucht auch er nach der mythischen Bleibe der Götter wie Ikarus, der sich zur Wohnstatt der Sonne aufschwingen wollte. Vor dem Hintergrund der Mythen ist Ekstase eine heilige Reise in die Unterwelt, wie sie in zahlreichen Heldensagen dargestellt wird: die Entführung der Persephone durch Pluto, oder Orpheus, der seine Eurydike aus dem Hades holen will. Der ekstatische Dionysos-Kult im alten Griechenland war keineswegs dem Exzess geweiht, sondern der göttlichen Erfahrung der Ekstase. Verlieren wir aber den mythischen Aspekt unseres Lebens, dann verarmen wir auf spiritueller Ebene und veröden in Langeweile. Unsere Kinder schließen sich Straßengangs an, weil auch sie das mythische Bedürfnis empfinden, ihrem Leben einen Hauch von Größe zu verleihen. Auch wenn die Gangs einer falschen Vorstellung von Heldentum folgen, so gibt es dort doch Initiationsriten und andere Rituale, es gibt Führerschaft und Fantasiewelten, also alle Elemente eines lebenserhaltenden Mythos. Aus eben diesem Grund schließen die Erwachsenen sich einer Religion an. Unsere moderne Gesellschaft hat ihre Mythen verloren. Vielleicht wird ja durch die Raumfahrt und die Entwicklung eines neuen Bewusstseins ein neues mythisches Zeitalter eingeleitet. Dort draußen im Weltraum nämlich liegt neuer Rohstoff für unsere Fantasie verborgen. Doch die neuen Mythen werden in den äußeren Räumen ebenso geschaffen wie in den inneren. Mysterium, Abenteuer, Geheimnis, Fantasie und neue Herausforderungen: All das wartet auf uns. Vielleicht entsteht am Ende ein Zeitalter, von dem nicht einmal Homer zu träumen gewagt hätte.

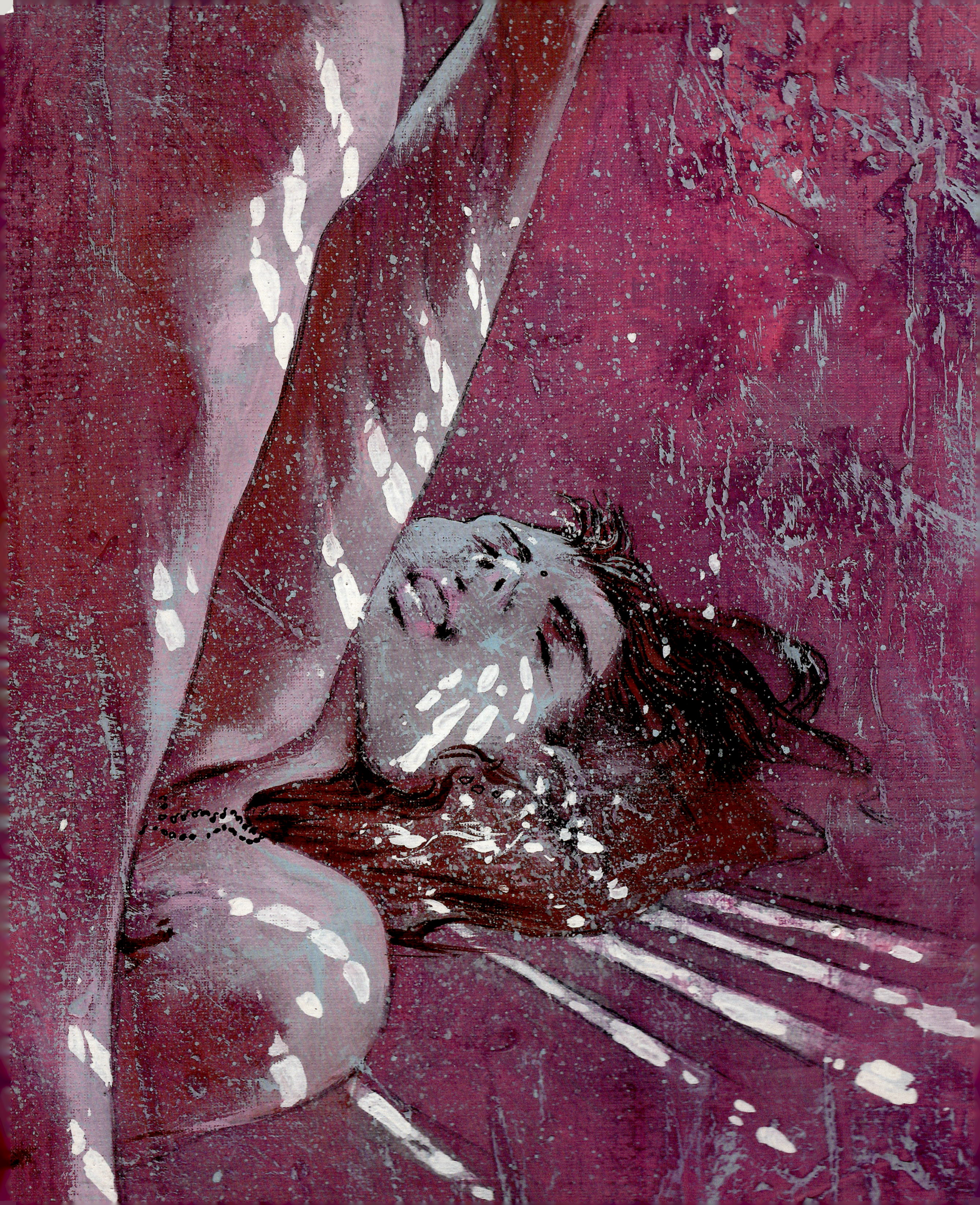

Spirituelle Ekstase Auf dieser Ebene der Ekstase stehen wir dem göttlichen Geist von Angesicht zu Angesicht gegenüber. Spirituelle Ekstase umfasst die körperliche und mythische Ebene der Ekstase, doch gesellt sich ihr noch Bhakti hinzu, die Kraft der Gottesanbetung eines wahren Suchenden, die Rumi so vollendet in Worte fasst: »Mein süßer Herr, ich wünsche mir einzig, dich zu sehen. Herr, es dauert so lange, doch ich wünsche mir von Herzen, dein Angesicht zu erblicken, mein wunderbarer Gott.«

Wenn wir körperliche, mythische und heilige Ekstase erleben, sind wir dort angekommen, von wo wir aufgebrochen sind. Wir sind heilig und geheilt zugleich.

Ekstase ist ein urtümlicher Energiezustand. Um Ekstase zu erfahren, müssen wir unsere körperlichen, sinnlichen, mythischen und spirituellen Bedürfnisse befriedigen. In der Rückkehr zur Ekstase singen wir mit Salomo:

Du hast mich gespalten, mein Herz aufgerissen. Du hast mich mit Liebe erfüllt. Deinen Geist hast du in mich einfließen lassen. Ich kenne dich, wie ich mich selbst kenne. Meine Augen leuchten in deinem Licht. Meine Ohren erfreuen sich an deiner Musik. Meine Nase füllt sich mit deinem Duft. Auf meinem Gesicht liegt dein Tau. Alles hast du neu gemacht für mich. Nun sehe ich, dass alle Dinge leuchten. Du hast mir vollkommene Ruhe geschenkt, sodass ich zum Paradies geworden bin.

Über den Autor

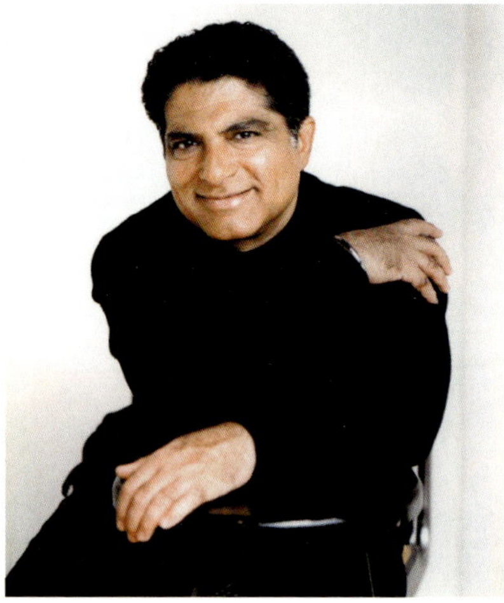

Deepak Chopra, 1947 in Neu-Delhi geboren, ist als erfolgreicher Autor von Büchern zu ganzheitlicher Medizin und Lebensführung bekannt. Nach seiner Ausbildung zum Arzt arbeitete er als Internist und Endokrinologe. Heute lebt er in Kalifornien und leitet ein von ihm gegründetes Gesundheitszentrum in San Diego. Sein medizinisches Verständnis ist stark von seinem indischen Hintergrund geprägt, von seiner Religion, dem Hinduismus, und den heiligen Schriften wie den Veden oder der Bhagavad Gita. Bislang hat er 35 Bücher geschrieben, die weltweit Millionen-Auflagen erreichen und in über 25 Sprachen übersetzt wurden.